# MANUEL

# D'ANATOMIE.

## TOME I.

DE L'IMPRIMERIE D'ADRIEN ÉGRON,

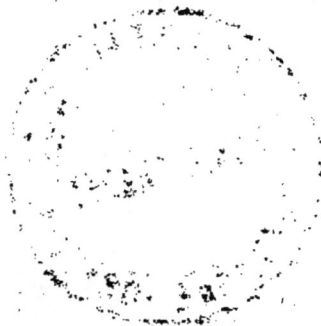

# MANUEL D'ANATOMIE,

CONTENANT

L'exposition des Méthodes les plus avantageuses à suivre pour disséquer, injecter, conserver les parties qui composent le corps de l'homme; pour procéder à l'ouverture et à l'examen des cadavres, et à leur embaumement; ouvrage spécialement destiné à servir de guide aux Elèves qui désirent faire une étude approfondie de l'Anatomie.

## PAR J. N. MARJOLIN,

*Docteur et ancien Prosecteur de la Faculté de Médecine de Paris, Chirurgien ordinaire du cinquième dispensaire de la Société Philanthropique, ex-Elève interne des Hôpitaux civils de Paris, Professeur particulier d'Anatomie et de Chirurgie, Membre de plusieurs Sociétés Médicales.*

Caleat mechanicam secandi peritiam, sine quâ anatomicus quicquam præstare nequit.
G. FALLOP. *Obs. anat.*

## TOME PREMIER.

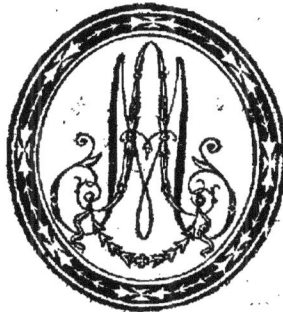

# A PARIS,

Chez MÉQUIGNON-MARVIS, Libraire pour la partie de Médecine, rue de l'Ecole de Médecine, n° 9.

1815.

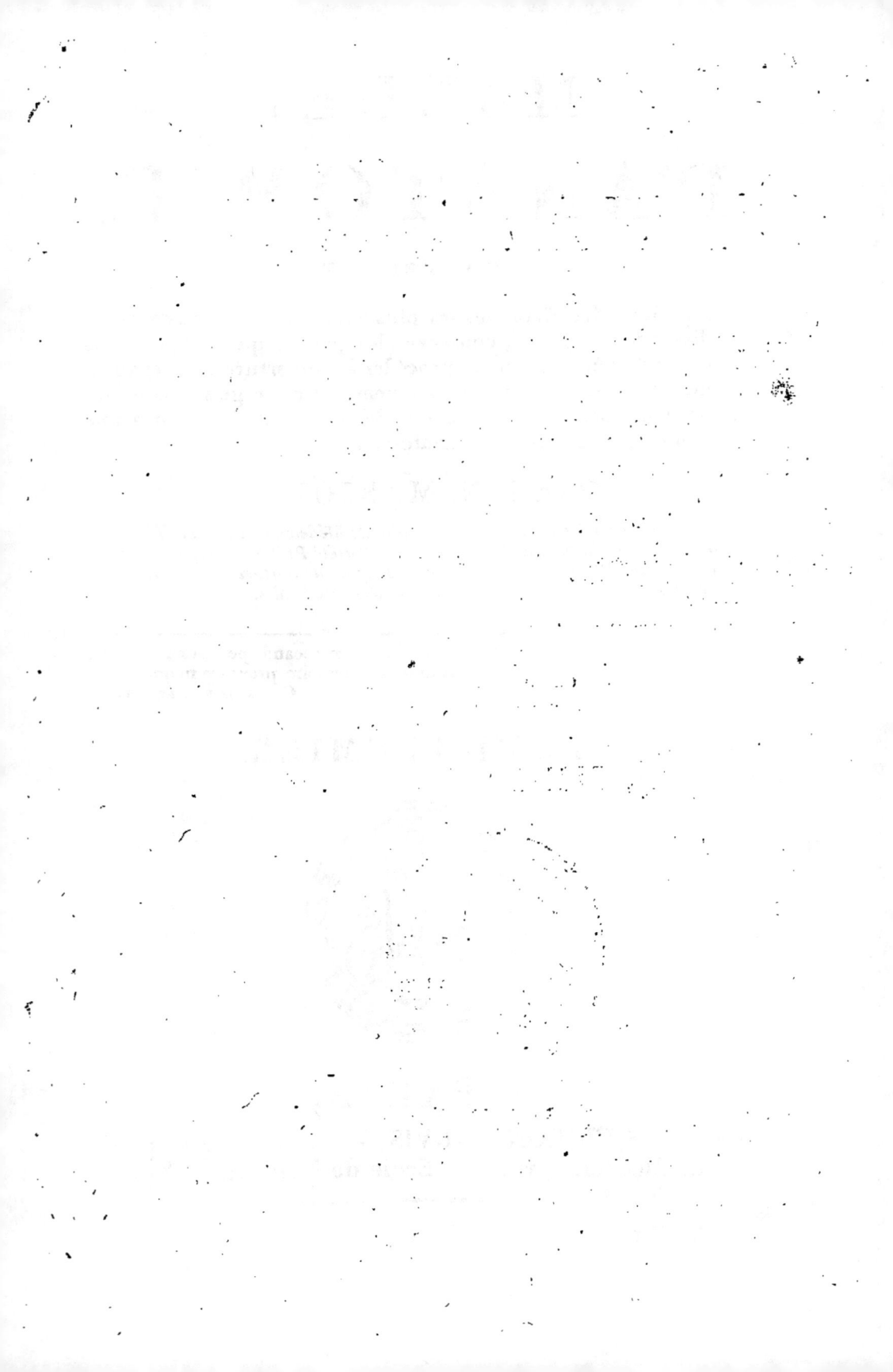

# A MONSIEUR

# ANT. DUBOIS,

## PROFESSEUR A LA FACULTÉ DE MÉDECINE DE PARIS:

## TÉMOIGNAGE

### DE RESPECT,

### DE RECONNAISSANCE,

### D'ATTACHEMENT INVIOLABLE.

*J. N. MARJOLIN.*

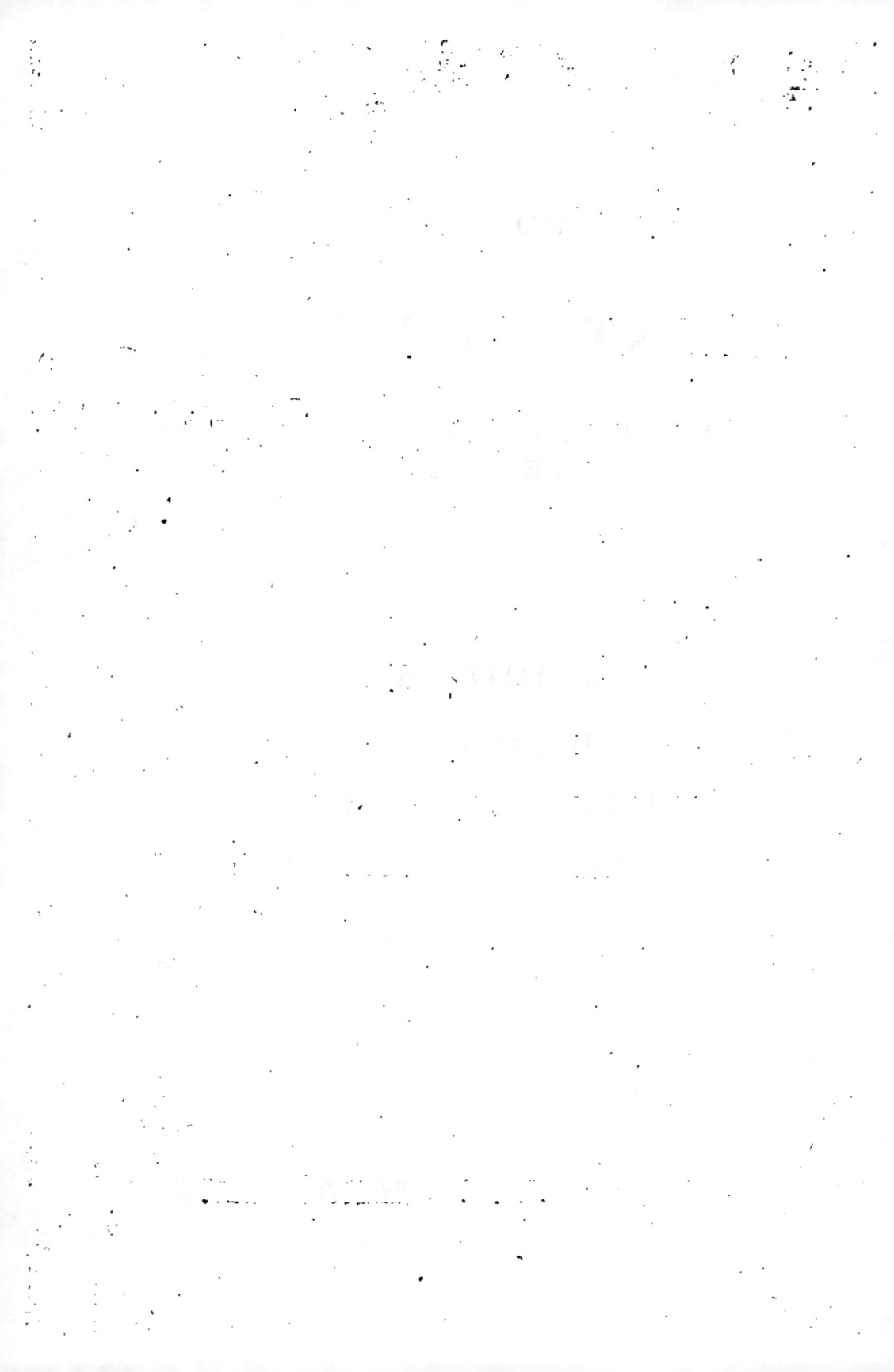

# PRÉFACE.

Vésale et quelques autres Auteurs ont réuni dans leurs ouvrages les descriptions qui appartiennent à l'Anatomie théorique, et les préceptes relatifs à l'Anatomie pratique; mais la plupart des Anatomistes modernes n'ont point adopté cette méthode, et il résulte de là que les élèves doivent éprouver, et éprouvent en effet un grand embarras lorsqu'il s'agit pour eux d'exécuter pour la première fois une préparation anatomique quelconque; qu'ils emploient un temps très-long à faire les plus simples, et que souvent ils les font de manière à ce qu'elles soient encore peu propres à remplir l'objet pour lequel elles ont été entreprises. Il n'est pas moins fréquent de voir des élèves, déjà anciens, désespérant de parvenir à exécuter les dissections délicates de plusieurs parties importantes, renoncer à entreprendre ces dissections, lors même qu'ils en apprécient toute l'utilité. On a publié, pour remédier à ces inconvéniens, un assez grand nombre de dissertations sur quelques parties de l'Anatomie pratique, et même des traités dans lesquels on a embrassé toutes les branches de l'art de l'Anatomiste (1). J'ai parcouru la plupart de ces ouvrages, et je les ai trouvés tous plus ou moins incomplets, relativement à l'état actuel des connaissances anatomiques; ils le sont surtout dans les parties où ils traitent des injections et de la dissection des vaisseaux sanguins et lymphatiques, de la dissection des nerfs et de plusieurs viscères. J'ai donc cru pouvoir m'occuper encore avec avantage, pour l'instruction des élèves, d'un travail également utile pour mon instruction particulière. Les circonstances dans lesquelles je me trouvais placé étaient d'ailleurs les plus favorables pour faire de nombreuses recherches, pour recueillir des observations utiles, pour m'encourager sous

---

(1) On trouvera la plupart de ces dissertations et de ces traités indiqués dans le *Methodus studii* de *Haller*, tom. II, ainsi que le jugement de cet homme célèbre sur quelques-uns de ces ouvrages, dont il reconnaît l'utilité d'une manière générale.

tous les rapports : Prosecteur pendant quatre
ans à la Faculté de Médecine, et en cette
qualité chargé de diriger les élèves de la
première et de la seconde classe de l'École
Pratique dans leurs travaux anatomiques,
j'avais occasion, en me livrant à ces travaux
avec eux, de m'exercer à tous les genres
de préparations, sous un chef habile (1)
dont j'avais eu l'avantage d'être le Prosecteur particulier pendant plusieurs années.
M. *Ribes*, que je dois également compter au
nombre de mes maîtres, m'aidait souvent
de ses utiles conseils pour exécuter les dissections les plus délicates ; MM. les Docteurs
*Magendie*, *Rullier*, *Baron*, Prosecteurs occupés des mêmes travaux, me donnaient chaque jour occasion d'admirer leur habileté,
et les pièces qu'ils avaient préparées deve-
naient souvent les modèles que je cherchais
ensuite à imiter. Elève interne quelques années auparavant à la Salpétrière et à l'Hôtel-
Dieu, et honoré de la bienveillance des Chefs

---

(1) M. *Dupuytren*, Chef des travaux anatomiques,
Inspecteur général de l'Université, Chirurgien en chef
adjoint de l'Hôtel-Dieu.

de ces hôpitaux, j'y avais aussi pratiqué assi-
dûment l'Anatomie avec MM. les Docteurs
*Bouchet* (1), *Breschet*, *Colson*, *Flaubert*,
*De Kergaradec*, *Gilbert de Savigny*, *Le-*
*gouas*, *Heurtault*, *Marandel*, *Mont-Luc*,
*Pitet*, autres condisciples dont les noms me
seront toujours chers, et sont tous depuis
long-temps inscrits parmi ceux de ces élèves
laborieux et véritablement instruits auxquels
la Faculté de Médecine et l'Administration
des hôpitaux décernent annuellement des
récompenses aussi honorables que méritées.

L'instruction que j'avais pu acquérir par
la seule pratique de l'Anatomie, ne me pa-
rut point suffisante encore pour que je pusse
oser, sans autre guide, tracer des préceptes
sur l'art de l'anatomiste : je crus devoir alors
me livrer à d'autres recherches ; j'allai donc
étudier les préparations déposées par des
Anatomistes habiles dans les belles collections de la Faculté, et je consultai les meilleurs ouvrages dans lesquels je pouvais trouver de bonnes planches ou des considérations

(1) Actuellement chirurgien en chef de l'Hôtel-Dieu de
Lyon.

relatives à l'Anatomie pratique , entre autres ceux publiés par *Vésale, Lyster, Bartholin, Glisson, Ruysch, Monro, Albinus, Haller, Walter, Mascagni, Santorini, Hunter, Ludwig, Vicq-d'Azyr, Sandifort, Scarpa, Sœmmerring, Chaussier, Duméril, Gall* et *Spurzheim* etc.

Ce sont les matériaux que j'ai puisés dans ces sources et dans les leçons de MM. les Professeurs de la Faculté, ainsi que ceux que m'ont fournis mes propres observations, que j'ai tâché de disposer de manière à les présenter réunis méthodiquement pour l'instruction des élèves. Je ne me suis pas borné à indiquer la manière de disséquer toutes les parties et d'injecter leurs vaisseaux, j'ai cru devoir aussi faire connaître les procédés auxquels on peut avoir recours pour conserver les différentes préparations anatomiques. Les conseils de M. *Thillaye*, Professeur à la Faculté et Conservateur des collections, m'ont été souvent utiles dans cette partie importante de mon travail.

Il m'a paru absolument nécessaire de faire précéder la description des procédés opératoires que l'on doit suivre pour préparer convenablement chaque organe, de l'exposition des différentes dénominations qui lui ont été données par les divers Anatomistes. Cette synonymie (1) aura pour avantage de rendre plus facile aux étudians l'intelligence des auteurs que j'ai consultés. On ne doit pas d'ailleurs s'attendre à trouver dans ce traité un *abrégé d'Anatomie:* ce n'est point dans ces sortes d'ouvrages que l'on peut puiser une instruction solide; je n'ai voulu que *désigner* les organes et non pas les décrire. J'ai cru cependant devoir m'écarter de cette méthode pour quelques organes, sur la structure desquels les Anatomistes modernes ont fait des découvertes, qui ne sont point encore consignées dans nos auteurs classiques.

---

(1) Je n'ai senti toute l'utilité d'une synonymie dans un Traité sur les dissections, que lorsque je me suis occupé de la *myotomie.* On trouvera à la fin du second volume un supplément contenant la synonymie des os et des ligamens.

# INTRODUCTION.

L'ANATOMIE est à l'égard de la médecine et de la chirurgie ce que sont les élémens à l'égard des autres sciences; on doit la considérer comme la base de toutes les connaissances médicales et chirurgicales essentielles; elle est dans l'exercice de la médecine et de la chirurgie un guide constamment nécessaire. Le témoignage d'un grand nombre d'hommes justement célèbres, tels que *Riolan, Fernel, Boerhaave, Haller, Hoffmann* (1) etc., vient à l'appui de ces propositions; on pourrait aussi les prouver d'une manière bien concluante par l'exposition des rapports immédiats de l'Anatomie avec la Physiologie, l'Hygiène, la Pathologie, la Doctrine des accouchemens, la Thérapeutique et la Médecine Légale; mais je n'emploierai pas les preuves irrécusables que me fournirait cet examen: leur simple énumération m'entraînerait trop loin, et d'ailleurs il doit suffire d'un moment de

---

(1) Je me bornerai à rapporter textuellement un passage d'*Hoffmann*, dans lequel il expose son opinion d'une manière qui me paraît bien claire et bien précise. « Atque talis « anatomiæ scientia, firmissimum utique fundamentum est, « quo medicina tuto inniti potest universa, et quo revulso, « rationalis medicarum rerum explicatio vacillat, praxis periclitatur, imo tota denique medicina corruit. Equidem « anatomiæ in chirurgia usus adeo exploratus est, quem « nemo temere, nisi in arte medica parum versatus, negabit; « hæc enim medicinæ pars, si recte feliciterque debet exerceri, exquisitam externarum partium postulat cognitionem, « adeoque anatomiæ beneficio plurimum præstat et ad summum evehi potest fastigium. « *Fr. Hoffm. oper. omn. tom. VI, de usu anatomes in praxi medica.*

réflexion pour concevoir que l'étude de l'organisation de l'homme sain doit précéder l'étude de l'homme malade, et que dès que la science de l'organisation, c'est-à-dire l'Anatomie, cesse de prêter son appui aux autres branches de la médecine celles-ci perdent de leur certitude, et par conséquent de leur utilité réelle.

Comment se peut-il donc que tant d'élèves négligent l'Anatomie? des préventions aussi fâcheuses que mal fondées, en sont peut-être la cause. L'étude de cette science, dit-on assez généralement, est longue, difficile, repoussante, dépourvue de tout intérêt, et même elle compromet la santé de celui qui s'en occupe.

L'étude de l'Anatomie présente, il est vrai, de nombreuses difficultés à celui qui s'y livre sans méthode, et plus encore, peut-être, à celui qui en adopte une mauvaise. Elle est d'une difficulté presqu'insurmontable pour celui qui, ne cherchant point à vaincre une répugnance d'ailleurs bien naturelle, ne veut apprendre cette science que dans les livres, sur des planches et sur des pièces en cire ou en plâtre. Mais si les circonstances défavorables dont je viens de parler n'existent point, l'étude de l'Anatomie n'offre pas plus de difficultés que les autres études médicales, et je peux le prouver par la comparaison du temps que chacune d'elles exige pour être également approfondie : trois semestres suffisent à un jeune homme laborieux et bien dirigé pour apprendre parfaitement l'Anatomie; or, quelle est la partie, soit essentielle soit accessoire de la Médecine, que l'on puisse, dans un espace de temps aussi court, embrasser dans tous ses détails? est-ce la Physiologie, l'Hygiène, la Pathologie, la Thérapeutique, la Botanique ou la Chimie? J'en appelle au témoignage de tous ceux qui se sont occupés de ces diverses sciences? L'étude de l'Anatomie n'est donc rebutante ni par les difficultés qu'elle présente ni par la longueur du temps qu'il faut y consacrer.

Je suis obligé de convenir que l'aspect, l'odeur, et la dissection des cadavres sont pour les commençans une cause ordinaire de dégoût; mais il est peu d'étudians qui ne s'habituent bientôt à supporter ces impressions pénibles. Ces impressions, d'ailleurs, toutes désagréables qu'elles puissent être, ne sont pas sans utilité pour ces élèves qui doivent, au bout de quelque temps, fréquenter les hôpitaux, et un jour exercer la Médecine ou la Chirurgie : les travaux anatomiques sont pour eux une sorte de noviciat qui les dispose à observer, à toucher sans répugnance les parties altérées par les maladies, et dont la vue et les émanations sont souvent bien plus repoussantes que celles des organes sains ou peu altérés que l'on dissèque.

Si je suis convenu que l'étude pratique de l'Anatomie est accompagnée de quelques désagrémens, je n'admettrai point avec les détracteurs de cette science qu'elle est dépourvue de tout intérêt; car il n'est peut-être aucune branche de la médecine qui puisse en présenter davantage. Elle en offre en effet pour les élèves qui entrent dans la carrière ; pour les jeunes médecins qui sont arrivés au terme de leurs études ; pour les savans qu'anime le désir de faire quelque découverte utile.

Combien n'ai-je pas vu de mes condisciples, sur le point de rentrer dans leurs foyers, différer leur départ, revenir dans les amphithéâtres, y passer des journées presqu'entières, et cela pour avoir la satisfaction de disséquer encore une fois des parties dont ils avaient déjà si souvent scruté et admiré la structure. Combien d'hommes célè-

bres ont en quelque sorte fait leurs délices de
l'étude de l'Anatomie, depuis leur première jeu-
nesse jusqu'au terme de leur existence. Tels furent récemment *Winslow* (1), *Ruysch, Morgagni,
Alex. Monro, Hunter, Meckel, Haller, Albinus,
Vicq-d'Azyr, Desault, Bichat, Sabatier*; et de
notre temps ne voyons nous pas *Sandifort, Scarpa, Sœmmerring, Mascagni, Chaussier, Portal, Ténon*, aussi savans médecins qu'habiles anatomistes, travailler encore chaque jour à reculer
les limites de l'Anatomie, et à multiplier ses rapports avec les autres connaissances médicales?

Mais le seul désir de connaître l'organisation de
l'homme le plus parfait des êtres organisés, la
nécessité bien reconnue de la connaissance exacte
de sa structure, la satisfaction que l'on éprouve en
découvrant en quelque sorte, à chaque instant,
de nouveaux objets aussi étonnans par la variété
de leurs formes que par la délicatesse de leur texture, doivent être des motifs assez puissans pour
faire trouver de l'intérêt dans la simple étude de
l'Anatomie. Cet intérêt cependant devient encore
plus vif lorsqu'un professeur habile sait faire remarquer aux élèves une foule de détails qui leur
auraient échappé, et qu'il associe à ses démonstrations d'utiles digressions sur les fonctions des organes, sur leurs sympathies, sur leurs affections
morbides, sur les moyens d'y remédier. C'est ainsi
que j'ai vu démontrer l'Anatomie par MM. les Professeurs *Boyer, Chaussier, Dubois, Duméril*,

---

(1). J'ai maintenant entre les mains un exemplaire pré-
cieux de l'*Antropographie* de *Riolan*, que M. le docteur *Lul-
lier-Winslow* a bien voulu me prêter. Il contient un grand
nombre de notes marginales et interlinéaires écrites en latin
de la main de *Winslow*, sous la date de 1755, époque à laquelle cet illustre anatomiste était âgé de 86 ans.

*Lallement, Pelletan, Richerand* : que ceux qui soutiennent qu'elle est aride, assistent aux leçons de tels maîtres, bientôt ils seront irrésistiblement amenés à convenir de son importance et de ses beautés.

L'étude de l'Anatomie est-elle aussi pernicieuse pour la santé que semblent le craindre certaines personnes? Je suis intimement persuadé que les dangers que l'on court en disséquant sont plutôt imaginaires que réels, ou que s'il en existe véritablement quelques-uns, il est facile de s'en garantir en prenant des précautions très-simples dont l'observation a démontré l'efficacité. Je crois utile de les indiquer en faveur des commençans.

Il convient d'abord de ne pas disséquer des sujets morts de maladies réputées contagieuses (1), ou des sujets profondément altérés par la putréfaction (2); de choisir pour disséquer, l'hiver et le commencement du printemps; d'éviter de disséquer pendant la nuit, immédiatement après s'être levé, lorsque l'estomac est surchargé d'alimens, ou enfin lorsque le corps est affaibli par quelque indisposition ou par quelque écart de régime encore récent. Il est également convenable de ne pas sé-

---

(1) Toutes les maladies qui sont contagieuses pendant la vie peuvent-elles se transmettre par contagion après la mort? L'on n'a peut-être point encore recueilli assez d'observations pour résoudre cette question importante. J'ai disséqué des sujets galeux, dartreux, cancereux, sans qu'il me soit survenu aucune éruption à la peau. Il y a environ quatre ans qu'étant occupé à faire l'ouverture d'un sujet mort de la rage, un fragment de côte me blessa à la main; je me contentai de laver cette petite blessure sans la cautériser, et je n'ai éprouvé aucun accident.

(2) J'ai indiqué, en parlant de la dissection des muscles, les moyens de retarder le développement de la putréfaction dans les cadavres.

journer plus de six heures consécutives dans une
salle de dissection; de n'y entretenir de feu qu'autant qu'il est nécessaire pour empêcher les sujets
d'être gelés; de faire enlever les parties disséquées
dès qu'elles cessent d'être utiles pour l'étude; d'entretenir un courant d'air continuel dans le lieu où
l'on travaille, surtout si l'endroit n'est pas trèsvaste, et de purifier l'air soir et matin par des fumigations d'acide muriate simple ou d'acide muriatique oxigéné (1).

On peut aussi considérer comme des précautions salutaires de se tenir chaudement vêtu, de
changer de vêtemens extérieurs en quittant la salle
de dissection, surtout dans les temps humides,
froids ou chauds. Il est peut-être superflu de recommander aux élèves de se laver soigneusement
les mains avec de l'eau pure ou de l'eau de savon,
de faire un exercice modéré en plein air en quittant le travail, et de prendre habituellement une
nourriture saine et fortifiante; mais il est important
de les prévenir qu'ils doivent éviter soigneuse-

(1) Pour dégager l'acide muriatique simple sous forme de
vapeurs, prenez quatre parties d'acide sulfurique, cinq parties de muriate de soude; versez d'abord l'acide sulfurique
dans un vase de terre cuite, ensuite ajoutez successivement le
sel et agitez avec un tube de verre. Si l'on fait cette opération à chaud, la vapeur se dégage plus abondamment.
Pour dégager l'acide muriatique oxigéné en vapeurs, prenez
cinq parties de muriate de soude, une partie d'oxide de manganese pur, deux parties d'eau, trois parties d'acide sulfurique
à 66-0; réduisez l'oxide et le sel en poudre, mêlez et introduisez le mélange dans une capsule de verre, de porcelaine
ou de poterie dure; on y ajoute l'eau successivement, et l'on
y verse l'acide en une fois ou à plusieurs reprises, suivant qu'on
veut obtenir un effet plus ou moins intense. (Extrait de la
*Pharmacopée clinique* de *Schwilgué*). Lorsque l'on fait ces fumigations acides, il faut enlever de la salle tous les instrumens de fer ou d'acier qui s'oxideraient promptement sans
cette précaution.

ment de commettre des écarts de régime et de se
laisser abattre par la crainte lorsqu'ils éprouvent
quelque indisposition passagère, ou lorsqu'ils se
sont blessés en disséquant soit avec un fragment
d'os soit avec quelque instrument. Lorsque la blessure est superficielle, il suffit de la faire saigner,
de la laver avec de l'eau froide et de la couvrir ensuite pour empêcher qu'elle ne se trouve en contact avec les parties que l'on prépare. Si la blessure
est étroite et profonde, on conseille de la débrider
et de la cautériser avec la pierre infernale après
l'avoir lavée et fait saigner (1). Quelques praticiens,
et entre autres M. le professeur Pinel, conseillent,
lorsqu'on commence à éprouver quelques symp-
tômes qui peuvent faire présumer que l'absorption
de quelques principes contagieux ou délétères a eu
lieu, de prendre un ou deux verres d'un vin gé-
néreux, ou une infusion aromatique édulcorée,
acidulée et aiguisée avec une petite quantité d'eau-
de-vie. Cette boisson excite ordinairement une
réaction prompte; donne lieu à une transpiration

(1) Les accidens inflammatoires qui surviennent à la suite
des piqûres faites par un scalpel ou une esquille d'os, me
paraissent reconnaître plus souvent pour cause la piqûre
elle-même que l'absorption d'un principe irritant quelconque;
c'est pour cette raison, et parce qu'à la suite du plus grand
nombre des piqûres, il ne survient point de forte inflammation, que je me borne le plus souvent à laver la petite
plaie, à la faire saigner et à appliquer quelques émolliens
s'il survient de la douleur. Je pense d'ailleurs que des accidens inflammatoires plus graves pourraient rendre le débri-
dement de la plaie nécessaire. Cette méthode simple m'a
constamment réussi; la cautérisation ne me paraît indiquée
que quand le sujet que l'on ouvre est mort d'une fièvre putride très-aiguë ou d'une maladie gangreneuse. Je crois aussi
qu'il est prudent d'y avoir recours lorsque l'on se blesse
en ouvrant l'abdomen des femmes qui ont succombé à une
péritonite puerpérale.

abondante , et au bout de quelques heures de re=
pos, le malaise a disparu.

Maintenant que je crois avoir prouvé combien
sont peu fondées les préventions qui peuvent éloigner de l'étude de l'Anatomie, je passe à quelques
considérations relatives à la manière d'étudier cette
science.

On peut rapporter aux trois préceptes suivans
tout ce qui a été écrit sur cet objet :

1°. Faire choix d'un bon auteur élémentaire.

2°. Etudier avec méthode.

3°. Préparer soi-même les parties que l'on doit
étudier.

Un livre élémentaire d'Anatomie doit contenir
tout ce qu'il faut qu'un médecin ou qu'un chirurgien connaisse de cette science. Il ne doit contenir
que ce qui est nécessaire ; il faut que les descriptions y soient présentées d'une manière claire ,
concise et dans l'ordre où elles doivent être étu-
diées. Ce n'est guère que dans les traités publiés
par des anatomistes modernes que l'on trouve ces
conditions réunies (1).

Un ouvrage classique sur l'anatomie ne peut
renfermer tous les détails descriptifs ; mais on les
trouve dans les monographies publiées par divers
anatomistes qui se sont spécialement occupés d'une
ou de plusieurs parties de la science. Les livres de
ce genre , surtout lorsqu'ils sont accompagnés de
bonnes planches , sont d'une grande utilité pour
les élèves qui ont déjà appris l'Anatomie élémentaire, et qui se proposent de se livrer aux recherches les plus délicates ; mais ils sont bien moins

---

(1) Dans l'état actuel des connaissances anatomiques les
meilleurs traités élémentaires sont ceux de M. *Boyer*, de *Bi-*
*chat*, de *Gavard*, et de MM. *Portal* et *Sœmmerring*.

itiles pour les commençans qui ne doivent pas sur-
charger leur mémoire de détails trop minutieux.

La multiplicité des détails qu'embrasse l'Anatomie, et la nécessité de connaître exactement quelques-uns d'entre eux pour bien entendre ceux qui
doivent suivre, rendent une bonne méthode absolument nécessaire dans l'étude de cette science.
Que d'élèves qui, pour ne s'être point astreints à
suivre rigoureusement la marche qui leur avoit été
tracée, n'ont, au bout de plusieurs années de travail, acquis que des connoissances vagues, ou
inexactes! Combien d'autres aussi peu dociles à
suivre les conseils dictés par l'expérience, ne se
sont-ils pas rebutés de bonne heure d'une étude
hérissée pour eux de difficultés insurmontables, et
qui n'aurait dû cependant leur en offrir que de
légères! on ne saurait donc trop répéter ce précepte important : étudiez avec méthode.

La méthode qu'il faut suivre est indiquée par
celle que l'auteur a suivie en décrivant les parties;
cette méthode est aussi indiquée dans les leçons
des Professeurs. Ces leçons forment en quelque
sorte le moyen de transition de l'Anatomie théorique à l'Anatomie pratique; on doit les considérer
comme une des sources principales d'instruction.
En effet, dans ces leçons, l'objet décrit est sous les
yeux des auditeurs; cet objet a été préparé de manière à ce qu'on puisse apercevoir facilement toutes
les particularités qu'il présente; la préparation qui
en a été faite par un prosecteur habile sert de mo-
dèle aux élèves qui la voient, et qui doivent en
exécuter de semblables. Ces démonstrations ont
en outre l'avantage de se graver plus facilement et
plus sûrement dans la mémoire que les descriptions lues, et de fournir souvent matière à des
digressions utiles qui ne peuvent pas trouver place
dans les ouvrages élémentaires.

Si pour apprendre l'Anatomie on se borne à l'étudier dans les livres, à assister avec assiduité aux leçons, et à examiner les préparations naturelles ou artificielles, on n'acquiert que des notions fugaces et incomplètes; et celles dont on se trouve absolument dépourvu sont les plus nécessaires dans la pratique de la Médecine et de la Chirurgie.

Pour parvenir à connaître parfaitement l'Anatomie, pour ne point être exposé à l'oublier après avoir cessé depuis long-temps de s'en occuper, on doit faire concourir plusieurs sens et surtout le toucher à son étude. Il faut, un grand nombre de fois, mettre soi-même à découvert, considérer, toucher, peser, percuter, déplacer, replacer les mêmes parties; ce sont là les vrais moyens d'acquérir la connaissance exacte et durable de leur situation, de leurs connexions, de leur volume, de leur densité, de leur forme, de leur couleur, de leur mode de rénitence, en un mot de toutes leurs qualités tactiles et visibles. Il faut en outre, par différens procédés, rendre apparens et isoler les uns des autres les élémens qui entrent dans la composition des divers organes, pour parvenir à connaître leur structure interne avec autant d'exactitude que leur structure externe. Ce sont ces différentes espèces de recherches qui constituent l'*Anatomie pratique*, branche de la science dont on peut aisément apprécier l'utilité par l'importance des notions que l'on acquiert par elle, et que l'on ne peut acquérir sans elle. Il importe donc beaucoup aux élèves de s'y adonner avec autant de zèle que d'assiduité. J'aurai atteint le but que je me suis proposé, s'ils trouvent dans cet ouvrage un guide fidèle, qui leur fasse parcourir sûrement et facilement cette partie essentielle de la carrière des études médicales.

MANUEL

# MANUEL

# D'ANATOMIE.

## PRÉPARATION DES OS.

On fait blanchir et dessécher les os pour les rendre propres à servir à l'étude de leurs formes extérieures; on fait dans leur épaisseur des coupes variées, et l'on emploie différens réactifs chimiques pour reconnaître leur organisation ou structure interne.

§ I. Pour obtenir des os très-blancs et sans odeur, il faut avoir recours au procédé suivant : choisissez d'abord un sujet jeune, maigre et infiltré, dont tous les os soient sains; dépouillez grossièrement ces organes des parties molles qui les recouvrent, et sans enlever le périoste; placez ces os décharnés dans un baquet ou mieux encore dans un grand vase de grès ou de faïence, ou dans une auge en pierre que vous remplirez ensuite avec de l'eau de rivière, et faites en sorte que ces os

1

soient toujours immergés complétement. Pendant
six à huit jours, faites renouveler l'eau dès qu'elle
sera teinte de sang, et au bout de ce temps, laissez les os *macérer* dans la même eau jusqu'à ce
que le périoste putréfié s'en sépare spontanément;
vous jugerez alors qu'ils sont assez macérés, et
vous les ferez tirer de l'eau de macération, nettoyer avec une brosse dure, et laver ensuite à
grande eau. Il ne restera plus qu'à les faire placer,
exposés à l'air, mais à l'ombre, sur des claies ou
sur l'herbe.

Cette préparation réussit mieux au printemps
que dans les autres saisons.

On décharne, et on fait blanchir en peu de
temps les os, en les tenant plongés pendant cinq
à six heures dans de l'eau de rivière bouillante.
Préparés suivant ce procédé, les os sont sujets
à jaunir, et au bout de quelques jours ils deviennent gras, et répandent une odeur rance.

La chaux vive consume assez promptement les
parties molles qui s'insèrent aux os, mais elle altère
profondément, et rend mou et friable le tissu de
ces organes.

§ II. Lorsqu'on se propose d'étudier les cavités
des os, il faut scier suivant leur longueur, quelques os longs cylindroïdes, et comparativement
quelques côtes; il faut aussi enlever la table de
tissu compact qui couvre une ou plusieurs des
surfaces des os larges et courts.

Ces préparations doivent être faites sur des os frais injectés et non injectés, ainsi que sur des os secs, pris les uns et les autres sur des cadavres d'enfans, d'adultes, de vieillards.

§ III. On plonge ordinairement les os dans de l'acide nitrique affaibli, quand on veut extraire de leur parenchyme les élémens inorganiques qui y sont contenus, et conserver dans leur état d'intégrité les élémens organiques qui concourent à les former ; et ensuite, si on le juge convenable, on peut précipiter par l'acide sulfurique les substances que le nitrique a dissoutes.

§ IV. On obtient un résultat *absolument* opposé à celui qui est produit par l'acide nitrique, en soumettant les os à l'action d'un feu violent.

§ V. Je ne parle point ici des altérations morbides qui peuvent devenir un moyen propre à faire reconnaître l'organisation des os, ni des expériences que l'on peut faire sur ces organes en nourrissant les animaux pendant quelque temps avec de la garance : ces matières sont spécialement du ressort de la physiologie et de la pathologie.

# PRÉPARATION DES ARTICULATIONS.

DES connaissances exactes sur la disposition des articulations sont essentiellement nécessaires à un chirurgien; il serait honteux à un médecin d'en être dépourvu, et son ignorance à cet égard pourrait même le conduire à des méprises funestes. Sans ces connaissances, il est impossible de se rendre raison du mécanisme des mouvemens, de celui de la station, d'apprécier les phénomènes primitifs et consécutifs des luxations, des entorses, des diastases, des fractures, des lésions par contre-coup; d'établir avec certitnde le diagnostic des maladies articulaires, d'en porter un prognostic sûr et raisonné, de se décider rationnellement dans le choix d'une méthode curative dans le traitement de plusieurs d'entr'elles, et d'exécuter avec sûreté et promptitude les procédés opératoires nécessaires pour en procurer la guérison, etc.

Il est convenable de ne disséquer les ligamens, pour ne pas s'exposer à en détruire un grand nombre, que lorsqu'on a déjà étudié les muscles. La dissection de ces deux ordres d'organes peut se faire sur le même sujet, si on dissèque quatre ou cinq heures par jour. Après avoir disséqué les muscles d'un membre, on en préparera les ligamens immédiatement après, et on pourra recommencer du côté opposé la préparation des muscles.

De cette manière on acquerra, en peu de temps, des connaissances exactes sur les usages des muscles, sur leurs rapports avec les ligamens, sur les changemens de situation, de direction, de longueur et de figure que doivent éprouver les uns et les autres dans les différens mouvemens naturels ou forcés.

J'ai indiqué les préparations des ligamens dans l'ordre suivant lequel elles doivent être faites, pour qu'on puisse étudier toutes les articulations sur un seul cadavre. Je suis un autre ordre dans mes cours : je décris successivement les articulations des os de la tête, celles de la mâchoire, de la colonne vertébrale, de la poitrine, de la partie postérieure du bassin. Je décris ensuite *compara-tivement* les articulations des os pubis et celles de la clavicule = les articulations scapulo-humérale et coxo-fémorale = huméro-cubitale et fémoro-tibiale = etc. Cette méthode me paraît avantageuse en ce qu'elle me fournit l'occasion de faire remarquer, avec plus de précision, les dispositions par lesquelles les membres thoraciques et abdominaux se ressemblent ou diffèrent.

### Articulation Temporo-Maxillaire.

Pour acquérir des idées exactes sur les rapports des ligamens qui assurent la solidité de cette articulation, sur les mouvemens qu'elle peut exécuter, sur l'influence que peuvent avoir ces mouvemens sur les organes glanduleux voisins, il faut

1.º d'un côté disséquer les muscles élévateurs et abaisseurs de l'os maxillaire, les glandes parotide et maxillaire; 2.º du côté opposé, enlever complétement ces diverses parties, afin de mettre immédiatement les ligamens à nu.

Deux ligamens sont destinés à assurer la solidité de cette articulation : *un ligament latéral externe, un ligament latéral interne.*

Le corps fibreux décrit par quelques auteurs sous le nom de *ligament inter-maxillaire*, n'est qu'une aponévrose mince, commune aux muscles constricteur supérieur du pharynx et buccinateur. *L'aponévrose stylo-maxillaire*, que l'on aperçoit quand on a enlevé la grande parotide, ne mérite pas davantage le nom de ligament.

On met à découvert le ligament latéral externe, situé obliquement entre l'apophyse transverse du temporal et l'extrémité externe du condyle de la mâchoire, en enlevant les tégumens, et en emportant de haut en bas la glande parotide qui le recouvre.

Pour faciliter la préparation du *ligament latéral interne*, il est nécessaire de scier l'os maxillaire à sa partie moyenne, et de détacher, du côté où l'on veut disséquer le ligament, les muscles qui s'insèrent à la face postérieure de son corps ; puis on enlève complétement le grand ptérygoïdien en le détachant de bas en haut, et en évitant de couper le *ligament latéral interne* sur lequel il se trouve immédiatement placé. Ce ligament se porte de l'apophyse épineuse du sphénoïde vers la partie antérieure de l'orifice du conduit dentaire inférieur. On coupe ensuite le muscle ptérygoïdien externe à ses deux extrémités : les parties antérieure, postérieure et latérales de l'articulation se trouvent alors complétement à découvert.

Après avoir étudié les ligamens, il faut les diviser transversalement vers leur partie moyenne ; ouvrir par sa partie externe la capsule synoviale supérieure ; luxer le condyle que le fibro-cartilage accompagne ; inciser la synoviale inférieure en arrière. Le fibro-cartilage peut, de cette manière, être facilement renversé, et sa surface inférieure devient visible dans toute son étendue.

## Articulation Sterno - Claviculaire.

Cette articulation est fortifiée par quatre ligamens ; un fibro-cartilage inter-articulaire sépare deux membranes synoviales.

Pour préparer cette articulation avec facilité, on pourrait scier, des deux côtés, les côtes près de leurs cartilages, détacher du cadavre ces cartilages, le sternum et la totalité des membres supérieurs ; en opérant de cette manière, il n'est pas ensuite possible d'acquérir des idées exactes sur les changemens de rapport que la clavicule doit éprouver dans ses différens mouvemens, et l'on détruit les articulations antérieures de la poitrine. Il vaut donc mieux exécuter cette préparation sans enlever le sternum.

1.º Faites une incision en $T$ dont la branche

verticale s'étendra depuis la partie moyenne du cou jusqu'au tiers supérieur du sternum, et la branche horizontale depuis le milieu de celle-ci, jusqu'à la partie supérieure du moignon de l'épaule ; disséquez les deux lambeaux des tégumens en mettant à découvert le muscle sterno-mastoïdien ; coupez ce muscle en travers, et renversez son extrémité inférieure sur le sternum ; séparez de la clavicule la partie antérieure du trapèze, disséquez les vaisseaux axillaires et le plexus brachial. Inférieurement vous enleverez la peau jusqu'au niveau du bord axillaire du grand pectoral ; vous couperez ce muscle en travers, ainsi que le sous-clavier, afin de les détacher de dehors en dedans, en laissant en place les vaisseaux axillaires. *Le ligament antérieur et le costo-claviculaire* se trouveront ainsi préparés.

On aperçoit le *ligament inter-claviculaire*, étendu postérieurement entre les extrémités des clavicules, après avoir enlevé avec précaution une assez grande quantité du tissu cellulaire qui le couvre en avant, et les vaisseaux qui passent au-dessous de lui. Repoussez en arrière, avec l'extrémité du manche du scalpel, les muscles sterno-hyoïdien, sterno-thyroïdien, afin d'isoler le ligament postérieur dont on peut d'ailleurs reconnaître plus facilement la disposition, lorsqu'on ouvre l'articulation après en avoir étudié les mouvemens. Pour voir la disposition du fibro-cartilage et des synoviales, il faut nécessairement couper le ligament antérieur et l'inter-claviculaire, pousser la clavicule en arrière, inciser ensuite les capsules synoviales, en haut du côté du sternum, en bas et en avant du côté de la clavicule, afin de conserver les adhérences du fibro-cartilage avec les deux os.

## Préparation des Articulations du Tronc.

## §. Ier.

### Articulations des Cartilages des Côtes avec le Sternum.

Les cartilages des côtes vertébro-sternales sont unis aux parties latérales du sternum par les ligamens *rayonnés antérieurs* et *postérieurs*. Entre le cartilage de la septième et l'appendice xiphoïde, on trouve antérieurement le ligament costo-xiphoïdien qui diffère, sous plusieurs rapports, de ceux qui sont situés au-dessus de lui.

Il est facile de mettre à découvert les *ligamens rayonnés* antérieurs en détachant complétement de dehors en dedans le grand pectoral ; et pour distinguer la longueur différente des fibres de ces ligamens, leur mode d'entrecroisement avec le périoste, avec les aponévroses du grand pectoral, et l'épaisseur de la couche fibreuse placée au-devant du sternum, on enlèvera ces fibres par couches minces depuis les cartilages jusqu'à la ligne médiane.

Le *ligament costo-xiphoïdien* est placé sous l'extrémité supérieure du muscle droit antérieur ;

il faut détacher ce muscle de haut en bas et de dehors en dedans.

Les *ligamens postérieurs* ne peuvent être disséqués que lorsqu'on a enlevé le sternum avec les cartilages ; ce qui se fait après avoir scié obliquement les côtes de chaque côté, depuis la partie moyenne de la première jusqu'à la partie postérieure du tiers antérieur de la dernière, et avoir ensuite détruit de haut en bas les adhérences du sternum aux muscles sterno-hyoïdiens, sterno-thyroïdiens, aux plèvres, au diaphragme, aux muscles abdominaux. Il ne reste plus, pour achever la préparation, qu'à enlever le triangulaire du sternum et les vaisseaux mammaires internes. Les ligamens ayant été étudiés, on les dissèque par couche, comme on l'a pratiqué pour les antérieurs.

Un *fibro-cartilage* existe dans l'articulation de la seconde côte ; sciez transversalement, pour le voir, le sternum un peu au-dessus ou au-dessous du milieu de cette articulation.

*Les synoviales* ne se distinguent que chez les jeunes sujets, et quand on a enlevé avec précaution les ligamens auxquels elles adhèrent.

## §. II.

### Préparation des Ligamens des Côtes a-sternales.

Cette préparation facile consiste à détacher des côtes et de leurs cartilages les portions des muscles oblique externe, droit, oblique interne, transverse, diaphragme et inter-costaux qui y sont restées adhérentes. Après avoir vu les ligamens, détachez les antérieurs pour observer la disposition *des synoviales* qui existent entre les facettes articulaires des cartilages de la sixième, de la septième et de la huitième côte.

## §. III.

### *Union des Cartilages avec les Côtes.*

Pour reconnaître quels sont les moyens de symphise entre ces parties, quelle est la force de chacun d'eux, il faut 1.° enlever exactement sur quelques côtes le périoste qui se prolonge sur les cartilages, et essayer ensuite de séparer ces cartilages des côtes. 2.° Faire macérer pendant quinze à vingt jours quelques-uns de ces organes, les uns dépouillés, les autres revêtus du périoste; 3.° en soumettre d'autres encore à l'action de l'eau bouillante et de l'acide nitrique affaibli.

## §. IV.

### *Articulations des Côtes avec la Colonne vertébrale.*

*A.* L'extrémité postérieure des côtes est reçue dans une cavité arrondie ou triangulaire, suivant qu'elle est formée par une vertèbre ou par le concours de deux vertèbres et d'un fibro - cartilage inter-vertébral.

*B.* Les dix premières côtes sont articulées par leur tubérosité avec la partie antérieure externe des apophyses transverses.

*C.* La partie postérieure du col des côtes n'est qu'unie à la partie antérieure moyenne des apophyses transverses par des trousseaux fibro-celluleux rougeâtres, irréguliers. La préparation de ces différentes articulations est plus longue que difficile.

*Préparation.* Toutes les côtes ayant été sciées à leur partie moyenne ou plus en arrière, la poitrine et l'abdomen vidés, le diaphragme et les muscles abdominaux enlevés, achevez de détacher la plèvre en emportant en même temps le grand sympathique, la veine azygos, les artères, les veines intercostales, la branche antérieure des nerfs dorsaux, etc., et ruginez la partie antérieure des côtes. Vous verrez de cette manière, *les ligamens rayonnés* insérés à l'extrémité des côtes et sur les parties latérales de la colonne vertébrale ; 2.° la face antérieure des ligamens nommés *costo-transversaires* par M. *Boyer*, et *costo-transversaires inférieurs* par *Bichat*. Ces ligamens obliques en bas et en dedans, fixés à une apophyse transverse et au bord supérieur de la côte qui est au-dessous, souvent composés de deux faisceaux, doivent être séparés en dehors d'une aponévrose mince qui les unit aux muscles intercostaux.

Cette première partie de la préparation étant achevée, retournez le sujet, après avoir pris la précaution de couvrir avec un linge les ligamens déjà isolés, et faites depuis la partie inférieure du sol, jusqu'au niveau de la dernière côte, une incision profonde, parallèle à la rangée des apophyses épineuses, pour détruire de dehors en dedans, et en très-peu de temps, les insertions des muscles de la région postérieure de la poitrine et des gouttières vertébrales à la partie postérieure des côtes, des apophyses transverses, et des lames des vertèbres. On découvre sous le muscle très-long du dos, 1.° le ligament *transverse ( Boyer ); costo - transversaire postérieur ( Bichat )*, il se porte en dedans et un peu en bas de la partie externe de la tubérosité de la côte au sommet de l'apophyse transverse ; 2.° la face postérieure du *ligament costo-transversaire inférieur*, indiqué précédemment. Ruginez les parties voisines de ces différens ligamens, observez la disposition de ces derniers avant de chercher à voir ceux qui sont placés entre les apophyses transverses et le col des côtes, (*costo-transversaires moyens, Bichat*) ainsi que les *fibro-cartilages* insérés à l'extrémité de ces os, et aux substances inter-vertébrales.

On peut apercevoir les *ligamens costo - transversaires moyens* en luxant les côtes, ou mieux encore en sciant l'une d'elles en long, ainsi que l'apophyse tranverse.

On met à découvert le *fibro-cartilage inter-articulaire*, en détruisant tous les corps fibreux qui environnent l'articulation, ou bien en coupant de dehors en dedans, avec une petite scie, un peu moins de la moitié supérieure ou inférieure de l'extrémité de la côte, de manière à conserver entière sa partie la plus saillante, qui donne attache au fibro-cartilage.

## §. V.

### *Articulations de la Colonne vertébrale.*

Cette partie du tronc s'articule, 1.° avec la tête; 2.° avec le bassin; 3.° avec les côtes; 4.° les vertèbres s'articulent entre elles.

Nous venons d'exposer le procédé qu'il convient de suivre pour préparer les articulations costo-vertébrales, il nous reste donc à faire connaître la préparation des trois autres ordres d'articulations de la colonne épinière. Elles doivent être préparées toutes en même temps, si on veut étudier tous les ligamens sur un même sujet, et voici quelle est la méthode qui nous a paru la plus avantageuse et la plus expéditive : la préparation que l'on a faite des articulations costo-vertébrales, diminue déjà la longueur de celles qui restent à exécuter; mais il faut encore se débarrasser des parties inutiles et incommodes par leur volume, par leur poids ou par l'odeur désagréable que leur a fait contracter un commencement de décomposition putride. En conséquence sciez le crâne à la réunion de la voûte avec la base, pour en retirer le cerveau; séparez la face du crâne, en faisant agir la scie transversalement et de haut en bas sur la partie postérieure du corps du sphénoïde, ou sur le point de réunion de cet os avec l'apophyse basilaire. On peut également faire avec succès, de chaque côté, une coupe oblique suivant le trajet de la gouttière qui contient le sinus pétreux inférieur jusqu'à la partie postérieure du corps du sphénoïde, et réunir ces deux coupes obliques par une coupe transversale exécutée avec un ciseau et un maillet. Quel que soit celui de ces deux procédés que l'on ait adopté, on emporte avec la face le larynx et le pharynx, ainsi que les nerfs et les vaisseaux situés sur leurs parties latérales, les muscles *styloïdiens*, les *hyoïdiens* et les *mastoïdiens* antérieurs; on met à découvert de cette manière la partie antérieure de la partie cervicale de la colonne vertébrale, dont on prépare aussitôt les ligamens dont la dissection deviendrait plus difficile si on laissait dessécher les muscles derrière lesquels ils sont situés. Ces ligamens sont, 1.° l'*occipito-atloïdien* ou *cervical-antérieur* situé sur la ligne médiane; ce petit faisceau longitudinal s'insère à l'occipital et au tubercule antérieur de l'arc de la première vertèbre du cou. On le distingue en l'isolant d'une petite quantité de tissu cellulaire filamenteux, derrière lequel il est situé. Derrière ce ligament, et l'extrémité supérieure des muscles grands droits, que l'on coupe très-près de l'occipital, on trouve une couche membraneuse plutôt

celluleuse que fibreuse, insérée à la partie antérieure du trou occipital, et au bord supérieur de
l'arc antérieur de l'atlas. Plus en dehors encore,
on voit, après avoir enlevé le petit droit antérieur, et le petit droit latéral, toute la partie visible à l'extérieur de la *synoviale* de l'articulation
occipito-atloïdienne, et sur sa partie antérieure
quelques trousseaux fibreux irréguliers.

Détruisez successivement de haut en bas les
insertions des muscles grands droits et longs du
cou, jusqu'à leur partie inférieure, pour mettre
à découvert; 1.° un trousseau fibreux inséré sur
la ligne médiane à l'arc antérieur de l'atlas, à la
base de l'apophyse odontoïde et à la partie antérieure du corps de l'axis. Ce ligament est souvent
divisé en deux faisceaux, l'un antérieur, épais,
étroit; l'autre postérieur, large et mince; 2.° la partie antérieure de la synoviale de l'articulation des
masses latérales de la première vertèbre avec les
apophyses articulaires de la seconde. Il faut couper avec précaution l'artère vertébrale, pour découvrir le côté externe de cette capsule; 3.° la
partie supérieure du *grand surtout ligamenteux
antérieur* de la colonne vertébrale, dont on poursuivra la dissection jusque sur le sacrum, en séparant de la colonne vertébrale de haut en bas les
piliers du diaphragme, et latéralement les muscles
psoas et carré des lombes. En enlevant ces muscles
il faut éviter de couper entre l'os des îles, et la

dernière vertèbre lombaire, le ligament ilio-lombaire avec lequel ils ont des connexions.

Il faut alors retourner le sujet, couvrir avec un linge les ligamens déjà préparés, et mettre à découvert les ligamens postérieurs. Pour cela on coupe à leur insertion à l'occipital les muscles trapèze, splénius, complexus, les muscles droits et obliques supérieurs et inférieurs, pour les détacher de haut en bas, en laissant sur la ligne médiane le tissu cellulaire dense et serré, qui tient lieu chez l'homme de ligament cervical postérieur. Sous les muscles droits et obliques supérieurs, se trouve situé le ligament occipito-atloïdien postérieur, composé de deux faisceaux; l'antérieur ou profond, ne se voit bien que dans l'intérieur du canal vertébral. Sous les muscles obliques inférieurs, on rencontre, entre l'arc de la première vertèbre, et les lames de la seconde, une espèce de membrane celluleuse, mince, lâche, essentiellement différente des ligamens jaunes, avec lesquels elle n'a d'autres caractères de ressemblance que sa situation.

Pour découvrir les autres ligamens postérieurs superficiels, on peut pratiquer sur les parties latérales de la ligne médiane, depuis le cou jusque sur le sacrum, deux incisions profondes parallèles, pour séparer les muscles des gouttières vertébrales des apophyses épineuses et transversales, et on enlève ces muscles en totalité. On trouve alors sous la bande de tégumens que l'on a laissée entre les deux incisions, le ligament sur-épineux ; entre les apophyses épineuses, les ligamens inter-épineux dorsaux et lombaires ; entre les lames des vertèbres, on distingue également une petite portion des ligamens jaunes ; autour des apophyses articulaires, quelques trousseaux fibreux très-minces, appliqués sur une petite membrane synoviale. Il ne reste plus pour terminer la préparation à l'extérieur, qu'à ruginer les diverses parties des vertèbres qui ne donnent point insertion à des ligamens, et à détruire tous les moyens d'union des côtes avec la colonne vertébrale, si on n'a point enlevé ces os en étudiant leurs articulations.

Pour mettre à découvert tous les ligamens intérieurs de la colonne vertébrale, il faut séparer, avec la scie, le corps des vertèbres des parties postérieures de ces os dans toute l'étendue de la colonne.

Le trait de scie doit passer immédiatement derrière les condyles de l'occipital, les masses latérales de la première vertèbre du cou, et les apophyses articulaires supérieures de la seconde ; plus bas l'instrument doit être constamment porté sur les pédicules qui unissent le corps des vertèbres aux apophyses articulaires. Quand on a ainsi fendu la colonne vertébrale dans toute sa longueur, on retire de son canal la moëlle de l'épine et le tissu cellulaire qui y sont contenus ; on renverse la

dure-mère de bas en haut, ce qui s'exécute avec
facilité, excepté dans les environs du grand trou
occipital, où elle adhère assez intimément aux
ligamens avec lesquels elle se trouve en rapport.
La dure-mère détachée, on distingue, sur la face
postérieure du corps des vertèbres, le ligament
vertébral commun postérieur; entre les lames,
toute la face antérieure des ligamens jaunes, ainsi
que la face antérieure des ligamens situés entre la
partie postérieure du trou occipital, et l'arc postérieur de la première vertèbre, et entre cet arc et les
lames de la seconde. On n'a plus qu'à mettre à découvert en avant, 1°. le ligament *occipito-axoïdien*,
les ligamens odontoïdiens, le ligament transverse,
la partie interne des articulations des condyles de
l'occipital avec les masses latérales de l'atlas.

La préparation du ligament occipito-axoïdien
se fait en soulevant d'abord la dure-mère, ainsi
que je viens de l'indiquer, et en coupant ensuite
ce ligament à son insertion à l'apophyse basilaire
de l'occipital, pour le renverser de haut en bas
jusqu'au niveau de l'extrémité supérieure du ligament vertébral commun postérieur avec lequel
ses fibres superficielles se continuent; les pro-
fondés s'insérent à la partie supérieure du ligament transverse et à la partie postérieure du corps
de l'axis.

Ce ligament abaissé on voit distinctement le ligament transverse inséré à la partie interne des

masses latérales de la première vertèbre embrassant la partie postérieure de l'apophyse odontoïde;
plus haut, sur les côtés de cette apophyse, les
ligamens *odontoïdiens* fixés par leur extrémité
supérieure aux condyles de l'occipital.

Si on coupe près de l'occipital ces deux gros
cordons fibreux après en avoir étudié la disposition, on peut ensuite séparer facilement la première vertèbre de la seconde, et apercevoir l'anneau complet formé par l'axe antérieur de l'atlas
et le ligament transverse, ainsi que toutes les surfaces articulaires atloïdo-axoïdiennes.

### *Articulations et Symphyses ligamenteuses du Bassin.*

Pour préparer ces parties avec plus de facilité,
il faut couper en travers la colonne vertébrale à
la réunion de la troisième et de la quatrième vertèbres lombaires.

Les articulations et les symphyses du bassin sont
nombreuses : cette cavité s'articule par sa partie
moyenne et postérieure avec la partie inférieure
de la colonne vertébrale; le sacrum s'articule également en arrière et sur la ligne médiane avec le
coccix; latéralement et en arrière, le sacrum et
l'os des îles sont *unis* aux parties latérales de la
cinquième vertèbre lombaire par deux ligamens
assez forts. Les parties latérales et supérieures du

sacrum sont articulées avec les os *ilion;* les parties latérales et inférieures du sacrum, les parties latérales et supérieures du coccix sont *unies* par deux grands ligamens à l'épine et à la tubérosité ischiatiques; enfin les deux os pubis sont articulés entre eux.

Pour exécuter promptement et complétement la préparation de ces articulations et de ces symphyses, d'un côté sciez antérieurement le pubis à une distance d'environ deux pouces de la ligne médiane, après avoir incisé de haut en bas les tégumens et les attaches des muscles de la cuisse à cet os, afin de le mettre à découvert dans l'endroit où on veut le scier; enlevez ensuite en arrière et du même côté le psoas; coupez en travers, derrière lui, un corps fibreux transverse très-fort, les ligamens placés au-devant de l'articulation du sacrum avec l'os coxal, et luxez ces deux os en tirant l'os des îles en bas en dehors et en arrière avec une main, tandis qu'avec l'autre main placée sur la partie inférieure de la colonne vertébrale on fixe solidement le bassin. Les précautions que j'indique pour séparer ces os ont pour objet de faire éviter la luxation de l'os coxal que l'on veut conserver articulé et qu'on s'expose à luxer si on appuie des deux côtés sur la crête de l'os des îles. La luxation opérée, on coupe d'avant en arrière les chairs qui peuvent encore s'opposer à la séparation complète des os, et on passe de suite à la recherche des ligamens.

En détachant, en arrière, de haut en bas et de dedans en dehors, les tégumens, l'extrémité inférieure des muscles des gouttières vertébrales, ainsi que les aponévroses par lesquelles ils sont recouverts, on découvre 1°. sur la ligne médiane, la fin du ligament sur-épineux qui va se terminer sur le sacrum ; entre la partie supérieure de la crête médiane de cet os et l'apophyse épineuse de la cinquième vertèbre lombaire, un ligament interépineux ; plus profondément la partie postérieure d'un ligament jaune étendu de la face interne des lames de cette vertèbre à la partie postérieure de l'orifice supérieur du canal sacré ; la portion libre de la synoviale qui se déploie sur les surfaces articulaires diartrodiales de la vertèbre et du sacrum. Vers la partie inférieure du sacrum on distingue le corps fibreux qui ferme le canal sacré et le ligament sacro-coccigien postérieur.

Plus en dehors et plus haut, entre l'apophyse transverse de la dernière vertèbre lombaire et la partie la plus reculée de la crête de l'os des îles, on trouve le ligament *ilio*-lombaire, et immédiatement au-dessous de lui la surface postérieure du ligament *sacro-iliaque*, faisceau épais, pyramidal, fibro-celluleux, rougeâtre, occupant l'espace profond qui existe derrière la surface articulaire latérale du sacrum et la surface articulaire correspondante de l'os coxal. Un peu plus bas et plus en dehors on met à découvert les ligamens *sacro-épineux supérieur* et *inférieur*, dirigés en bas et en dedans des épines postérieures supérieure et inférieure de l'os des îles vers les parties latérales et postérieures du sacrum, où ils s'insèrent au niveau des troisième et quatrième trous sacrés.

Ces ligamens ayant été préparés, renversez d'arrière en avant, de haut en bas, de dedans en dehors, le muscle grand fessier dont les aponévroses d'insertion supérieures et internes ont été déjà divisées. En détachant ainsi ce muscle, il faut éviter d'endommager le grand ligament *sacro-sciatique* à la face postérieure duquel il s'insère. Ce corps fibreux très-large à sa partie supérieure, fixée à la partie postérieure de la crête iliaque et aux parties latérales du sacrum et du coccix, vient se terminer à la partie interne de la tubérosité de l'ischion où il présente un prolongement falciforme appliqué sur le muscle obturateur interne. Ce ligament étant disséqué, coupez les muscles pyramidal, obturateur interne, le nerf grand sciatique, les vaisseaux sciatiques et honteux, à leur sortie du bassin ; les muscles doivent être renversés vers le grand trochanter ; les vaisseaux, ainsi que les nerfs, directement de haut en bas ; on met à découvert de cette manière la partie postérieure et libre du petit ligament *sacro-sciatique* qui s'attache aux parties latérales du sacrum et à l'épine sciatique.

Après avoir préparé en arrière les ligamens des articulations et des symphyses postérieures du bassin, il convient de s'occuper de la recherche de ceux qui sont situés au-devant de ces mêmes articulations.

Le bassin placé sur la face cutanée du sacrum, renversez jusque sur le pubis les muscles psoas et iliaque. Derrière le psoas on découvre la partie antérieure du ligament ilio-lombaire que l'on isole de la partie inférieure du carré des lombes; plus en dedans, disséquez, de haut en bas et de dedans en dehors, le ligament *sacro-vertébral* étendu entre la partie inférieure et antérieure de l'apophyse transverse de la cinquième vertèbre lombaire et la partie latérale antérieure supérieure du sacrum; plus bas, les ligamens *sacroiliaques* antérieurs, placés au-devant de la symphyse du même nom.

En détachant ensuite du sacrum, du coccix et de l'os coxal, les muscles pyramidal, ischio-coccigien, obturateur interne, et en enlevant en même temps les vaisseaux, les nerfs pelviens et les muscles du périnée, on met à découvert le ligament sacro-coccigien antérieur, la face interne des ligamens sacro-sciatiques et obturateur. La rugine devient d'un grand secours pour exécuter promptement cette partie de la préparation.

Pour la terminer complétement, on n'a plus qu'à isoler la partie superficielle des ligamens extérieurs de la symphyse des pubis qui sont au nombre de deux, un antérieur et un inférieur.

On aperçoit l'antérieur en disséquant de haut en bas de chaque côté et de dehors en dedans, le pilier interne de l'anneau du grand oblique de l'abdomen, et en détachant de bas en haut les aponévroses des muscles droit interne et des adducteurs de la cuisse.

Le ligament *triangulaire* ou *sous-pubien* se voit dans toute son étendue à la partie inférieure de la symphyse, quand on a séparé des pubis les corps caverneux au-dessus desquels il est situé.

Pour reconnaître la disposition des ligamens inter-articulaires de ces diverses articulations, nous scions d'avant en arrière et sur la ligne médiane les dernières vertèbres lombaires, le sacrum, le coccix; nous coupons ensuite en travers les fibro-cartilages placés entre ces trois os. Nous luxons, d'avant en arrière, la symphyse sacro-iliaque; nous partageons enfin en deux parties, l'une supérieure, l'autre inférieure, la symphyse du pubis. Sur la moitié supérieure nous luxons les os d'arrière en avant, et sur l'inférieure nous faisons une seconde coupe verticale que nous terminons à la partie supérieure du ligament sous-pubien; en procédant de cette manière, nous pouvons dis-

tinguer avec facilité la disposition des lames inter-
articulaires et des cartilages diartrodiaux.

### Articulations des Os des Membres.

#### Articulation Scapulo-Claviculaire (1).

La clavicule est articulée avec l'apophyse acromion et seulement unie à l'apophyse coronoïde.

Les ligamens de l'articulation acromio-clavicu-
laire sont au nombre de deux, un supérieur, un
inférieur. Entre l'acromion et l'extrémité externe
de la clavicule, on trouve ordinairement un fibro-
cartilage.

Le *ligament supérieur*, très-superficiel, s'aperçoit dès qu'on a enlevé les tégumens et quelques
expansions aponévrotiques des muscles trapèze
et deltoïde au-dessous desquelles il est placé.

L'*inférieur* ne peut être vu qu'après que l'on
a ouvert l'articulation par sa partie supérieure ou
que l'on a enlevé le muscle sous-épineux. Pour
étudier la disposition de la synoviale, et du fibro-
cartilage, quand il existe, il suffit de couper en
travers le ligament supérieur et d'écarter les surfaces articulaires.

Les corps fibreux très-forts (ligamens *conoïde*
et *trapézoïde*) qui unissent la clavicule à l'apo-

---

(1) *Articulation Sterno-Claviculaire*, pag. 7.

physe coracoïde sont mis à découvert, en enlevant, antérieurement, la partie externe du grand
pectoral, la partie interne du deltoïde, le sous-
clavier et en arrière le muscle trapèze, si ces
muscles n'ont pas été déjà détachés.

### Ligamens propres à l'Omoplate.

L'un de ces ligamens, l'*acromio-coracoïdien*,
formant une espèce de voûte au-dessus de la tête
de l'humerus, ne peut être découvert qu'en emportant au moins la moitié antérieure du deltoïde,
et en soulevant la clavicule de dedans en dehors,
ou en la détachant complètement.

Le *coracoïdien*, beaucoup plus petit, conver-
tissant en trou l'échancrure de l'omoplate, s'aperçoit facilement en écartant du bord supérieur de
cet os, derrière l'apophyse coracoïde, les muscles
sus-épineux et sous-scapulaire.

### Articulation Scapulo-humérale.

Les ligamens de cette articulation sont une
capsule fibreuse et un ligament accessoire. Dans la
cavité de cette capsule on trouve un bourrelet
fibreux inséré au contour de la cavité glénoïde
et le tendon de la longue portion du muscle biceps.

La capsule fibreuse, les surfaces articulaires,
le bourrelet fibreux, le tendon du biceps et la coulisse bicipitale, sont en rapport avec la surface
externe d'une synoviale très-étendue.

On découvre la capsule fibreuse insérée à l'omoplate en dehors du bourrelet fibreux et au col de l'humérus, et en même temps le ligament accessoire dirigé obliquement en bas et en dehors du bord externe de l'apophyse coracoïde vers la grosse tubérosité humérale, 1.º en enlevant le deltoïde de bas en haut; 2.º en coupant les tendons du grand pectoral et du grand dorsal, près de la coulisse bicipitale et ceux du petit pectoral, du coraco-brachial, de la courte portion du biceps à leur insertion à l'apophyse coracoïde;

3.º Ces muscles enlevés, il faut détacher de leur extrémité scapulaire, vers leur extrémité humérale, les muscles sus-épineux, sous-épineux, petit-rond, sous-scapulaire, en observant avec soin à quelle distance de l'articulation ces muscles cessent d'être insérés à l'omoplate.

Leurs tendons doivent être coupés à l'endroit où ils se réunissent à la capsule articulaire. Pour achever de découvrir cette capsule, il ne reste plus qu'à écarter le bras de l'épaule et à couper en travers le tendon de la longue portion du biceps brachial près de son insertion à l'omoplate.

La capsule étudiée, incisez-la circulairement à sa partie moyenne, renversez en sens opposé ses deux extrémités, pour apercevoir de cette manière le cul-de-sac que la membrane synoviale forme inférieurement en se réfléchissant sur le tendon du muscle biceps , ainsi que la disposition du ligament glénoïdien formé en partie par l'expansion de ce tendon ; on voit aussi les cartilages articulaires qu'il faut inciser pour reconnoître leur épaisseur différente près de leur centre et près de leur circonférence.

### *Articulation Huméro-Cubitale.*

Pour préparer cette articulation, nous coupons le bras à sa partie moyenne, ou seulement les chairs qui couvrent l'humerus ; nous incisons ensuite longitudinalement les tégumens de la partie antérieure et inférieure du bras, ceux de la moitié antérieure et supérieure de l'avant-bras ; les tégumens renversés en dedans et en dehors, nous disséquons de haut en bas le biceps, le brachial antérieur, les nerfs médian, musculo-cutané, l'artère, les veines brachiales : le ligament antérieur se trouve ainsi à découvert. Il faut ensuite détacher successivement du bord et de la tubérosité externe de l'humerus, le long supinateur, le premier radial externe, le tendon commun des muscles second radial, extenseur commun des doigts, extenseur propre du petit doigt, cubital postérieur, anconé, court supinateur ; ce faisceau tendineux doit être isolé avec précaution du ligament latéral externe auquel il adhère, et qui s'insère à la partie inférieure de la tubérosité externe de l'humerus et à la partie externe et supérieure du ligament annulaire du radius.

Le ligament latéral externe mis à découvert, séparez de haut en bas de leur insertion à l'humerus, les muscles rond pronateur, radial antérieur, palmaire grêle, fléchisseur sublime, cubital antérieur qui couvrent le ligament latéral interne de l'articulation; il est inséré en haut à l'humerus, et ses fibres divergentes inférieurement se fixent à l'olécrane et à l'apophyse coronoïde. Faisant ensuite fléchir l'avant-bras sur le bras, découvrez le ligament postérieur en disséquant de haut en bas le triceps brachial dont on coupe le tendon près de son insertion à l'olécrane. Ces ligamens étudiés, on scie en travers cette apophyse, on l'emporte, ou on se contente de la renverser en haut, pour apercevoir la plus grande partie de la surface interne de la capsule synoviale.

Si on incise ensuite transversalement la couche fibreuse antérieure, en laissant les ligamens latéraux intacts, on peut facilement s'assurer que ces ligamens peuvent, sans le secours de l'olécrane, borner l'extension de l'avant-bras.

*Articulation Radio-Cubitale.*

Les extrémités supérieures et inférieures du radius et du cubitus sont articulées entre elles. Ces

deux os séparés à leur partie moyenne par un
espace dont la largeur est déterminée par l'étendue de la courbure qu'ils présentent en sens opposé, y sont *unis* par deux ligamens inter-osseux.

L'*articulation supérieure* des os de l'avant-
bras se trouve presque complétement préparée,
quand, pour mettre à découvert les ligamens
de l'articulation huméro-cubitale, on a renversé
jusque vers le tiers supérieur de l'avant-bras les
faisceaux composés par les muscles extenseurs et
supinateurs.

Cette articulation est affermie, 1°. par le ligament latéral externe de l'articulation de l'humerus
que l'on a dû conserver intact ; 2°. par le ligament
*annulaire* du radius inséré aux deux extrémités
du diamètre antero-postérieur de la petite cavité
sigmoïde du cubitus. Découvrez ce ligament en
l'isolant avec précaution des muscles court-supinateur et anconé, au-dessous desquels il est immédiatement situé. La synoviale de cette articulation n'est qu'un prolongement de celle qui revêt
les surfaces articulaires huméro-cubitales, et on
distingue bien sa disposition, en l'examinant de
haut en bas après avoir écarté légèrement le radius du cubitus.

Pour découvrir dans toute leur étendue les deux
ligamens inter-osseux, il faut renverser jusque sur
la main tous les muscles longs de l'avant-bras, et
enlever complétement les muscles courts. On

trouve le ligament inter-osseux supérieur, en le
cherchant en arrière sous le court supinateur qui
le recouvre immédiatement; mais il est plus facile
de le rencontrer antérieurement entre le côté interne du tendon du muscle biceps et la partie inférieure externe du brachial antérieur, au-dessous
duquel il s'insère. Il se dirige obliquement en bas
et en dehors de l'apophyse coronoïde au-dessous
de la tubérosité bicipitale du radius.

La préparation du ligament inter-osseux inférieur exige moins d'attention; on l'isole avec facilité des muscles nombreux avec lesquels il a des
connexions, en le disséquant de haut en bas, et
du radius vers le cubitus, ayant d'ailleurs l'attention de faire exécuter au radius un mouvement
de rotation en dedans, pendant qu'on découvre
la face postérieure de cette bande fibreuse, et un
mouvement opposé lorsqu'on enlève les muscles
qui le couvrent où s'y insèrent antérieurement.

Les muscles de l'avant-bras ayant été totalement séparés du radius et du cubitus, on voit devant et derrière les extrémités inférieures de ces
os, quelques trousseaux fibreux minces transverses, qui affermissent leur *articulation inférieure*. Pour découvrir la synoviale de cette join-
ture, le fibro-cartilage triangulaire radio-cubital,
incisez en travers les ligamens de l'articulation
supérieure, les inter-osseux, écartez les deux os
de l'avant-bras de haut en bas; le cul-de-sac

que la synoviale forme supérieurement étant ouvert, on voit dans toute son étendue la face supérieure du ligament triangulaire.

## Articulation Radio-Carpienne.

Les ligamens qui affermissent cette articulation sont au nombre de quatre : deux ligamens latéraux, un antérieur, un postérieur.

Les tendons des muscles de l'avant-bras qui vont se rendre à la main, doivent être renversés en avant et en arrière sur les os du métacarpe, après qu'on les a dégagés (en les tirant en bas) des gaînes fibreuses dans lesquelles ils sont contenus vers la partie inférieure de l'avant-bras, et supérieure de la main.

Entre ces tendons et les ligamens, on trouve une couche plus ou moins épaisse de tissu cellulaire lamelleux qu'il faut aussi enlever, et au-dessous de laquelle sont situés les ligamens antérieurs et postérieurs, tous deux insérés supérieurement au radius, sans connexion avec le cubitus, obliques de haut en bas, et de dehors en dedans, fixés inférieurement, l'antérieur aux trois premiers os de la 1.ere rangée du carpe; le postérieur seulement aux os semi-lunaire et pyramidal. Il convient de disséquer ces corps fibreux parallèlement à leurs fibres, afin de ne pas les couper en travers.

Les ligamens latéraux sont un peu plus difficiles

à trouver et à isoler ; leur extrémité supérieure étant plus apparente que l'inférieure, doit être cherchée avant celle-ci. Pour découvrir le ligament latéral externe, dirigez le scalpel obliquement en avant, du sommet de l'apophyse styloïde du radius vers le côté externe du scaphoïde, et pour l'interne, obliquement en avant et en dedans, du sommet de l'apophyse styloïde du cubitus au côté interne de l'os pyramidal.

Pour juger exactement des mouvemens que ces ligamens sont destinés à borner, de ceux qu'ils peuvent permettre, coupez l'antérieur et le postérieur sur l'un des poignets, les latéraux sur le poignet du côté opposé ; étudiez en même temps la synoviale.

### Articulations des Os du Carpe entre eux.

Le scaphoïde, le semi-lunaire, le pyramidal sont unis 1°. en avant et en arrière par des bandes fibreuses transversales qui passent de l'un à l'autre de ces os ; 2°. par des ligamens inter-osseux.

On isole avec plus ou moins de difficulté les ligamens dorsaux et palmaires de ces articulations des autres corps fibreux qui appartiennent aux articulations voisines, en les disséquant parallèlement à leurs fibres, après avoir enlevé les tendons des muscles extenseurs et fléchisseurs, les muscles des éminences thénar et hypo-thénar.

Les ligamens inter-osseux se trouvent à découvert, quand on a ouvert l'articulation radio-carpienne.

Les deux ligamens de l'os pysiforme insérés à l'os crochu et à la partie supérieure du dernier métacarpien, la synoviale de son articulation s'aperçoivent dès qu'on a enlevé les muscles palmaire cutané, adducteur du petit doigt, son court fléchisseur, le tendon du cubital antérieur.

Les os de la seconde rangée sont unis comme les trois premiers de la rangée supérieure, par des ligamens dorsaux et palmaires transverses que l'on dissèque de la même manière que ceux de cette rangée et par des trousseaux fibreux irréguliers, occupant une partie des intervalles qui séparent les os. On ne peut étudier la disposition de ces ligamens inter-osseux qu'après avoir disséqué l'articulation qui existe entre les deux rangées, laquelle est affermie par des bandes fibreuses longitudinales, dorsales et palmaires, souvent peu distinctes des ligamens transverses des articulations dont nous venons de parler. Cette union des deux rangées est fortifiée par deux ligamens latéraux situés profondément, cachés dans un tissu cellulaire dense, assez abondant ; l'externe assez épais est inséré au scaphoïde et au trapèze ; l'interne plus mince, au pyramidal, à l'os crochu.

## Articulation Carpo-Métacarpienne.

L'articulation du premier os du métacarpe mérite une attention toute particulière. Elle est complétement isolée des articulations des autres métacarpiens ; elle est pourvue d'une capsule fibreuse, d'une synoviale. Pour mettre à découvert la capsule , il est nécessaire de détacher de haut en bas les tendons des muscles abducteur et extenseurs du pouce , le premier muscle inter-osseux dorsal , les muscles court abducteur , opposant , court et long fléchisseur , l'adducteur du même doigt. On s'assure de l'isolement de cette articulation, en faisant une ouverture étroite à la partie postérieure de la capsule , et en y insuflant de l'air qui ne pénètre point dans la grande synoviale du carpe.

Des ligamens étroits , minces , descendent en avant et en arrière des os de la seconde rangée du carpe aux quatre derniers os du métacarpe qui sont eux-mêmes unis par des trousseaux fibreux transverses, et par des ligamens inter-osseux que l'on n'aperçoit qu'en luxant les os.

Les quatre derniers os du métacarpe ne sont qu'unis inférieurement par le ligament palmaire que l'on découvre en enlevant en arrière les muscles inter-osseux, et en avant les tendons des fléchisseurs , les lombricaux , les nerfs et les vaisseaux collatéraux des doigts.

On peut découvrir la disposition de la membrane synoviale qui se déploie dans toutes les articulations du carpe, dans celle du carpe avec le métacarpe, après avoir coupé perpendiculairement à leur longueur tous les ligamens dorsaux. On parvient par ce moyen à rendre possible l'écartement des os dans les intervalles desquels elle s'engage.

## Articulations des Phalanges avec les Os du Métacarpe et des Phalanges entr'elles.

On trouve dans toutes ces articulations deux ligamens latéraux, un ligament antérieur, une capsule synoviale très-lâche en arrière.

Pour mettre à découvert ces différens ligamens, faites deux incisions longitudinales, une à la partie antérieure, l'autre à la partie postérieure des doigts; enlevez les tégumens, fendez ensuite antérieurement la gaîne des fléchisseurs, et coupez, de chaque côté, cette gaîne très-près de son insertion aux phalanges. On trouve les ligamens latéraux très-près de la partie antérieure de l'articulation; disséquez-les d'arrière en avant suivant la direction de leurs fibres.

Le ligament antérieur fixé par ses extrémités à l'os qui forme la partie supérieure de l'articulation, se voit en avant dès qu'on a ouvert la gaîne des fléchisseurs dont plusieurs fibres le fortifient,

. et en arrière, quand on a incisé transversalement
la synoviale.

## Articulation Coxo-Fémorale.

Une capsule fibreuse très-forte, un trousseau
fibreux triangulaire inter-articulaire, un bourrelet fibreux inséré au contour de la cavité cotyloïde, assurent la solidité de cette articulation
lubréfiée habituellement par une assez grande
quantité de synovie exhalée par une membrane
synoviale très-étendue déployée sur les surfaces
articulaires, sur les ligamens qui les unissent, et
sur la partie superficielle d'un corps celluleux,
vasculaire rougeâtre contenu dans la cavité cotyloïde.

On met à découvert la capsule fibreuse, après
avoir fait jusqu'à l'os une incision circulaire à la
partie moyenne de la cuisse, en détachant de
haut en bas les muscles moyen fessier, petit fessier, le tenseur de l'aponévrose fémorale, le couturier et le droit antérieur de la cuisse, dont on
conserve le tendon courbe qui va s'épanouir sur
la partie supérieure de la capsule fibreuse. Plus
en dedans renversez de haut en bas la partie
inférieure du psoas et de l'iliaque réunis; on
trouve à la partie postérieure de ces derniers une
grande capsule synoviale destinée à faciliter leurs
mouvemens, et que l'on prend ordinairement au

premier aspect pour la synoviale de l'articulation lorsqu'on la dissèque pour la première fois. La disposition de cette synoviale non articulaire reconnue, coupez les muscles pectiné, grêle interne et adducteurs près de leurs insertions au pubis et à l'ischion, pour les renverser ensuite, ainsi que les vaisseaux et les nerfs cruraux, et les séparer complétement du fémur dans l'endroit où l'on a pratiqué une incision circulaire.

Le bassin étant alors placé sur sa partie antérieure, détachez de dedans en dehors les muscles pyramidal, jumeaux, obturateur interne, carré, et ne conservez alors en place, de tous les muscles qui environnent l'articulation, que l'obturateur externe, pour le séparer plus tard de la capsule fibreuse dont il recouvre la partie interne, et du ligament obturateur auquel il adhère, quand vous aurez enlevé la partie supérieure du triceps crural et des muscles qui se fixent à la partie moyenne de la tubérosité de l'ischion.

Les insertions et les rapports de la capsule fibreuse ayant été reconnus, incisez-la circulairement à sa partie moyenne, puis faites à ses moitiés supérieure et inférieure, deux incisions perpendiculaires à la première, l'une en avant, l'autre en arrière, afin de pouvoir renverser facilement en sens opposés les lambeaux qui résultent de ces incisions; entraînez avec précaution la tête du fémur hors de la cavité cotyloïde pour ne pas rompre le ligament inter-articulaire. La luxation ayant été opérée en bas et en dedans, on découvre ce ligament, le bourrelet fibreux cotyloïdien, toute la membrane synoviale et la prétendue glande synoviale contenue dans la cavité cotyloïde. Il ne reste plus pour découvrir tout ce qui est relatif à la disposition de cette articulation, qu'à enlever couches par couches le bourrelet fibreux cotyloïdien, le ligament qui convertit en trou la grande échancrure de la cavité cotyloïde, et à inciser en différens sens les cartilages articulaires.

### Articulation du Genou ou Fémoro-Tibiale.

Cette articulation est une des plus difficiles à préparer parce que ses ligamens sont nombreux, parce que plusieurs d'entre eux sont situés profondément, et enfin, parce que sa membrane synoviale étant très-lâche et très-étendue, vient en quelque sorte se présenter à chaque instant sous le tranchant du scalpel.

Nous procédons à sa préparation en faisant d'abord aux tégumens et à l'aponévrose fascia-lata une incision longitudinale, depuis la partie moyenne antérieure de la cuisse jusqu'à la partie moyenne du bord antérieur du tibia; après quoi nous coupons en travers la peau et les muscles superficiels de la partie postérieure de la jambe, en faisant une seconde incision perpendiculaire à la première, au niveau de son extrémité inférieure.

Les tégumens et l'aponévrose ainsi divisés, nous disséquons de chaque côté, et de haut en bas, les deux lambeaux jusque sur les parties latérales postérieures de la cuisse et de la jambe: nous découvrons de cette manière le tendon commun des muscles extenseurs de la jambe, le prolongement fibreux descendant de ce tendon, passant au-devant de la rotule et y adhérant, le ligament inférieur de la rotule avec lequel ce prolongement fibreux est continu. Sur les côtés nous mettons à découvert les aponévroses latérales du triceps crural qui vont s'insérer sur les côtés de la rotule et aux tubérosités externe et interne du tibia. Si on veut isoler ces aponévroses de la membrane synoviale qu'elles recouvrent, il faut y procéder avec beaucoup de précaution en faisant tirer la rotule en haut et en dehors pendant qu'on enlève l'aponévrose interne; en haut et en dedans, pendant qu'on détache l'externe. La partie antérieure et superficielle de l'articulation ayant été ainsi préparée, nous passons à la dissection des ligamens latéraux externe et interne.

L'externe inséré à la tubérosité du condyle externe du fémur, au-dessus du tendon du muscle poplité, et inférieurement à la partie externe de l'extrémité supérieure du péroné, se trouve facilement en détachant de haut en bas le tendon du muscle biceps.

Le ligament latéral interne aplati, assez mince, plus large à son extrémité supérieure qu'à son extrémité inférieure, étendu de la tubérosité du condyle interne du fémur à la partie supérieure interne du tibia, est aussi très-facile à isoler de l'aponévrose *fascia lata*, qui le recouvre supérieurement, et de l'expansion aponévrotique des tendons des muscles couturier, grêle interne et demi-tendineux, que l'on coupe près de leur insertion à la partie supérieure de la jambe après les avoir disséqués de haut en bas.

Les ligamens latéraux étant isolés des parties qui les recouvrent, nous enlevons le muscle demi-membraneux, le tissu cellulaire, les vaisseaux et les nerfs du jarret; nous renversons ensuite successivement de bas en haut les muscles jumeaux, plantaire grêle, poplité; nous coupons en travers leurs tendons immédiatement au-dessous du point où la membrane synoviale se réfléchit sur leur partie antérieure. On distingue alors le ligament *postérieur* qui se dirige obliquement de la partie postérieure et inférieure du tendon du muscle demi-membraneux vers le tendon du jumeau externe. Au-dessus de ce ligament et à sa partie antérieure, on trouve quelques faisceaux fibreux irréguliers assez minces, qui n'ont pas été indiqués par la plupart des anatomistes ; plus profondément encore, on voit une petite partie du ligament croisé postérieur.

Pour découvrir les autres parties qui appartiennent à l'articulation, il faut nécessairement ouvrir la membrane synoviale et couper en travers les ligamens latéraux de la manière suivante.

Nous incisons longitudinalement cette membrane sur les parties latérales de la rotule, après avoir observé la disposition du cul-de-sac qu'elle forme, en se réfléchissant de la partie postérieure des tendons des muscles extenseurs de la jambe sur les surfaces articulaires du fémur. Nous renversons sur le tibia ce tendon, la rotule et son ligament inférieur ; nous découvrons de cette manière, 1°. le prolongement canaliculé de la membrane synoviale, désigné sous le nom de ligament adipeux, étendu entre la partie de cette membrane qui revêt la gorge de la poulie articulaire du fémur, et celle qui se déploie sur la partie postérieure du peloton graisseux situé derrière le ligament de la rotule. Si on sépare ce peloton de tissu cellulaire du ligament rotulien, on trouve au-dessous de lui une petite synoviale qui ne communique point avec celle de l'articulation.

On n'a plus ensuite qu'à couper les ligamens latéraux à leur partie moyenne, et à faire exécuter à la jambe fléchie un mouvement de rotation en dehors, pour isoler avec facilité les ligamens croisés et pour voir dans toute leur étendue les fibro-cartilages sémilunaires ainsi que la capsule synoviale.

### *Articulation Péronéo-Tibiale.*

Le tibia et le péroné sont articulés entre eux par leurs extrémités supérieures et inférieures, et sont unis à leur partie moyenne par un ligament inter-osseux.

La préparation de ces articulations et du ligament inter-osseux est très-facile. La peau et l'aponévrose de la jambe ayant été incisées longitudinalement le long de la crête du tibia, on fait à ces mêmes parties, au niveau du sommet des malléoles, une incision circulaire; quelques coups de scalpel suffisent pour détacher complétement les deux lambeaux qui résultent de ces incisions. Les tendons des muscles antérieurs de la jambe doivent être coupés vers la partie inférieure de ce membre et ces muscles être ensuite renversés de bas en haut. On procéde de la même manière pour les muscles externes et postérieurs, après avoir fendu longitudinalement les gaînes fibreuses dans lesquelles les tendons de quelques-uns d'eux sont contenus. Les muscles ayant été détachés, on distingue les ligamens tibio-péroniens supérieurs, le ligament inter-osseux, les ligamens tibio-péroniens inférieurs, situés comme les supérieurs devant et derrière l'articulation. Pour mettre à découvert les capsules synoviales et les ligamens inter-articulaires supérieurs et inférieurs, nous écartons de haut en bas le péroné du tibia, après avoir coupé les différens ligamens dont nous venons d'indiquer sommairement la situation.

## Articulation de la Jambe avec le Pied (Tibio-Tarsienne).

Incisez d'abord la peau depuis la partie inférieure du tibia jusque vers la partie moyenne du pied, disséquez en dedans et en dehors et jusque sur les parties latérales, inférieures, postérieures du calcanéum, les lambeaux formés par les tégumens; renversez ensuite, de haut en bas, d'arrière en avant, les tendons des muscles jambier antérieur, extenseur propre du gros orteil, extenseur commun des orteils, péronier antérieur, les vaisseaux et les nerfs tibiaux antérieurs, l'extrémité postérieure du muscle pédieux, ainsi qu'une assez grande quantité de tissu cellulaire graisseux situé au-dessous de ces parties, pour découvrir les *deux ligamens antérieurs*, l'un inséré en haut et en dehors à la partie antérieure de la malléole externe, et en bas et en dedans au côté externe de l'astragale; l'autre fixé à la partie inférieure du tibia et au-devant de la poulie articulaire de l'astragale.

Achevez de fendre les gaînes fibreuses qui contiennent les tendons des muscles péroniers latéraux, enlevez ces tendons. Celui du grand péronier couvre immédiatement le ligament *latéral externe*, descendant du sommet de l'extrémité inférieure du péroné, à la partie supérieure et moyenne de la face externe du calcanéum.

Les muscles qui s'insèrent au calcanéum ayant été coupés près de leur insertion inférieure pour mettre à découvert les ligamens de la jambe, il ne reste plus qu'à achever d'inciser derrière la malléole interne les gaînes fibreuses du jambier postérieur, du fléchisseur commun des orteils, plus en dehors celle du tendon du fléchisseur propre du gros orteil, à enlever en même temps ces tendons, les vaisseaux, les nerfs tibiaux postérieurs, une assez grande quantité de tissu cellulaire graisseux pour rendre apparens : 1.° le ligament *latéral interne*, qui s'attache au sommet de la malléole interne, à l'astragale et au calcanéum ; 2.° les *deux ligamens postérieurs*, dont l'un est étendu transversalement entre les deux malléoles, tandis que le second se dirige en dedans et en arrière de la cavité d'insertion que présente la partie postérieure interne de la malléole externe, vers le bord externe de la gouttière dans laquelle passe le tendon du muscle long fléchisseur propre du gros orteil.

Pour étudier la disposition intérieure de l'articulation, coupez en travers les ligamens latéraux et le postérieur oblique, renversez ensuite la jambe sur la face dorsale du pied ; ou ce qui vaut encore mieux, sciez les deux malléoles à leur partie supérieure, ouvrez la synoviale en arrière et renversez également la jambe, comme je viens de l'indiquer.

### Articulations du Pied.

Ces articulations sont très-nombreuses et doivent être préparées toutes en même temps.

La plupart d'entre elles doivent leur solidité à deux ordres de ligamens, les uns superficiels, les autres inter-articulaires.

On ne peut distinguer complétement ces derniers et les membranes synoviales, qu'en écartant les os, après avoir coupé les ligamens superficiels. Il est donc convenable de ne s'occuper de la recherche des ligamens inter-osseux que lorsqu'on a étudié la disposition extérieure de l'ensemble des articulations et le mécanisme des mouvemens qu'elles permettent ; ou bien, ce qui est encore plus avantageux, on peut préparer sur un pied les ligamens superficiels, et sur l'autre ouvrir toutes les articulations après avoir enlevé les parties molles qui les recouvrent.

Détachez d'abord, d'arrière en avant, sur la face dorsale du pied jusqu'à l'extrémité des orteils, les tégumens, les tendons des muscles extenseurs des orteils, le muscle pédieux, les vaisseaux, les

nerfs et le tissu cellulaire plus ou moins abondant qui unit ces diverses parties : vous mettez
ainsi à découvert : 1.º le ligament *scaphoïdo-
astragalien* dirigé d'arrière en avant, inséré derrière la partie supérieure de la tête de l'astragale,
à la face supérieure du scaphoïde, se prolongeant
par quelques fibres superficielles jusque sur les os
cunéiformes;

2.º Le ligament *calcanéo-cuboïdien* supérieur,
mince, large, quadrilatère, fixé à la partie antérieure et supérieure du calcanéum et au cuboïde;

3.º Le ligament *scaphoïdo-cuboïdien* supérieur,
étendu presque transversalement entre le scaphoïde et le cuboïde;

4.º Les trois ligamens dorsaux *cunéo-scaphoïdiens*, faisceaux minces, aplatis, confondus près
de leur insertion postérieure au scaphoïde, séparés antérieurement près de leur attache aux trois
os cunéiformes;

5.º Les deux ligamens cunéens *transverses* supérieurs insérés aux trois os cunéiformes;

6.º Plus en dehors, une autre bande fibreuse
oblique unissant le troisième cunéiforme au cuboïde. Tels sont les ligamens dorsaux des articulations tarsiennes.

Plus antérieurement on aperçoit les ligamens
supérieurs des articulations du tarse avec le métatarse. Tous se dirigent d'arrière en avant. Le

plus interne s'étend de la partie supérieure du premier cunéiforme à l'extrémité postérieure du premier os du métatarse; les trois suivans sont insérés en arrière aux trois os cunéiformes, et en avant au second os du métatarse; plus en dehors on en voit un cinquième fixé au troisième os cunéiforme et au troisième os du métatarse; enfin, un sixième et un septième s'étendent de la partie supérieure du cuboïde à l'extrémité postérieure des deux derniers métatarsiens.

Au-devant des ligamens *tarso-métatarsiens*, sont placés les trois ligamens métatarsiens supérieurs étendus transversalement sur les extrémités postérieures des 2.ᵉ et 3.ᵉ, des 3.ᵉ et 4.ᵉ, des 4.ᵉ et 5.ᵉ os du métatarse.

Il n'existe pas de ligament dorsal à l'extrémité antérieure de ces os, et on ne voit, du côté de la face supérieure des phalanges, qu'une partie de la membrane synoviale de leurs articulations.

Tous les ligamens dorsaux ayant été préparés, il convient de mettre à découvert le ligament *calcanéo-astragalien* postérieur, formé par quelques fibres parallèles, recouvertes par la gaîne fibreuse du tendon du muscle fléchisseur propre du pouce, et dirigées obliquement en bas et en dedans de la partie postérieure de l'astragale vers la partie voisine du calcanéum, immédiatement derrière l'articulation de ces deux os.

Les ligamens plantaires qui unissent les grands

os du tarse sont très-faciles à préparer. Il n'en est pas de même de ceux qui sont placés sous les os cunéiformes et sous les os du métatarse ; ceux-là sont situés profondément, souvent peu distincts ; il faut de l'attention, de la patience, des connaissances exactes en ostéologie, pour les disséquer proprement et n'en détruire aucun.

Le procédé, par lequel nous mettons ces différens ligamens à nu, est assez simple : il consiste à enlever d'arrière en avant et par couches successives : 1.º la peau de la plante du pied ; 2.º l'aponévrose plantaire, les muscles adducteur du gros orteil, court fléchisseur commun des orteils, abducteur du petit orteil ; 3.º les vaisseaux et les nerfs plantaires internes, l'accessoire du long fléchisseur commun des orteils, les tendons de ce muscle, les lombricaux, le tendon du long fléchisseur propre du pouce ; 4.º le court fléchisseur du gros orteil, ses abducteurs oblique et transverse, le court fléchisseur du petit orteil ; 5.º enfin, les muscles inter-osseux plantaires et dorsaux. Il faut se rappeler, en détachant ces derniers près de leur extrémité antérieure, qu'ils passent immédiatement au-dessus du ligament transverse des orteils.

On aperçoit déjà *confusément* une partie des ligamens plantaires quand on a terminé cette ébauche ; pour les rendre parfaitement apparens, il est nécessaire de disséquer isolément chacun d'eux

en suivant la direction de ses fibres, d'enlever le
tissu cellulaire graisseux qui se trouve dans les
intervalles qui les séparent, de les isoler des gaînes
des tendons qui les cachent en partie.

En exécutant cette dissection d'arrière en avant
et de dehors en dedans, on met d'abord à nu le
ligament *calcanéo-cuboïdien inférieur* placé sous
le calcanéum et le cuboïde, dont les fibres les plus
superficielles passant au dessous de la gaîne du tendon du muscle long péronier latéral, donnent insertion à une partie des fibres *de quelques-uns* des
muscles profonds du pied, ou servent de ligamens
au troisième et au quatrième os du métatarse.
On découvre le plan formé par les fibres profondes de ce ligament après avoir détaché d'arrière
en avant ses fibres superficielles.

On aperçoit, plus en dedans, après avoir coupé
le tendon du muscle jambier postérieur très-près
de son insertion à la tuberosité du scaphoïde, le
ligament *calcanéo-scaphoïdien inférieur*, faisceau
épais, quadrilatère, souvent fibro-cartilagineux,
quelquefois partiellement ossifié, dirigé obliquement de la petite apophyse du calcanéum vers
la partie inférieure et interne du scaphoïde.

Il faut alors enlever le tissu cellulaire graisseux
qui remplit l'intervalle assez profond situé entre
les bords voisins des ligamens *calcanéo-cuboïdien*
et *calcanéo-scaphoïdien inférieur*, pour décou-

vrir le bord inférieur du ligament *calcanéo-sca-phoïdien externe*, inséré à la partie antérieure interne du calcanéum et à la partie inférieure externe de la circonférence du scaphoïde. On ne peut voir les deux faces *latérales* de ce ligament que lorsqu'on a luxé les articulations. J'ai observé, soit en disséquant, soit en exerçant les élèves à la pratique des opérations chirurgicales, que ce ligament est assez fréquemment ossifié en partie ou en totalité chez les sujets avancés en âge. Cette disposition peut rendre assez difficile l'amputation partielle du pied. Il n'est pas très-rare non plus de rencontrer, chez les vieillards, un prolongement osseux naissant de la partie antérieure du calcanéum, et couvrant, dans une étendue plus ou moins considérable, la partie supérieure de son articulation avec le cuboïde. Cette ossification accidentelle rend encore plus difficile l'opération dont je viens de parler.

Immédiatement au-devant du ligament *calcanéo-scaphoïdien externe*, on rencontre le ligament *scaphoïdo-cuboïdien inférieur*, faisceau court, épais, arrondi, transversal, inséré à la partie inférieure externe du scaphoïde et au bord inférieur interne du cuboïde.

La préparation des ligamens suivans est plus embarrassante. Il arrive assez souvent que plusieurs d'entre eux sont tellement rapprochés, qu'ils ne semblent former qu'une couche épaisse dans laquelle il est difficile de distinguer la direction des fibres.

Deux autres causes contribuent encore à rendre pénible cette partie de la préparation; ces causes sont la courbure très-forte que le pied présente de dedans en dehors chez quelques sujets, et la densité du tissu cellulaire graisseux qui couvre les ligamens. On surmonte ces deux obstacles en plongeant le pied pendant quelque temps dans de l'eau tiède; les ligamens perdent leur rigidité, la graisse devient fluide; on peut ensuite parvenir facilement à étendre transversalement le pied et à enlever la graisse, soit avec un linge blanc, soit avec une éponge.

Le pied étant étendu transversalement, on dissèque : 1.° les trois ligamens *cunéo-scaphoïdiens inférieurs*, dirigés d'arrière en avant du scaphoïde vers les os cunéiformes, réunis en arrière, séparés antérieurement;

2.° Les deux ligamens inférieurs transverses des os cunéiformes, souvent peu distincts l'un de l'autre, et fortifiés par quelques fibres du tendon du muscle jambier postérieur;

3.° Le ligament cunéo-cuboïdien inférieur, étendu transversalement entre le troisième os cunéiforme et le cuboïde; ce dernier ne peut être vu que quand on a enlevé la gaîne du tendon du long péronier latéral ainsi que ce tendon;

4.° Le faisceau large, épais, longitudinal, qui unit la partie inférieure du premier os du métatarse au premier os cunéiforme;

5.° Les trois ligamens qui des os cunéiformes vont se rendre au second os du métatarse. J'ai vu quelquefois celui de ces ligamens qui naît du premier os cunéiforme, se porter obliquement jusqu'au troisième et même jusqu'au quatrième os du métatarse;

6.° Le ligament qui du troisième cunéiforme se porte au troisième métatarsien;

7.° Les deux ligamens insérés en arrière au cuboïde, immédiatement au devant de sa coulisse, et antérieurement à l'extrémité postérieure des deux derniers os du métatarse;

8.° Les trois ligamens *sous-métatarsiens* postérieurs transverses unissant entre eux les quatre derniers os du métatarse;

9.° Sous les têtes des cinq os du métatarse, le ligament transverse placé entre les muscles inter-osseux qui le recouvrent et les tendons des muscles fléchisseurs des orteils aux gaînes desquelles il est uni.

Les ligamens qui assurent la solidité des articulations des os du métatarse avec les phalanges, et ceux qui appartiennent aux articulations des phalanges entre elles, sont disposés à peu près de la même manière que les ligamens des articulations correspondantes des membres supérieurs, et doivent être préparés comme eux: Leur dissection est un peu plus difficile, parce qu'ils sont plus courts et qu'il est plus difficile de séparer les orteils les uns des autres.

Il est important de remarquer que les articulations métatarso-phalangiennes sont très-éloignées du point où les orteils se réunissent par l'intermède des tégumens, parce qu'on peut déduire de cette disposition plusieurs conséquences d'un assez grand intérêt, soit relativement à la physiologie, soit relativement à la pratique de quelques opérations chirurgicales.

*De la manière de séparer les Os du Pied pour découvrir leurs ligamens inter-articulaires et les membranes synoviales de leurs articulations.*

Il n'est pas indifférent d'opérer la séparation ou la luxation de ces os avec ou sans précautions ; il faut au contraire en prendre beaucoup pour conserver intacts, si faire se peut, les ligamens que l'on a intérêt de voir, pour juger de la force de chacun d'eux, pour déduire de leur étude des conséquences physiologiques ou pratiques rigoureuses, etc. On peut procéder de la manière suivante :

1.º Couper en travers, de chaque côté, entre l'astragale et le calcanéum, la partie inférieure des ligamens latéraux de la jambe qui concourent puissamment à assurer la solidité de l'articulation de ces deux os ;

2.° Inciser transversalement le ligament *calca-néo-astragalien* postérieur ;

3.° Introduire un levier entre la partie postérieure des surfaces articulaires de ces deux os, et chercher à les écarter d'arrière en avant. On ne peut produire leur désunion à moins d'employer une très-grande force et sans détruire le ligament inter-articulaire situé obliquement entre l'astragale et le calcanéum. C'est pourquoi je préfère faire à l'astragale, avec la scie, deux coupes obliques; l'une depuis la partie postérieure de sa surface, qui s'articule avec la malléole interne, jusque vers l'extrémité antérieure de sa surface qui s'unit au péroné; la seconde, parallèle à la première et à environ quatre lignes au-devant d'elle. En opérant ainsi, on luxe d'abord sans difficulté la partie postérieure de l'astragale; la luxation de sa partie antérieure ne présente pas plus de difficulté après que l'on a incisé transversalement le ligament *scaphoïdo-astragalien*. On conserve de cette manière en place les ligamens *calcanéo-astragalien inter-osseux, calcanéo-scaphoïdien inférieur, calcanéo-scaphoïdien externe*, et on peut juger facilement de l'étendue relative des deux membranes synoviales séparées par le ligament inter-articulaire.

Il faut, après avoir étudié la disposition interne

de ces articulations, diviser en travers les ligamens *calcanéo-cuboïdiens* supérieur et inférieur,
et pousser le calcanéum en dedans. On découvre
ainsi les deux faces du ligament *calcanéo-sca-*
*phoïdien* externe et la synoviale calcanéo-cu-
boïdale.

Incisez ensuite en travers les ligamens *cunéo-*
*scaphoïdiens* supérieurs et inférieurs, pour parvenir à luxer le scaphoïde de dedans en dehors,
et pour découvrir les surfaces articulaires du
scaphoïde, articulé antérieurement avec les trois
cunéiformes, *uni* et *articulé* latéralement avec le
cuboïde, ainsi que la membrane synoviale commune à ces articulations, laquelle fournit en outre,
antérieurement, des prolongemens entre les os
cunéiformes.

Divisez les ligaméns *cunéo-cuboïdiens*, *cuboïdo-*
*métatarsiens*, et luxez le cuboïde en dehors ;
vous apercevrez son mode profond d'*union* et son
articulation avec le troisième cunéiforme, son
articulation *séparée* avec les deux derniers os du
métatarse et la synoviale qui s'enfonce entre les
surfaces articulaires latérales de ces deux os.
Coupez en travers les ligamens cunéo-métatarsiens supérieurs, luxez en bas et en même temps
les trois os cunéiformes réunis, pour reconnaître
la disposition des ligamens *cunéo-métatarsiens in-*
*férieurs;* celle de la membrane synoviale, qui appartient à l'articulation du premier os cunéiforme

et du premier os du métatarse; enfin, le trajet de la synoviale commune aux articulations des deux derniers os cunéiformes avec les 2.ᵉ et 3.ᵉ os du métatarse et qui se prolonge entre les surfaces latérales des trois premiers de ces os.

Il ne reste plus qu'à écarter les uns des autres les os cunéiformes et les os du métatarse, pour étudier la disposition de leurs surfaces articulaires réciproques et des ligamens inter-osseux qui contribuent à les unir.

## OBSERVATIONS

*Spécialement relatives à la préparation des articulations qui doivent faire le sujet de démonstrations publiques.*

L'élève qui dissèque des ligamens pour les étudier lui-même peut se borner, comme je l'ai indiqué, à enlever les parties molles qui les recouvrent, à couper au travers ces corps fibreux, quand il les a bien vus, pour découvrir ensuite la disposition intérieure des articulations. Il doit recommencer cette dissection, à des époques différentes, sur des sujets de différens âges, de différens sexes, à mesure qu'il peut se les procurer; et chaque fois il n'a rigoureusement besoin que d'une seule pièce pour chaque articulation.

On a conseillé de ruginer le périoste qui avoisine les insertions des ligamens. Cette méthode est plus désavantageuse qu'utile pour les commençans : ils doivent tout au plus l'adopter en préparant les articulations postérieures des côtes, les articulations postérieures de la colonne vertébrale et quelques articulations du bassin, parce qu'il faudrait employer trop de temps pour isoler les ligamens des muscles, en n'employant que le scalpel ou le bistouri. Les inconvéniens de cette méthode sont 1.° d'exposer celui qui dissèque à enlever les ligamens en même temps que le périoste; 2.° de le priver de la possibilité d'observer comment ces parties se comportent entre elles; 5.° de lui faire prendre des idées inexactes sur le lieu précis d'insertion des ligamens, quand il a emporté trop ou trop peu de périoste. On évite ces inconvéniens en laissant cette membrane appliquée sur les os et en renversant en sens opposés les deux extrémités du ligament coupé en travers, afin de voir le lieu où elles se fixent, l'étendue de leur insertion, leur mode d'union aux autres corps fibreux voisins.

- L'élève chargé de préparer les pièces qui doivent servir aux démonstrations publiques, sait ordinairement déjà assez bien l'anatomie, pour distinguer les limites extérieures des ligamens, et il peut, sans inconvénient, se servir de la rugine,

pourvu qu'il ait la précaution de couper, avant
de ruginer, toute l'épaisseur du périoste, immédiatement au-dessus et au-dessous des ligamens
qu'il veut conserver. Il est nécessaire qu'il réu-
nisse plusieurs pièces pour la même préparation:
1.° l'une de ces pièces, *prise sur un sujet adulte*,
présentera tous les ligamens extérieurs isolés le
plus exactement possible du périoste, des aponévroses, des tendons voisins, afin qu'on puisse distinguer *de loin* leur forme, leur volume, leur
étendue, leur direction, le lieu précis de leur insertion ;

2.° Sur l'articulation correspondante du même
sujet ou d'un sujet de même âge, et si faire se
peut, de même sexe, les ligamens extérieurs seront
coupés en travers, leurs extrémités renversées en
sens opposés, les tendons, les aponévroses, le périoste voisins seront conservés. On emploie cette
seconde pièce pour démontrer la capsule synoviale, les cartilages diartrodiaux, les fibro-cartilages et les ligamens inter-articulaires, les pelotons
cellulo-vasculaires que l'on a long-temps considérés comme des glandes synoviales, et enfin, les
rapports immédiats des ligamens, leur mode d'entrecroisement avec le périoste ;

3.° Si les circonstances le permettent, d'autres
pièces, récemment préparées ou conservées par
dessication ou dans des liquides convenables, ser-

viront à montrer les différences qui existent entre
les articulations de l'adulte, celles des enfans, celles
des vieillards;

4.° Lorsque l'on s'occupe des articulations du
bassin, il est nécessaire de les préparer sur deux
sujets adultes de sexe différent;

5.° Il est également utile d'avoir quelques pièces
injectées et desséchées pour faire voir le nombre
et le mode de distribution des vaisseaux dans les
ligamens, la capsule synoviale, les prétendues glandes synoviales;

6.° Enfin, quand on a pu se procurer des pièces
d'anatomie comparée, des articulations altérées
par quelques maladies, des articulations contre
nature, il faut les réunir aux autres parties que je
viens d'indiquer.

*Procédés à employer pour conserver les*
*Ligamens.*

Ces procédés se rapportent à deux méthodes,
suivant que l'on veut obtenir une dessication
parfaite de ces organes qui les prive totalement
de leur souplesse et altère toujours plus ou moins
leur forme; ou bien suivant que l'on se propose
de leur conserver la plupart des propriétés physiques dont ils jouissent dans leur état naturel.

La dessication est la seule méthode à laquelle on
puisse avoir recours, lorsqu'on prépare le squelette naturel complet d'un adulte. Pour réussir

dans cette préparation et pour l'exécuter sans inconvénient, il est important de choisir un sujet et
une saison convenables.

Les sujets très-maigres, légèrement infiltrés,
morts de phthisie ou d'une maladie chronique
quelconque, qui n'a point altéré la texture des os,
pendant la durée de laquelle l'hématose s'est successivement affaiblie, les sucs graisseux ont changé
de nature et ont été absorbés en grande partie,
sont les seuls sur lesquels on puisse obtenir des
ligamens et des os qui conservent leur blancheur,
sans avoir été soumis à une longue macération.

On peut, à la rigueur, préparer un squelette artificiel dans toutes les saisons, mais la dissection
est plus pénible en hiver, les parties se dégorgent
avec plus de lenteur; il faut d'ailleurs avoir recours à la chaleur artificielle pour faire sécher
les parties dégorgées. Dans l'été et dans l'automne,
il est au moins désagréable de disséquer plusieurs heures de suite, pendant cinq à six jours,
sur le même cadavre. Le printemps me paraît donc
la saison la plus favorable pour s'occuper de cette
préparation ainsi que de toutes celles que l'on
veut conserver, qui présentent un grand volume,
et dont la dissection ne peut être terminée dans
un ou deux jours au plus.

Le sujet choisi, enlevez d'abord les viscères
abdominaux et pectoraux en retirant ces derniers
par la cavité abdominale, après avoir fait une

arge incision au diaphragme et une seconde incision transversale, profonde, à la partie inférieure et
antérieure du cou ; videz ensuite le crane avec une
curette ou une petite spatule de bois, introduite
par une ouverture faite à la partie inférieure de l'occipital, par le moyen d'une couronne de trépan.
Si l'on n'a pas cet instrument on peut se servir,
pour pratiquer cette ouverture, d'un petit ciseau
et d'un maillet. Cette méthode est même préférable, parce que la pièce d'os que l'on enlève peut
être replacée quand l'opération est terminée.

Introduisez, par la même ouverture, jusqu'à
la partie inférieure du canal vertébral, une longue tige de fer flexible, détruisez la moëlle épinière, en la triturant en quelque sorte avec cet
instrument. Faites ensuite quelques injections avec
de l'eau de savon pour opérer la dissolution et
faciliter l'issue des portions de pulpe médullaire
que vous n'avez pu retirer avec la curette.

Procédez à la dissection des ligamens, en commençant par ceux de la tête, de la colonne vertébrale du bassin, de la partie postérieure des
côtes ; disséquez ensuite ceux des pieds, des mains ;
terminez par la préparation des grandes articulations des membres et de la partie antérieure de la
poitrine.

Je conseille de suivre cet ordre pour que les
parties spongieuses du squelette puissent macérer
un peu plus long-temps.

Il est important de ne découvrir les articulations qu'à mesure qu'on les prépare, afin que le contact de l'air n'altère point les parties sur lesquelles on ne dissèque pas.

Dès qu'une articulation est préparée, il faut la couvrir avec un linge blanc afin de prévenir le contact de la poussière qui se colle aux ligamens, et que la macération n'en détache qu'incomplétement.

Il faut enlever exactement le périoste avec la rugine sur toute l'étendue des os, laisser seulement cette membrane sur les cartilages des côtes et sur la partie osseuse voisine de ces os. Dans les intervalles des séances, placez le sujet dans un cuvier rempli d'eau très-propre, légèrement tiède, faites renouveler cette eau tous les jours. Quand on le tire de ce bain, on doit essuyer fortement les ligamens déjà préparés, avec un linge blanc et rude, que l'on promène fortement, sur eux, suivant la direction de leurs fibres.

Il est presque inutile de faire observer ici, qu'en préparant un squelette artificiel, on ne doit ouvrir aucune articulation; qu'il ne faut pas non plus scier les os de la poitrine ni ceux du bassin. Le temps pendant lequel le squelette doit macérer, pour que les ligamens se dégorgent, ne peut être indiqué avec précision. Il doit varier suivant la température de l'atmosphère et l'état du cadavre que l'on a employé. Six à huit jours suffisent pendant le printemps. Le dégorgement est terminé quand l'eau ne rougit plus, ne se couvre plus à sa surface de gouttelettes graisseuses; lors même qu'il ne serait pas encore achevé, il faudrait faire cesser la macération, si les ligamens commençaient à se réduire en filamens et à se séparer des os.

Avant de suspendre le squelete pour le faire déssécher, lavez-le exactement avec de l'eau à laquelle vous ajouterez environ un cinquième d'acide nitrique, afin de faire périr les larves des insectes qui pourraient avoir été déposées sur les ligamens. Cet acide, quoique très-étendu, a l'inconvénient de donner aux os et aux ligamens une légère teinte jaune; mais il a aussi l'avantage de conserver à ces derniers une certaine souplesse. Il est préférable aux dissolutions salines, dont les unes produisent un racornissement trop considérable, tandis que d'autres, en se cristallisant dans l'épaisseur des ligamens, les privent de leur transparence, rendent leur surface comme tuberculeuse; d'autres enfin, attirant l'humidité de l'air, s'opposent à la dessication des parties qui en sont imprégnées, font écailler le vernis qu'on applique sur elles (1).

On peut suppléer avantageusement l'eau forte

----

(1) Duméril, Essai sur les moyens de perfectionner et d'étendre l'art de l'Anatomie, Paris, an XI, 1803.

par l'acide muriatique oxigéné non concentré; il altère moins la texture des os et des ligamens que l'acide nitrique et il contribue à augmenter leur blancheur.

Cette précaution prise, essuyez avec soin la totalité du squelete, pratiquez à la partie la moins apparente des grandes capsules synoviales une petite ouverture par laquelle vous introduirez dans ces capsules du crin imprégné d'une dissolution alcoolique de camphre et de savon; placez tous les ligamens dans leur situation la plus naturelle et suspendez le sujet à l'ombre, dans une chambre où vous chercherez à établir un courant d'air; prenez d'ailleurs toutes les précautions convenables pour soustraire la pièce au contact des mouches et de la poussière.

En hiver et même dans les autres saisons, lorsque l'atmosphère est humide, accélérez la dessication par le secours du feu sans en approcher le squelete trop près. La température de la chambre ne doit point être élevée au-delà du 20.ᵉ dégré du thermomètre de Réaumur : une chaleur plus forte pourrait donner lieu au racornissement des ligamens.

Si pendant que la dessication se fait, quelques parties du squelete sont salies par la graisse qui en suinte, étendez sur elles une couche d'alumine délayée dans l'eau. Cette substance « en se » desséchant absorbe la graisse, elle s'enlève ou

» tombe ensuite d'elle-même par écailles sans gâter
» la pièce. Si la première couche n'a point tout
» enlevé, on en applique une seconde ; on nettoie
» ensuite avec des instrumens, ou l'on frotte avec
» une brosse roide (1) » et suivant la direction
des ligamens.

Lorsque la dessication est achevée, il faut retirer de la cavité des capsules synoviales le crin
que l'on y a introduit, appliquer sur les ligamens
une couche de liqueur préservative des insectes
telle que l'essence vestimentale de Dupleix, ou
une dissolution alcoolique du savon arsénical de
Becœur.

Ce préservatif, l'un des plus certains que l'on
puisse employer, contient plusieurs substances qui
éloignent les insectes par leur odeur, ou bien les
font périr promptement. Elles entrent dans la
composition de ce savon dans les proportions suivantes :

| | | |
|---|---|---|
| Oxide blanc d'arsénic . . . | 8 onces | o gros. |
| Potasse. . . . . . . | 5 | o |
| Chaux. . . . . . . | 1 | o |
| Savon . . . . . . | 8 | o |
| Camphre . . . . . . | 2 | 2 |

On fait avec le camphre et une petite quantité

---

(1) Dumeril, loc. cit.

d'alcool une espèce de pâte; on ajoute la potasse, l'arsénic, la chaux pulvérisés, puis le savon découpé par morceaux; on bat le tout avec un peu d'eau jusqu'à ce qu'il forme une pâte bien unie.

Nicolas a proposé une autre liqueur préservative contre les insectes et qu'il assure être très-efficace. Sa préparation et son usage étant accompagnés de moins d'inconvéniens que celle du savon de Becœur, j'ai cru devoir en indiquer ici la composition :

| | | |
|---|---|---|
| Savon blanc découpé en tranches minces . . . . . . . . | o liv. | 1 onc. |
| Camphre réduit en très-petits fragmens . . . . . . . . . | o | 2 |
| Coloquinte grossièrement pulvérisée . . . . . . . . . . | o | 2 |
| Alcool rectifié. . . . . . . | 2 | o |

Faites macérer pendant quatre à cinq jours dans une bouteille; agitez le mélange de temps en temps; filtrez à travers un papier gris, et conservez la liqueur dans une bouteille bien bouchée (1).

Lorsque la couche de liqueur préservative est desséchée, il ne reste plus qu'à vernir la totalité

_____

(1) Nicolas, Méthode de conserver et préparer les animaux de toutes les classes, Paris, an IX.

du squelete avec un mélange de blancs d'œufs et d'alcool affoibli, ou avec une dissolution de résine sandaraque dans l'alcool, à laquelle on peut ajouter en proportion égale de la gomme arabique dissoute dans de l'eau, un peu de sucre candi et un blanc d'œuf. Ce vernis est très-luisant et s'écaille moins facilement que la dissolution alcoolique pure de sandaraque.

Lorsque le squelete naturel que l'on a préparé est celui d'un embryon, ou bien quand on ne veut conserver qu'une seule articulation qui offre quelque altération pathologique, il est plus avantageux de conserver la pièce dans un liquide antiseptique que de la faire dessécher.

Il faut aussi dans ce cas commencer par la faire dégorger. On la place ensuite dans un bocal contenant une assez grande quantité d'alcool à vingt-deux degrés ou d'essence de thérébentine, pour qu'elle puisse en être couverte complétement. Il est nécessaire de fixer à la partie supérieure de cette pièce un fil qui traverse l'obturateur du bocal, pour qu'on puisse la maintenir dans une situation convenable. L'obturateur placé, on le lute exactement avec une pâte faite avec la colle de farine, la chaux et le blanc d'œufs, ou simplement avec de la cire jaune.

Lorsqu'on emploie l'alcool, il est avantageux d'y ajouter quelques gouttes d'acide muriatique oxigéné, pour conserver la blancheur des liga-

mens et des os, ou pour la leur rendre lorsqu'ils
l'ont perdue.

———

*Nota.* J'ai décrit les procédés relatifs à la dissection des ligamens, en supposant que l'élève
destine spécialement un sujet à leur étude, ou
qu'il s'en occupe sur celui qui a servi pour la
splanchnologie ou pour la phlébologie, quoique
j'aie recommandé de les disséquer immédiatement
après les muscles et sur le même cadavre. J'ai
pensé qu'il était convenable d'indiquer les procédés de cette manière, pour rendre leur description plus intelligible et leur exécution plus
sûre.

Je conviens que cette description est parfois
un peu longue; mais je crois qu'elle n'est pas trop
minutieuse pour les élèves qui, ne suivront pas
le conseil que j'ai donné, et qu'elle aura l'avantage de rappeler, à ceux qui l'auront suivi, l'idée
des rapports des muscles qu'ils auront enlevés en
les disséquant.

# DE LA DISSECTION DES MUSCLES.

L'ÉTUDE de la myologie doit suivre immédiatement celle de l'ostéologie : 1.º parce que les os
et les muscles sont des organes d'une même fonction ; 2.º parce que la dissection des muscles présente moins de difficulté que celle des vaisseaux,
des nerfs, des viscères.

Tous les cadavres ne sont pas également avantageux pour disséquer les muscles. Les meilleurs
sont ceux de sujets adultes, dont les muscles bien
prononcés ne sont point chargés d'une énorme
quantité de graisse.

La fibre musculaire a plus de consistance dans
l'homme que dans la femme ; malgré cela, lorsqu'on dissèque deux sujets pour étudier les muscles, il est convenable de les prendre de sexe différent. Les cadavres des individus qui sont morts
à la suite de blessures, d'inflammation aiguë de
quelque viscère, sont meilleurs, toutes choses égales d'ailleurs, que ceux des malades qui ont succombé à des fièvres de mauvaise nature, à des in-
flammations essentiellement gangreneuses. La fibre
musculaire, chez ces derniers, est molle, se déchire avec facilité, se putréfie en très-peu de temps.

J'ai quelquefois disséqué des sujets très-gras

et dont la graisse répandait une odeur particulière, légèrement acide, adhérant fortement aux
mains et aux vêtemens; ces sujets se conservaient
sans se putréfier pendant quinze à vingt jours.
J'ignore la cause de ce phénomène, je laisse aux
chimistes à l'expliquer. Les cadavres d'enfans sont
peu convenables pour l'étude de la myologie : leur
fibre musculaire est trop tendre, trop pâle, leur
muscles trop peu prononcés.

Les muscles se déchirent aussi avec facilité dans
les cadavres des vieillards; souvent ceux des
gouttières vertébrales et des jambes sont déco-
lorés et ont éprouvé une dégénérescence grais-
seuse dans une partie de leur étendue.

Certains sujets sont absolument impropres, en
tout ou en partie, pour la préparation des muscles; tels sont les cadavres des individus morts
d'asphyxie, d'apoplexie sanguine, d'érysipèle gangreneux du visage, pour la préparation des muscles de la face; ceux des suppliciés pour la dissection des différens muscles du cou; ceux des
malades qui ont succombé à des abcès gangreneux
urinaires ou stercoraux, lorsqu'il faut disséquer
les muscles antérieurs de l'abdomen, ceux du
bassin, du périné, etc., etc. Les sujets fortement
infiltrés doivent être absolument rejetés; on peut
à peine distinguer sur eux quelques muscles du
cou, de la poitrine, de l'avant-bras, de la main,
de la jambe, du pied.

Lorsque l'on ne peut disposer que d'un seul sujet pour étudier la myologie, il faut disséquer au moins six heures par jour, et lorsque le thermomètre n'est pas au-dessous de zéro, que l'atmosphère est en même temps humide, il est convenable de prendre quelques précautions pour retarder la putréfaction. Voici un des procédés que j'ai employés avec M. Rullier, prosecteur de la Faculté de Médecine, et qui nous a assez bien réussi pour nous permettre de travailler sans incommodité pendant un mois, et dans le milieu de l'été, sur le même sujet.

Cousez les paupières, le prépuce ou la vulve, remplissez les fosses nasales, la bouche avec de la filasse imprégnée d'essence de thérébentine, pour empêcher l'introduction des mouches dans les cavités qui s'ouvrent à l'extérieur; injectez ensuite le sujet avec cette essence seule, qu'il faut pousser avec force pour qu'elle pénètre dans les plus petits vaisseaux, qu'elle transude même par la peau. On peut même, avec avantage, étendre dans cette thérébentine deux à trois onces de vermillon porphyrisé avec soin. Cette matière colore les muscles, et probablement contribue encore à éloigner les insectes. Il faut laisser séjourner cette injection plusieurs heures dans les vaisseaux, après quoi on aspire avec la seringue celle qui ne s'en est point échappée par transudation et qui se trouve encore dans les gros troncs.

Il faut disséquer ensuite les muscles de la partie antérieure de l'abdomen, afin de pouvoir vider le sujet, et couvrir les parties mises à découvert avec de l'étoupe imprégnée d'essence de thérébentine pure. L'eau-de-vie camphrée, le vinaigre produisent, par leur mélange avec les exhalaisons qui se dégagent du cadavre, une odeur plus désagréable que celle du cadavre seule. Les solutions aqueuses de sel commun, de muriate sur-oxidé de mercure, d'alun du commerce pourraient être employées au même usage, mais moins avantageusement : elles transudent moins facilement à travers les parois des vaisseaux, elles pénètrent moins intimement le tissu des organes; en admettant qu'elles puissent s'opposer aussi efficacement au développement de la putréfaction que l'essence de thérébentine, elles ne peuvent masquer comme elle l'odeur des miasmes qui s'exhalent des parties dans lesquelles la fermentation putride s'est déjà établie.

Le sujet étant choisi, les précautions convenables pour le préserver de la putréfaction étant prises, il s'agit de déterminer quel ordre on suivra en disséquant les muscles; il en est deux entre lesquels on peut opter : l'un d'eux pourrait être nommé *ordre physiologique;* l'autre, *ordre anatomique* ou plutôt *topique.*

Si l'on se décide à disséquer les muscles suivant un ordre physiologique, on n'a point égard à leur situation ; mais on examine successivement tous ceux qui servent spécialement à une même fonction. Ainsi, par exemple, si on veut étudier tous les muscles qui servent à la digestion, on dissèque successivement ceux des lèvres, des joues, les muscles élévateurs et abaisseurs de la mâchoire inférieure, les muscles de la langue, du voile du palais, du pharynx, ceux des régions antérieure, latérales, et inférieure de l'abdomen, etc.

Cette manière d'étudier les muscles peut offrir quelques avantages sous le rapport de la physiologie ; quoiqu'on soit souvent obligé de classer le même muscle dans différens appareils parce qu'il sert à plusieurs fonctions. Les anatomistes modernes ont reconnu que cette méthode a de nombreux inconvéniens lorsqu'on veut l'appliquer à l'étude intuitive des muscles. Winslow les a indiqués sommairement dans son Traité sur l'Anatomie. La méthode que ce célèbre anatomiste a suivie, présente cependant une partie de ces mêmes inconvéniens, parce qu'il s'est encore trop rigoureusement astreint à distribuer les muscles d'après leurs usages.

Albinus a décrit ces organes dans l'ordre où ils se présentent, et en les rapportant à un certain nombre de régions. MM. Sabatier, Sœmmerring, Bichat, et surtout MM. Boyer et Portal, ont aussi adopté la même méthode. L'élève qui, en disséquant, suit cet ordre *topique*, en retire plusieurs

avantages incontestables : 1.º il peut disséquer
tous les muscles sur un même sujet; 2.º il les
distingue avec plus de facilité les uns des autres;
3.º il conserve leurs rapports réciproques et ceux
qu'ils ont avec d'autres organes voisins; 4.º il ne
s'expose point à prendre des idées fausses ou incomplètes sur leurs usages; 5.º enfin, il lui suffit
de se rappeler l'ordre qu'il a suivi en disséquant
ces muscles pour se rappeler leurs connexions
principales.

La distribution des muscles suivant un ordre
physiologique ne doit cependant pas pour cela
être absolument abandonnée. Je pense qu'il est
même utile de la conserver pour quelques-uns
de ces organes qui ne concourent point à produire les mouvemens du tronc, des membres et
qui servent *exclusivement* à une fonction autre que
la locomotion; tels sont, par exemple, les muscles
de l'œil, de l'oreille, du voile du palais, du pharynx, du larynx, des parties génitales. Ceux-là ne
devroient être disséqués qu'en même temps que
les autres parties qui concourent à former l'appareil de la même fonction; ou bien si on les veut
préparer en étudiant la myologie, il faut encore
en recommencer la préparation quand on s'occupe
de la splanchnologie.

Il est également avantageux, à mon avis, d'exposer la classification physiologique générale des
muscles dans les démonstrations publiques d'ana-

tomie, mais après avoir préalablement décrit ces
organes suivant l'ordre déterminé par leur situation. On a, en quelque sorte, commencé par faire
une analyse, on termine en opérant une synthèse
qui fournit l'occasion d'exposer, avec tous les détails convenables, les phénomènes qui résultent
des contractions de plusieurs muscles qui concourent absolument à produire le même effet, et de
démontrer ceux qui doivent résulter de l'action
simultanée de plusieurs muscles qui sont en partie congénères et en partie antagonistes ou entièrement antagonistes. M. Portal a jugé convenable
d'adopter cette méthode dans son Traité d'Anatomie médicale. Je suis l'exemple de ce savant médecin dans les leçons que je consacre à présenter
le résumé de la myologie ; et je pense qu'il seroit
utile que les élèves s'habituassent de bonne heure
à former, d'après leurs propres observations, des
tableaux de myologie dans lesquels chaque muscle
serait rapporté à autant de genres qu'il peut exister
de mouvemens qu'il concourt à produire, à mo-
dérer ou à empêcher.

Avant d'indiquer les procédés que l'on doit
suivre pour disséquer chaque muscle en particulier, je crois devoir exposer quelques préceptes
applicables à la dissection de tous.

1.º Mettez les fibres du muscle que vous voulez découvrir dans un état de tension modérée,
soit en donnant à la partie une situation conve-

nable, soit en allongeant ces mêmes fibres, en plaçant au-dessous du muscle un corps plus ou moins volumineux.

2.ᵉ Que le tranchant du bistouri ou du scalpel soit porté perpendiculairement dans l'épaisseur de la peau lorsqu'on entame pour la première fois cette membrane.

Si on coupe les tégumens en dédolant, il est ensuite difficile d'enlever exactement le tissu cellulaire sous-cutané. Il est d'ailleurs important de s'habituer de bonne heure, pour la pratique des opérations chirurgicales, à faire ces incisions perpendiculaires des tégumens.

3.° Que la direction de l'incision soit la même que celle des fibres du muscle que l'on veut mettre à découvert.

4.° La peau étant divisée, employez plutôt la main que les pinces pour la distendre, la soulever; en se servant de la main, on peut tendre la peau d'une manière plus uniforme et dans un espace plus considérable.

5.° Si vous desirez conserver les aponévroses d'enveloppe des membres ou du tronc, faites glisser obliquement le tranchant du bistouri sur elles.

6.° Si vous voulez mettre les muscles immédiatement à découvert, que le tranchant de l'instrument soit porté presque perpendiculairement sur la fibre charnue quand les muscles sont épais et chargés de graisse; mais il est nécessaire d'incliner plus ou moins la lame du scalpel lorsque les muscles sont minces, adhérens aux tégumens, peu chargés de graisse. Dans tous les cas l'instrument doit être mu parallèlement aux fibres musculaires.

7.° Lorsque vous enlevez les aponévroses d'enveloppe, commencez par les soulever dans la partie du membre où elles n'adhèrent point aux muscles. Leurs portions adhérentes, faisant partie intégrante de ces organes, ne doit point en être isolée.

Faut-il, lorsqu'on dissèque les muscles, ne conserver absolument que ces organes et enlever exactement le tissu cellulaire, les artères, les veines, les nerfs, les glandes qui sont dans leur voisinage ? Lorsqu'on prépare la myologie de cette manière, on peut faire en très-peu de temps des préparations assez belles; cependant, à mon avis, elles sont loin d'être bonnes. Je conviens que l'on peut très-bien distinguer sur ces pièces les différentes insertions des muscles, qu'on peut encore reconnaître leur direction générale, la direction de chacun de leurs faisceaux, les rapports *principaux* qu'ils ont entre eux; mais on se prive de l'avantage de faire servir utilement l'étude de la myologie à celle des autres partie de l'anatomie dont on doit s'occuper par la suite. Il ne suffit pas d'avoir vu une fois ou deux les artères, les nerfs, pour pouvoir se rappeler fidèlement leur situation, leurs rapports lorsqu'on a quitté depuis long-temps le scalpel. Si ces rapports très-importans à connaître ne se représentent quelquefois que d'une manière douteuse à la mémoire de celui qui vingt fois a bien disséqué les mêmes parties, comment fera, pour se le rappeler, celui qui ne les aura vus qu'une ou deux fois; il faut donc les conserver autant que possible quand on dissèque les muscles; de même qu'il ne faut point enlever ces derniers en préparant les artères, les nerfs, etc.

On a objecté qu'il est difficile à un élève qui commence l'étude de l'anatomie de conserver, en disséquant, *tous les rapports importans* des muscles : cette objection mérite à peine qu'on s'occupe de la réfuter; on voit généralement les élèves *bien dirigés*, faire au bout de cinq à six jours les préparations les plus exactes; ils emploient à la vérité, pour les faire, un temps un peu plus long que s'ils se contentaient d'isoler absolument les muscles des parties voisines; mais par cela même que la préparation leur a coûté un peu plus de peine, ils se rappellent bien plus sûrement la disposition des parties qu'ils ont disséquées.

Comment doit s'y prendre l'élève qui veut juger, par lui-même, des mouvemens que peut produire un muscle? Il peut parvenir à son but par des procédés différens : 1.° en faisant mouvoir les parties auxquelles le muscle s'insère; lorsque, dans quelques-uns des mouvemens qu'il imprime à ces parties, les fibres du muscle se plissent transversalement, il doit les considérer comme susceptibles de produire ce mouvement ou au moins d'y contribuer; 2.° en supposant *successivement* chacune des extrémités du muscle fixée à un point immobile, lorsque cela n'a pas lieu naturellement pour l'une d'elles, tandis que l'extrémité opposée entraîne vers la première la partie à laquelle elle s'attache.

Il ne faut point oublier que, lorsque les muscles changent de direction en passant sur une éminence osseuse, en traversant une gouttière ou en passant sur une poulie, le lieu où cette réflexion s'opère, est celui auquel le muscle est censé prendre son point d'insertion fixe pour déterminer la direction du mouvement;

Que les muscles larges s'attachant à des parties mobiles par toute leur circonférence, tendent à rapprocher de leur centre toutes ces parties;

Que les fibres courbées d'un muscle tendent à devenir droites en se contractant;

Que les fibres des sphyncters font seules exception à cette règle générale; car elles forment en se contractant des courbes concentriques d'autant plus rapprochées du centre du muscle que sa contraction est plus forte.

Lorsqu'on a reconnu les usages d'un muscle, on peut le laisser en place, s'il n'en recouvre pas d'autre; on doit le faire lorsqu'il en recouvre d'autres que l'on ne veut point disséquer de suite.

En détachant un muscle après l'avoir divisé,

6

tantôt vers son milieu, tantôt près de l'une de ses extrémités, comme je l'indiquerai à mesure que l'occasion s'en présentera, le scalpel ne doit plus être dirigé parallèlement à ses fibres, mais suivant la direction de celles du muscle que l'on veut mettre à découvert.

*De la dissection des Muscles qui occupent les régions antérieure et latérales de l'Abdomen.*

Ces muscles doivent être disséqués avant aucun autre, parce que le voisinage du canal intestinal les fait putréfier promptement, et qu'il importe, pour la conservation du reste du sujet, d'enlever les intestins le plutôt possible. Si l'on attend pour disséquer les muscles abdominaux que l'on ait vu ceux des régions supérieures du tronc, on trouve les premiers presqu'entièrement désorganisés par la putréfaction; leur dissection présente alors beaucoup de difficultés; pendant qu'on s'en occupe, les gaz fétides qui se dégagent de l'abdomen incommodent fortement celui qui dissèque; forcé par l'altération des parties, par l'odeur infecte qu'elles répandent, de faire à la hâte et imcomplétement sa préparation, il ne peut reconnaître ou examiner soigneusement un grand nombre de particularités importantes qu'elles présentent.

Il n'est pas très-aisé de préparer, sur le même côté du sujet, tous les muscles abdominaux, de manière à ce qu'on puisse embrasser d'un seul coup d'œil la série assez nombreuse des rapports de leurs portions charnues et aponévrotiques. Cependant il faut tâcher de le faire, et pour y parvenir, il ne faut point enlever ces muscles à mesure qu'on les étudie, mais renverser en sens opposé leurs parties supérieure et inférieure.

Il est encore plus difficile de mettre à découvert en arrière leurs aponévroses, sans altérer une partie des muscles de la région des lombes. J'exposerai les procédés les plus avantageux à suivre pour voir ces aponévroses, en ménageant, autant que possible, les parties qui sont situées dans leur voisinage.

### De l'Oblique externe de l'Abdomen.

*Synonymes.* Obliquus descendens : *Vésale, Columbus, Riolan, Cowper,* etc. = Obliquus externus, oblique externe : *Albinus, Winslow, Sabatier, Sœmerring, Boyer, Portal,* etc. = Grand oblique abdominal : *Gavard, Bichat* = Costo-abdominal : *Chaussier.* = Ilio-pubi-costo-abdominal : *Dumas.*

*Limites du muscle.* En avant, la ligne blanche; en arrière, une ligne prolongée obliquement du cartilage de la dernière côte au point de réunion des deux tiers postérieurs de la crête de l'os ilion avec son tiers antérieur; supérieurement, une ligne courbe dirigée en bas et en arrière du cartilage de la 5.ᵉ on de la 6.ᵉ côte vers le tiers antérieur de la portion osseuse de la 9.ᵉ et se portant ensuite en bas et en avant vers l'extrémité libre du cartilage de la 12.ᵉ; inférieurement, la partie antérieure de la crête de l'os coxal, plus en dedans le pli le l'aîne.

*Dissection*. Pour mettre facilement ce muscle à découvert, il faut : 1.° étendre modérément les parois de l'abdomen, si elles ne sont pas naturellement distendues, en plaçant sous le dos du sujet un billot de bois ou une pierre de huit à dix pouces d'épaisseur; 2.° pratiquer aux tégumens, sur le trajet de la ligne médiane, une incision depuis la partie moyenne du sternum jusqu'à la partie supérieure de la symphyse des os pubis; 3.° porter le scalpel, avec précaution, dans le fond de cette incision pour diviser le tissu cellulaire sous-cutané jusqu'à l'aponévrose médiane des muscles abdominaux; 4.° faire une seconde incision dirigée obliquement de l'ombilic, vers la partie antérieure et inférieure de la portion osseuse de la 8.ᵉ côte (5.ᵉ *en comptant de bas en haut*); 5.° saisir avec l'une des mains le lambeau inférieur des tégumens près de son extrémité supérieure et le tirer en arrière et en dehors, tandis que l'on porte le tranchant du scalpel perpendiculairement à l'épaisseur du muscle, et qu'on le fait mouvoir parallèlement à ses fibres charnues, pour les isoler d'une couche de tissu cellulaire lamelleux qui y adhère fortement. Ce tissu cellulaire est facile à distinguer par sa couleur terne de l'aponévrose du muscle qui est d'un blanc perlé brillant. Immédiatement après que l'on a disséqué une des dentelures inférieures du grand oblique jusqu'à son insertion supérieure, et qu'on l'a séparée avec soin des dentelures correspondantes du grand dentelé ou du grand dorsal, il faut mettre à découvert la portion de l'aponévrose à laquelle les fibres charnues de cette dentelure vont se rendre inférieurement, et enlever pour cela les tégumens jusqu'au niveau des lignes qui forment les limites antérieures, inférieures et postérieures du muscle. Lorsque l'on dissèque la partie inférieure et interne de son aponévrose, il faut laisser en place le cordon des vaisseaux spermatiques ou le ligament rond, et ne point enlever, sans en avoir examiné la disposition, une espèce de canal fibro-celluleux qui naît du contour de l'anneau et se prolonge sur le cordon.

Découvrez ensuite la partie supérieure du muscle, en détachant de dehors en dedans lesecond lambeau des tégumens, et en faisant agir successivement le scalpel suivant la direction desfibres charnues des dentelures et suivant celle de l'aponévrose qui termine la partie supérieure et interne du grand oblique et va se réunir à celles du muscle grand pectoral (1).

(1) Le muscle grand oblique ainsi que les autres muscles de l'abdomen, présentent plusieurs particularités dans leur structure et dans leurs rapports, qu'il est important de con-

## De l'Oblique interne de l'Abdomen.

*Synonymes.* Obliquus ascendens : *Vésale, Columbus, Riolan, Cowper,* etc. = Obliquus internus, oblique interne : *Albinus, Winslow, Sabatier, Sœmerring, Boyer, Portal,* etc. = Petit oblique abdominal : *Gavard, Bichat.* = Ilio-abdominal, *Chaussier.* = Ilio-lumbo-costi-abdominal, *Dumas.*

*Limites de l'oblique interne.* En avant, la ligne blanche ; en arrière, les apophyses épineuses des deux dernières vertèbres lombaires, la partie supérieure de la crête médiane du sacrum ; en haut, une ligne prolongée de l'apophyse épineuse de la quatrième vertèbre lombaire vers le cartilage de la dernière côte, se dirigeant ensuite obliquement en haut et en dedans, le long des cartilages des six côtes suivantes jusqu'à l'appendice abdominale du sternum ; en bas la crête de l'os ilion et le pli de l'aîne.

---

naître avec exactitude, pour acquérir ensuite des notions exactes sur les hernies. Ce serait m'éloigner du but que je me suis proposé, en publiant cet essai sur les préparations anatomiques, que d'indiquer les conséquences que les pathologistes peuvent déduire de ces dispositions. Je me borne donc à conseiller aux élèves de consulter, à cet égard, le bel ouvrage que Scarpa vient de publier sur les hernies : *Sull'Ernie memori anatomico-chirurgice de Antonio Scarpa,* etc., Milan, de l'imprimerie royale, 1809, ou la traduction littérale de ce traité, insérée dans le tome XXVI et suivans de la *Bibliothèque médicale.*

*Structure.* Charnu à sa partie moyenne; ses fibres supérieures sont obliques en bas et en arrière, les inférieures sont presque horizontales; en avant et en arrière il est formé par de larges aponévroses.

*Dissection.* On achève de voir les rapports du muscle oblique externe en mettant à découvert l'interne, ce qui peut s'exécuter assez facilement : incisez de haut en bas l'aponévrose du premier jusqu'à environ deux pouces en dehors de l'anneau inguinal ou sus-pubien, sans comprendre cependant dans cette incision, la partie renforcée de cette aponévrose à laquelle on a donné le nom d'arcade fémorale. Il est prudent, pour ne pas couper en même temps les aponévroses subjacentes, de pratiquer à celle du muscle grand oblique une petite ouverture en la soulevant avec les pinces. On y introduit un doigt qui sert de conducteur au scalpel avec lequel on achève de la diviser comme je viens de l'indiquer; 2.° renversez de dehors en dedans le lambeau interne de l'aponévrose jusqu'au niveau de la ligne où elle devient adhérente à celle du petit oblique et ne l'enlevez pas; 3.° coupez perpendiculairement à leur longueur les fibres charnues du grand oblique, détachez en sens opposé, jusqu'à leurs attaches, les deux lambeaux qu'elles forment en suivant la direction des fibres charnues du petit oblique et en enlevant soigneusement le tissu cellulaire qui les recouvre. Conservez inférieurement les fibres charnues de l'origine *principale* du muscle (1) crémaster; observez avec soin comment les fibres charnues du trans-verse se comportent à l'égard du cordon des vaisseaux spermatiques, et le rapport de son aponévrose avec l'anneau inguinal (2).

Pour mettre à découvert l'aponévrose postérieure du petit oblique, il faut placer le cadavre sur le côté opposé à celui sur lequel on exécute la préparation ; enlever les tégumens et le tissu cellulaire sous-cutané qui recouvrent la partie inférieure du muscle grand dorsal; renverser, d'avant en arrière le bord antérieur de ce muscle jusqu'à ce qu'on soit parvenu à la ligne de réunion de son aponévrose avec celle du petit-oblique continue par son bord supérieur avec celle du petit dentelé postérieur et inférieur, et qui se fixe en arrière aux apophyses épineuses des dernières vertèbres lombaires, à la partie moyenne supérieure du sacrum, conjointement avec l'aponévrose du grand dorsal.

### *Du Transverse de l'Abdomen.*

*Synonymes.* Transversus abdominis : *Vésale, Riolan, Albinus.* = Transversalis : *Columb, Cowper, Morgagni.* = Le transverse : *Winslow,* etc. =

---

(1) Scarpa, loc. cit.

(2) Scarpa, loc. cit.—Bichat, Anat. descript.

Lombo-abdominal : *Chaussier.* = Lumbo-ili-abdominal : *Dumas.*

*Limites.* En avant, la ligne blanche ; en arrière, les apophyses épineuses et transverses des quatre dernières vertébres lombaires ; en haut, le bord inférieur de la dernière côte et la partie interne et inférieure des cartilages des six côtes suivantes ; en bas, la crête de l'os des îles et le pli de l'aîne.

*Structure.* Charnu à sa partie moyenne ; fibres charnues horizontales ; terminé en avant et en arrière par de larges aponévroses.

*Dissection.* La préparation du muscle oblique interne s'achève en commençant celle du muscle transverse.

Le cadavre couché sur le côté et soulevé par un billot de bois placé entre l'os ilion et les côtes, incisez longitudinalement l'aponévrose antérieure de l'oblique interne, un peu au-devant des fibres charnues ; renversez cette aponévrose vers le muscle droit jusqu'à sa ligne de réunion à celle du muscle transverse ; faites une incision horizontale aux fibres charnues du petit-oblique à une égale distance de l'os des îles et de la dernière côte ; renversez l'un des lambeaux du côté de la poitrine, l'autre sur le bassin ; enlevez avec eux le tissu cellulaire qui les unit au muscle transverse.

Le corps charnu de ce muscle étant mis à découvert, faites à l'aponévrose qui couvre les muscles des lombes une première incision étendue de l'apophyse épineuse de la deuxième vertèbre lombaire à la partie supérieure et moyenne du sacrum, et ensuite deux autres incisions horizontales, de trois pouces environ de longueur, venant se réunir à angle droit aux extrémités de la première; disséquez ce lambeau aponévrotique d'arrière en avant jusqu'au bord externe des muscles qui occupent les gouttières vertébrales. Ce lambeau est formé par les aponévroses postérieures réunies des muscles grand dorsal, oblique interne, par une partie de celle du dentelé postérieur et inférieur, par le feuillet superficiel de celle du transverse. Du côté des apophyses épineuses, il est impossible de séparer les unes des autres ces différentes aponévroses; mais on parvient à les isoler d'autant plus facilement, qu'on se rapproche davantage de la partie charnue des muscles abdominaux. La disposition de cette couche aponévrotique reconnue, soulevez d'avant en arrière la partie inférieure de la masse commune au sacro-lombaire et au long dorsal, et vous distinguerez le feuillet moyen de l'aponévrose postérieure du transverse qui sépare ces muscles du carré des lombes. Il ne faut chercher à découvrir le feuillet antérieur de cette aponévrose, qui couvre la partie antérieure du muscle carré, que lorsque l'abdomen a été ouvert et vidé.

## De la Ligne blanche.

Candidior abdominis linea: *Vésale* = Linea alba,

*Fallope*, *Albinus*, etc. Ligne blanche de la plupart des anatomistes français. = Ligne médiane de l'abdomen : *Chaussier*.

*Et de la Gaîne aponévrotique du Muscle droit =*
*Vagina musculi recti.*

Ces deux parties doivent être préparées en même temps et immédiatement après que l'on a disséqué les parties latérales et postérieures des muscles larges de l'abdomen. Elles sont l'une et l'autre formées par les aponévroses antérieures de ces muscles.

Celles de l'oblique externe et de l'oblique interne ayant été séparées l'une de l'autre jusque près du bord externe du muscle droit, et renversées sur ce muscle, comme je l'ai indiqué précédemment, l'aponévrose du transverse conserve seule sa situation et sa continuité.

Pour reconnaître comment ces aponévroses se comportent pour embrasser le muscle droit et pour former la ligne blanche en se réunissant au-delà de son bord interne, le procédé le plus avantageux est, je crois, celui-ci : faites aux aponévroses abdominales une incision légèrement oblique en bas et en dedans, depuis la partie latérale supérieure de l'appendice abdominale du sternum jusqu'à la symphyse des os pubis. Cette incision se trouvera parallèle au bord interne du muscle droit, sur le plus grand nombre des sujets. Le bord interne du muscle mis à découvert, séparez d'avant en arrière de sa partie antérieure et jusqu'à son bord externe l'aponévrose qui le recouvre. Il faut exécuter cette partie de la préparation avec précaution, pour ne pas couper l'aponévrose au niveau des intersections aponévrotiques du muscle droit (*lineœ transversales, inscriptiones, intersectiones tendineœ, tendines transversi*), auxquelles elle adhère fortement, et faire agir le scalpel dans la direction des fibres du muscle pour ne pas les couper en travers. Quand le feuillet antérieur de la gaîne a été complétement renversé en dehors, il n'est pas très-difficile de s'assurer que toute l'aponévrose de l'oblique externe contribue à le former; que celle de l'oblique interne est divisée dans ses trois quarts supérieurs en deux feuillets, dont l'un passe devant le muscle droit et l'autre derrière; que le quart inférieur de cette aponévrose passe entièrement au-devant de lui; enfin, que les trois quarts supérieurs de l'aponévrose du transverse correspondent à la partie postérieure du même muscle et le quart inférieur à sa partie antérieure.

On juge, par l'écartement qui existe entre les bords correspondans des muscles droits, depuis leur partie supérieure jusqu'à leur partie inférieure, de la largeur que la ligne blanche présente dans ses différens points. Si on l'incise longitudinalement à sa partie moyenne, l'ombilic se trouve divisé en deux parties égales, et l'on peut distin-

juer avec facilité la direction des fibres qui concourent à former cet anneau, souvent très-dilaté
sur des sujets adultes surchargés de graisse ou morts
l'hydropisie.

### Du Pyramidal.

*Synonymes.* Superius principium recti abdominis : *Vésale.* = Musculus totus carnosus : *Fallope.*
Carneum operculum : *Arantius.* = Pyramidalis:
*Riolan, Cowper, Albinus*, etc. = Pyramidal de la
plupart des anatomistes français. Pubio-sous-om-
bilical: *Chaussier.* = Pubio-ombilical: *Dumas.*

*Limites.* En bas, le pubis et les ligamens qui
unissent l'un de ces os à celui du côté opposé; en
haut, la partie de la ligne blanche située au-dessous de l'ombilic. Ce muscle manque assez fréquemment; d'autres fois on en trouve deux d'un
côté, et même deux de chaque côté (1).

*Dissection.* On met ce muscle à découvert en
renversant en dehors, comme je viens de l'indiquer, le feuillet antérieur de la gaîne du muscle
droit derrière la partie inférieure duquel il est situé.

### Du Droit abdominal.

*Synonymes.* Rectus: *Vésale.* = Rectus abdominis : *Albinus, Sœmerring*, etc. = Le droit : *Winslow*, etc. = Droit abdominal : *Bichat.* = Sterno-

---

(1) Rhuisch, Thes. Anat. IIII, n.° 83. — Sabatier, Traité
d'Anatomie, tome I.er, page 265.

pubien : *Chaussier.* = Pubio - sternal : *Dumas.* =
Costo-pubien : *Portal* (1). ·

*Limites.* En haut, les cartilages de la 7.ᵉ, de la
6.ᵉ de la 5.ᵉ côte, la portion osseuse voisine de
cette dernière; en bas, la symphyse du pubis et
l'os pubis; en dedans, la ligne blanche.

*Dissection.* Pour découvrir complétement le
muscle droit, il faut, non-seulement renverser en
dehors l'aponévrose épaisse qui le recouvre, depuis l'appendice xyphoïde jusqu'au pubis, mais
encore enlever avec précaution la partie supérieure de l'aponévrose du muscle grand oblique
qui couvre sa portion thoracique; il est même nécessaire de soulever la partie inférieure du muscle
grand pectoral pour suivre jusqu'à son insertion
à la 5.ᵉ côte, la portion mince et large qui termine
le droit abdominal en haut et en dehors.

Ce muscle ainsi que le précédent est sujet à présenter plusieurs variétés qui peuvent embarrasser
les élèves qui les rencontrent, et qui ne sont pas
prévenus de la possibilité de leur existence; ainsi,
lorsque les cartilages de la huitième côte se rendent
immédiatement au sternum, l'extrémité supérieure
du muscle droit se fixe quelquefois en partie à
cette côte. Chez d'autres sujets un petit faisceau
du muscle droit remonte jusqu'à la quatrième.
Lorsque le pyramidal n'existe pas, la partie char-

(1) Anatom. médic. tome II, page 152.

nue inférieure du muscle droit présente plus d'épaisseur. On a vu assez souvent le droit continu avec un muscle qui prenait son origine par un tendon grêle ou une aponévrose mince au niveau des cartilages des dernières côtes vertébro-sternales, ou qui naissait de l'aponévrose du muscle grand oblique et se portait de là tantôt vers les cartilages des côtes supérieures, d'autres fois vers le sternum, ou même jusqu'à la clavicule ; et dans ce cas ce faisceau semblait être une continuation du sterno-mastoïdien (1).

Lorsque l'on a étudié le muscle droit en position, il faut le couper en travers vers le milieu de sa longueur et renverser le bout inférieur sur le pubis. « Par ce moyen on voit sans aucun obstacle, et dans la situation qui leur est naturelle, les parties qui sont placées derrière la partie inférieure de ce muscle, telles que les artères et les veines épigastriques, l'ouraque, le tissu cellulaire qui revêt la partie inférieure du péritoine, la vessie, etc. (2)» Le bout supérieur ayant été totalement détaché de bas en haut, on découvre tout le feuillet postérieur de la gaîne aponévrotique du muscle.

Je n'indique pas dans ce chapitre la prépara-

(1) Consultez, pour trouver des détails plus étendus à ce sujet, Albinus, Hist. muscul. — Sabatier, Portal, loc. cit. — Sœmerring, de Corp. hum. fabr.

(2) Sabatier, loc. cit.

tion du muscle *crémaster* et de sa gaîne *fibro-celluleuse,* parce que ce muscle appartenant spécialement à l'appareil des organes génitaux ne doit être étudié qu'en même temps qu'eux.

*De la manière d'enlever les Viscères abdominaux et les Muscles dont la préparation vient d'être indiquée.*

Lorsque ces muscles ont été étudiés, il faut les couper en haut près de leur insertion aux côtes, en bas près de l'os innominé, en arrière à la réunion de leurs corps charnus avec leurs aponévroses, afin de pouvoir les séparer complétement du sujet.

Il est important, lorsqu'on enlève le muscle transverse et le feuillet postérieur de la gaîne du muscle droit, d'observer le mode d'union de ces parties au péritoine, ainsi que les rapports médiats de la partie supérieure du muscle droit avec la veine ombilicale, le foie, la vésicule biliaire, etc. Avant d'enlever les viscères abdominaux, il faut encore observer leurs rapports avec la partie inférieure du diaphragme, après quoi on les extrait de l'abdomen avec précaution pour ne pas altérer les muscles profonds de cette région et ne pas occasionner d'épanchement des matières contenues dans l'estomac et dans les intestins.

Pour exécuter promptement et proprement cette opération, faites à la partie supérieure du rectum,

au niveau de la base du sacrum, ainsi qu'à la partie inférieure de l'œsophage deux ligatures à un
pouce de distance l'une de l'autre; coupez cet intestin et l'œsophage entre les deux ligatures; incisez en travers la partie de l'épiploon située entre
l'estomac et le foie ainsi que les vaisseaux qui
vont se rendre dans sa scissure; renversez l'intestin grêle dans le flanc droit; divisez le péritoine
au côté externe de la rate, de la portion gauche
du colon, le long du bord concave de sa portion
transverse; entraînez de gauche à droite cet intestin et le péritoine jusqu'au côté gauche de la colonne vertébrale; coupez alors les artères et le
tissu cellulaire qui fixent la base du mésentère à
la partie antérieure de cette colonne, et continuez
ensuite de tirer vers le flanc droit toute la masse
intestinale, l'estomac, la rate, jusqu'à ce que ces
parties soient complétement séparées du sujet.

Le foie, le pancréas, les reins, les capsules sur-
rénales, conservent encore leur situation naturelle; il faut les enlever successivement en observant quels sont leurs rapports avec les parties profondes de l'abdomen.

Pour séparer le foie du diaphragme, sans déchirer ce muscle, 1.º il faut d'abord couper le repli
triangulaire du péritoine, situé entre sa face abdominale et le lobe gauche de ce viscère; 2.º pro-
longer l'incision du péritoine au-devant de la ligne
où commence l'adhérence du foie au diaphragme

jusqu'au ligament triangulaire droit; 3.° introduire lentement la main entre ces deux parties pour ramener le foie en bas et en avant sans exercer de tractions violentes. On rompt de cette manière les veines sus-hépatiques, et on laisse en place la veine cave inférieure.

Il faut alors presser la partie antérieure de la poitrine pour faire écouler dans l'abdomen le sang contenu dans l'oreillette droite du cœur, enlever ce sang avec une éponge et procéder à la préparation des muscles.

## Du Diaphragme.

*Synonymes.* Septum transversum : *Vésale, Columbus, Arantius.* = Diaphragma : *Riolan, Albinus.* = Le diaphragme, de la plupart des anatomistes français.

*Limites.* En avant, la partie postérieure et inférieure du sternum; en arrière, les trois premières vertèbres lombaires; à droite et à gauche, les cartilages des six dernières côtes et une aponévrose étendue de la base de l'apophyse transverse de la première vertèbre lombaire au sommet de la dernière côte.

*Dissection.* Pour disséquer facilement le diaphragme, placez sous la partie inférieure du dos un billot de bois volumineux, ou couchez le sujet en travers sur la table; saisissez, avec les pinces ou la main, le péritoine près de l'appendice xyphoïde du sternum, et disséquez-le parallèlement aux fibres charnues dans toute l'étendue du muscle. Il faut également détacher cette membrane, avec le scalpel, de l'aponévrose centrale à laquelle elle adhère assez fortement.

Pour découvrir l'arcade aponévrotique du diaphragme qui embrasse l'extrémité supérieure du muscle psoas, faites glisser le manche du scalpel sur la face antérieure de ce muscle jusque dans la poitrine. Vous verrez aussi facilement sa seconde arcade aponévrotique qui est continue avec le feuillet antérieur de l'aponévrose du transverse, en faisant une incision à ces aponévroses sur toute l'étendue de la ligne de leur réunion, c'est-à-dire depuis l'apophyse transverse de la première vertèbre lombaire, jusqu'au sommet de la dernière côte.

En préparant les piliers du muscle, il faut mettre bien à découvert les deux plans de fibres obliques qui passent de l'un à l'autre. Il faut aussi inciser le contour de ses différentes ouvertures, afin de s'assurer si elles sont environnées de fibres aponévrotiques ou charnues, et de reconnaître le mode d'union de ces fibres aux parties qu'elles entourent.

La face supérieure du diaphragme doit être étudiée avec autant de soin que sa surface inférieure; on ne doit la mettre à découvert que lorsqu'on ouvre la poitrine, comme je l'indiquerai par la suite, pour étudier les muscles inter-costaux in-

ternes, les sous-costaux, le triangulaire du sternum. Quand on l'a étudiée, il faut détacher de haut
en bas les piliers du muscle pour voir leurs dentelures ou digitations.

### Du petit Psoas (*Winslow*).

*Synonymes.* Psoas parvus : *Eustach*, *Riolan*,
*Cowper*, *Albin* ═ Psoas minor : *Sœmerring.* ═
Prélombo-pubien : *Chaussier.* ═ Pré-lumbo-pu-
bien : *Dumas.*

*Limites.* Supérieurement, le corps de la dernière vertèbre du dos ; inférieurement, l'éminence
ilio-pectiné ; en arrière, le grand psoas.

Ce muscle manque fréquemment ; Winslow l'a
trouvé double.

*Dissection.* Pour découvrir le muscle dans toute
son étendue, il suffit de renverser en dedans ou
d'enlever le rein et ses vaisseaux, et d'emporter
ensuite le tissu cellulaire graisseux qui couvre sa
face antérieure.

### Du grand Psoas.

*Synonymes.* Femur moventium sextus : *Vésal.*
═ Quintus femoris : *Columbus.* ═ Lumbaris sive
psoas : *Riolan.* ═ Lumbalis musculus : *Spigel. Barthol.* ═ Psoas magnus seu lumbalis : *Cowper.* ═
Psoas magnus, *Dougl. Morgagn. Albin.* ═ Psoas
major : *Sœmerring.* ═ Le psoas ou lombaire interne : *Winslow.* ═ Prelombo-trochantinien :
*Chaussier.* ═ Pré-lumbo-trochantin : *Dumas.*

*Limites.* Supérieurement, le corps de la dernière vertèbre du dos; inférieurement, le petit trochanter ( *Trochantin, Chaussier* ).

*Dissection.* On ne peut découvrir ce muscle dans toute son étendue, sans altérer ceux de la cuisse, entre lesquels sa partie inférieure se trouve placée. C'est pourquoi il ne faut le disséquer, quand on vient de vider l'abdomen, que jusqu'au niveau du pubis, et ne découvrir sa partie inférieure que lorsque l'on veut étudier les muscles des membres abdominaux.

Le tissu cellulaire graisseux sous péritonéal qui couvre la partie antérieure, supérieure et externe de ce muscle, est facile à enlever. Conservez, au-devant de sa portion pelvienne, l'uretère et les vaisseaux iliaques externes.

La partie superficielle du psoas ayant été étudiée, coupez-le en travers au niveau de la symphyse sacro-iliaque et renversez en sens opposé ses deux extrémités, pour reconnaître la disposition et les rapports de ses régions profondes.

## Du Carré des Lombes.

*Synonymes.* Nonus et decimus dorsum moventium : *Vésal.* ═ Primus dorsi musculus: *Columb.* ═ Sexti paris dorsi : *Fallop.* ═ Quadratus: *Riol.* Paris lumborum quadrati : *Spigel.* ═ Quadratus lumborum : *Eustach., Cowp., Albin.* ═ Flectens par lumborum quadratus dorsi : *Casser.* ═ Le carré des lombes ou lombaire externe, *Winslow.* = Ilio - costal : *Chaussier.* = Ilio-lumbi-costal : *Dumas.*

*Limites.* En haut, le tiers ou la moitié postérieure du bord inférieur de la dernière côte ; chez quelques individus, le bord inférieur de la onzième ; en bas, la partie postérieure de la crête de l'os des îles et le ligament ilio-lombaire.

*Dissection.* Détachez la portion lombaire des muscles psoas de bas en haut. Disséquez de dedans en dehors et de haut en bas, le feuillet antérieur de l'aponévrose postérieure du muscle transverse jusqu'au bord externe du carré, et conservez autant que possible les troncs nerveux qui passent au-devant de lui.

Détachez ensuite ce muscle de dehors en dedans, après l'avoir coupé près de ses insertions supérieure et inférieure, afin de mettre à découvert les parties avec lesquelles sa face postérieure se trouve en rapport.

## De l'Iliaque.

*Synonymes.* Septimus femur moventium : *Vésal.* = Sextus femoris : *Columb.* = Iliacus : *Riol.* Iliacus internus : *Spigel, Cowp., Albin., Sœmerring.* = L'iliaque : *Winsl.*, etc. = Iliaco- trochantinien : *Chaussier.* = Iliaco -trochantin : *Dumas.*

*Limites.* En haut, la crête de l'os des îles ; en bas, le petit trochanter.

*Dissection.* Enlevez le tissu cellulaire graisseux qui couvre la partie antérieure et supérieure de ce muscle en ménageant les gros nerfs qui passent au-devant lui ; coupez son corps charnu au-dessus de l'éminence ilio-pectiné, renversez en haut et en dehors le bout supérieur du muscle, dont vous étudierez plus tard la partie inférieure réunie au psoas et située dans la cuisse.

*Observation.* Lorsque plusieurs élèves dissèquent le même sujet et qu'ils se proposent de le partager en moitié supérieure et inférieure, il faut, après qu'ils ont étudié en commun les muscles de l'abdomen, qu'ils préparent de la même manière ceux des régions postérieures du tronc ; car s'ils séparent le bassin de la colonne vertébrale, avant d'avoir disséqué ces derniers, ils ne peuvent plus les voir qu'incomplétement.

Si au contraire chacun des élèves veut voir tous les muscles sur le même cadavre, le meilleur ordre à suivre en les préparant, est celui qui est déterminé par leur situation, et dont je me suis écarté dans le commencement de cet article pour des raisons que j'ai indiquées, mais que dorénavant je suivrai avec exactitude.

## Du Muscle Occipito-frontal.

*Synonymes.* Occipito-frontalis : *Douglas.* — Occipito-frontal : *Boyer,* *avard, Chaussier, Dumas.*

=Epicranius : *Albinus.*=Muscle épicrane : *Portal* (1).

Ses fibres charnues postérieures ont été nommées occipitii musculi par *Fallop.*=Musculi occipitales par *Riolan*, *Cowper*, *Santorini.*=Muscles occipitaux par *Winslow*, *Sœmerring*, *Bichat.*

Les fibres charnues antérieures ont été appelées musculosa frontis cutem movens substantia par *Vésal.*=Musculus frontis par *Fallop.*, *Morgagni.*=Musculi frontales par *Riolan*, *Cowper*, *Santorin.*=Musculi cutis frontis par *Spigel.* =Muscles frontaux par *Winsl.*, *Sœmerr.*, *Bichat.*

*Limites.* En avant, la région du sourcil et la racine du nez; postérieurement, la face externe de l'apophyse mastoïde, les deux tiers externes de la ligne courbe supérieure de l'occipital.

*Structure.* Assez mince et charnu près de ses extrémités; plus mince encore et aponévrotique à sa partie moyenne.

*Dissection.* Rasez la tête; placez un billot sous la partie postérieure et supérieure du cou, et faites, avec précaution, une incision qui n'intéresse que les tégumens, dirigée de la racine du nez vers l'extrémité postérieure de la suture sagittale, et de là obliquement vers le point de réunion du tiers

(1) Cet anatomiste rapporte à son muscle épicrane, non seulement les corps charnus antérieur et postérieur de l'occipito-frontal, mais encore le pyramidal du nez et les auriculaires antérieur et supérieur.

interne de la ligne courbe supérieure de l'occipital
avec ses deux tiers externes; pratiquez une seconde
incision, suivant le trajet du sourcil, depuis l'extrémité antérieure de la première jusqu'à l'apophyse orbitaire externe de l'os frontal; soulevez successivement l'angle et le bord interne du lambeau, d'abord
avec une pince, ensuite avec les doigts; promenez
le scalpel lentement, mais à grands traits entre les
les tégumens et les fibres charnues ou aponévrotiques, jusqu'à ce que le muscle soit découvert
dans toute son étendue; ayez d'ailleurs la précaution d'incliner constamment le tranchant de cet
instrument du côté de la peau pour ne point endommager les parties subjacentes.

*Du Muscle supérieur de l'Oreille* (Winsl. etc.).

*Synonymes.* Auriculæ primus : *Fallop.* = Primus propriorum auriculæ : *Casser.* = Portio musculi frontalis supra crotaphitam ad aurem pro-
ducti : *Riolan.* = Attollens auriculæ : *Spigel.* =
Attollens auriculam : *Cowper, Albinus, Sœmering.*
= Superior auriculæ : *Valsalv., Santorin.* = Le
premier de l'oreille : *Duverney.* = Le premier et
le second mitoyen : *Vieussens.* = Temporo-auri-
culaire : *Chauss.* = Temporo-conchinien : *Dumas.*

*Limites.* En haut, le bord externe du muscle
occipito-frontal; en bas, la partie supérieure antérieure du cartilage de l'oreille.

*Dissection.* Tirez avec une érigne en bas et un

peu en arrière le cartilage de l'oreille, et disséquez de haut en bas et d'avant en arrière ce muscle qui est triangulaire, extrêmement mince et placé immédiatement sous les tégumens. Lorsqu'il est découvert, il est facile d'introduire au-dessous de sa partie inférieure un stylet mousse pour le séparer de l'aponévrose du muscle temporal.

### Du Muscle antérieur de l'Oreille (Vieussens, Winslow, etc.).

*Synonymes.* Auriculæ musculus anterior : *Vals.*, *Albinus.* — Musculus novus conchæ proprius : *Santorin.* — Prior auriculæ : *Sœmerring.* — Zigomato-oriculaire : *Chaussier.* — Zigomato-conchinien : *Dumas.*

*Limites.* En avant, la partie antérieure du bord externe du muscle occipito-frontal; en arrière, la partie antérieure du cartilage de l'oreille.

On découvre ce muscle en enlevant les tégumens depuis le bord externe de l'occipito frontal jusqu'au niveau du bord supérieur de l'arcade zygomatique, pendant qu'avec l'érigne on tire en arrière le cartilage de l'oreille.

### Du Muscle postérieur de l'Oreille (Vieussens, Winslow, etc.)

*Synonymes.* Secundus auriculæ : *Fallop.* — Secundus propriorum auriculæ : *Casser.* — Proprius auris externæ : *Riolan.* — Le second de l'oreille : *Duverney.* = Retrahens auriculam : *Cowp.* = Posteriores auriculæ : *Valsalv.* = Posteriores auriculæ et postici corrugatores : *Santorin.* = Tres retrahentes auriculæ : *Albinus*, *Sœmerring.* = Mastoïdo-oriculaire : *Chaussier.* = Mastoïdo-conchinien : *Dumas.*

*Limites.* En arrière, la base de l'apophyse mastoïde; en avant, la partie postérieure, inférieure et interne de la conque de l'oreille.

*Dissection.* Pour découvrir facilement ce muscle, renversez en avant la partie postérieure du cartilage de l'oreille, enlevez les tégumens et le tissu cellulaire dense qui recouvrent les fibres charnues en dirigeant le scalpel de l'apophyse mastoïde vers l'oreille.

### Du Pyramidal du Nez.

*Synonymes.* Nasum dilatantes : *Columb.* = Frontalis pars per dorsum nasi ducta : *Eustach.* = Considéré également comme un prolongement du muscle frontal par *Fallope*, *Albinus*, *Jadelot*, *Portal*, *Chaussier* et *Dumas*, qui l'ont nommé frontonazal. = Elevator alæ nasi : *Cowper.* = Procerus nasi : *Santorin.*

*Limites.* En haut, il est continu avec les fibres internes et antérieures du muscle frontal; en bas, il s'épanouit sur le dos du nez.

*Dissection.* Faites, depuis la racine jusques à la partie inférieure et moyenne du nez sur le trajet de la ligne médiane, une incision qui n'intéresse que les tégumens. Soulevez avec une pince la peau incisée, renversez-la jusque sur les côtés du nez en inclinant toujours le tranchant du scalpel en dehors pour ne point couper les fibres peu nombreuses du pyramidal.

*De l'Orbiculaire des Paupières* (Winsl., etc.).

*Synonymes.* Duo palpebrarum musculi : *Vésal.* == Palpebrarum primus, orbicularis ! *Columb.* == Exterior qui totum oculum ambit : *Fallop.* == Orbicularis palpebrarum : *Fabric., Cowp., Albin.* == Orbicularis palpebræ musculus major : *Casser.* == Orbicularis palpebr. et ciliares : *Riolan.* == Claudentes palpebras sive semi circularis : *Spigel.* == Orbicularis oculi : *Santorin.* == Naso-palpébral : *Chaussier.* == Maxillo-palpébral : *Dumas.*

*Limites.* En haut, une ligne courbe qui commence près l'angle interne de l'œil, côtoye la partie supérieure du sourcil, et se termine sur la partie antérieure de la tempe, au niveau de la commissure externe des paupières; en bas, une autre ligne courbe, dont les extrémités se réunissent à celles de la ligne supérieure et qui dans son trajet passe sur la partie moyenne de l'os malaire et sur la portion supérieure de l'os maxillaire à un demi pouce environ du bord inférieur de la base de l'orbite.

*Dissection.* La peau seule ayant été incisée suivant le trajet de ces deux lignes qui forment les limites du muscle, enlevez de haut en bas celle qui couvre sa moitié supérieure en faisant agir le scalpel d'une commissure des paupières vers la commissure opposée ; et en dirigeant légèrement son tranchant en avant pour ne pas endommager les fibres charnues. Disséquez de bas en haut la moitié inférieure de l'orbiculaire, en faisant toujours suivre à l'instrument la direction des fibres, que l'on isole du tissu cellulaire qui les recouvre, avec d'autant plus de facilité, que l'on tend plus exactement la peau, soit avec des pinces, soit avec les doigts.

Pour reconnaître la disposition du tendon de ce muscle, ses rapports avec le sac lacrymal, il faut enlever avec précaution les fibres charnues qui passent en devant de ce tendon ou qui s'insèrent à ses bords.

### *Du Sourcilier* ( Winslow, etc.).

*Synonymes.* Corrugator surcilii : *Coiter, Cowp.* = Musculus frontalis verus, seu corrugator : *Coiter, Douglas.* = Surcilier : *Boyer.* = Fronto-surcilier : *Chaussier.* = Cutaneo-sourcillier : *Dumas.*

*Limites.* L'extrémité interne de l'arcade surcilière et la partie moyenne de l'arcade orbitaire de l'os frontal.

*Dissection.* Coupez en travers les fibres charnues antérieures du muscle frontal au niveau de la bosse surcilière et renversez-les en sens opposé,

ou bien séparez les deux muscles frontaux près
de la racine du nez, et renversez en dehors celui
qui couvre le muscle que vous voulez mettre à
découvert.

### Des Muscles contenus dans l'Orbite.

Ces muscles situés profondément, peu volumineux, peuvent se conserver assez long-temps sans
se dessécher ni se putréfier. Il n'en est pas de même
de ceux de la face qui s'altèrent promptement
lorsqu'on a mis à découvert leur partie supérieure
en disséquant l'orbiculaire des paupières. Ajou-
tons à cette première considération que pour découvrir les muscles de l'œil, il faut nécessairement
enlever la paroi supérieure de l'orbite, ce qui ne
peut se faire sans séparer la voûte du crâne de sa
base, et sans endommager, au moins d'un côté, la
partie supérieure du muscle temporal. Ce sont
probablement ces deux motifs qui ont déterminé
*Albinus* à ne décrire les muscles de l'orbite qu'après
ceux de la face et des régions latérales de la tête,
et l'ordre qu'il a suivi est certainement le plus
avantageux pour l'élève qui dissèque. Si je ne suis
pas l'exemple de cet illustre anatomiste, c'est seulement pour que les élèves trouvent les préparations indiquées dans l'ordre suivant lequel *la plupart* des auteurs modernes ont classé les muscles
de la tête, et dont il est cependant utile de s'écarter dans cette occasion.

Les muscles contenus dans l'orbite sont au nombre de sept, savoir :

*A*. Le releveur propre ou élévateur de la paupière supérieure : = *Winsl.*, *Boyer*, etc.

*Synonymes.* Palpebrarum secundus, oculum aperiens : *Columb.* = Musculus palpebram attollens : *Fallop.*, *Riolan.* = Palpebræ aperiendæ destinatus : *Arant.* = Palpebræ superioris primus : *Casser.* = Apertor oculi attollens palpebram superiorem : *Spigel.* = Aperiens palpebram rectus : *Cowper, Dougl.* — Orbito-palpébral : *Chaussier.* Orbito-sus-palpébral : *Dumas.*

*B*. Les quatre muscles de l'œil distingués en supérieur ou releveur, inférieur ou abaisseur, interne ou adducteur, externe ou abducteur : *Winslow, Chaussier,* etc.

*Synonymes.* Le supérieur est le tertius oculum movens : *Vésal.* = Unus ex quatuor oblongis musculis : *Columb.* = Unus ex quatuor qui rectis motibus prœfecti : *Fallop.* = Ex iis qui rectis famulantur motibus : *Arant.* = Rectus superior : *Fabric.* = Superbus : *Casser.* = Attollens sive superbus : *Riol.* = Primus attollens : *Spigel.* = Elevator oculi : *Cowp., Dougl.* = Attollens : *Albin., Sœmerr.* = Sus-optico-spheni-scléroticien : *Dumas.*

L'inférieur ou abaisseur; quartus oculum movens : *Vésal.* = Unus ex quatuor oblongis musculis : *Columb.* = Unus ex quatuor, qui rectis motibus præfecti : *Fallop.* = Ex iis, qui rectis fa-

mulantur motibus : *Arant.* = Rectus inferior :
*Fabric.*=Humilis : *Casser.*=Deprimens sive hu-
milis : *Riolan.* = Secundus sive depressor : *Spigel.*
=Depressor oculi : *Cowper, Dougl., Albin,*
*Sœmerr.* = Sous - optico - sphéno - scléroticien :
*Dumas.*

L'intérne ou adducteur, primus oculum movens :
*Vésal.*=Dénomination semblable à celle des deux
précédens dans *Columb.* et *Fallop.*=Rectus interior : *Fabric.* = Bibitorius : *Casser.*=Adducens
sive bibitorius : *Riolan.* = Tertius, adducens :
*Spigel.*= Adductor oculi : *Cowp., Dougl., Albin.,*
*Sœmerr.* = Orbito-intus-scléroticien : *Dumas.*

L'externe ou abducteur, secundus oculum movens : *Vésal.* = Même dénomination que les trois
précédens dans *Columb.* et *Fallop.*=Rectus exterior : *Fabric.* = Indignatorius : *Casser.* = Abducens sive indignatorius : *Riolan.* = Quartus,
abducens : *Spigel.* =Iracundus : *Molinett.* = Abductor oculi : *Cowp., Dougl., Albin.*=Orbito-
extus-scleroticien : *Dumas.*

*C.* Les deux muscles obliques de l'œil distingués en supérieur ou grand, en inférieur ou petit :
*Winslow, Chaussier,* etc.

*Synonymes.* L'oblique supérieur, circumductionis opifex : *Vésal.* = Tertius palpebrarum :
*Columb.* = Duorum in gyrum flectentium prior :
*Fallop.*=Obliquus ille, qui per trochleam duci-
tur : *Arant.* =Trochleæ musculus : *Fabric.* =

Trochlearis : *Casser.* = Alter ex obliquis superior seu major : *Riol.* = Sextus, obliquorum secundus, circumagens interior, aut superior, aut etiam major : *Spigel.* = Obliquus superior seu trochlearis : *Cowper.* = Obliquus superior : *Dougl.*, *Morgag.*, *Albin.*, *Sœmmerr.* = Optico - trochlei - scléroticien : *Dumas.*

L'oblique inférieur. Circumductionis opifex : *Vésale.* = Quintus oculi : *Columb.* = Sextus : *Fallope.* = Obliquus alter brevis : *Arant.* = Obliquus infernus : *Fabric.* = Sextus : *Casser.* = Inferior seu minor obliquus : *Riolan.* = Quintus, qui obliquus primus est et volvens sive circumagens exterior, aut infer. : *Spigel.* = Obliquus inferior : *Cowp.*, *Dougl.*, *Morgagni*, *Albin.*, *Sœmmerr.* = Maxillo scléroticien : *Dumas.*

*Dissection.* Enlevez avec précaution la portion du muscle orbiculaire des paupières qui couvre la supérieure et la totalité de la paupière inférieure ; coupez ensuite d'avant en arrière toutes les parties molles jusqu'au péricrâne inclusivement, depuis la racine du nez jusqu'à la protubérance occipitale externe. Si vous n'avez point encore étudié le muscle temporal, ou si votre congénère veut aussi préparer les muscles de son côté, renversez d'un seul côté seulement ces parties molles jusqu'au niveau de l'union la voûte du crâne avec sa base ; sciez cette voûte à sa partie moyenne, d'avant en arrière et de haut en bas ; portez ensuite

la scie horizontalement, immédiatement au-dessus
de l'arcade orbitaire, sur la partie inférieure de la
portion écailleuse du temporal, un peu au-dessus
de la ligne courbe supérieure de l'occipital et jusqu'à la potubérance occipitale externe; enlevez la
portion d'os comprise entre les deux traits de scie
ainsi que la moitié du cerveau et de ses membranes, et ouvrez l'orbite par sa partie supérieure en
procédant de la manière suivante : 1.° sciez l'arcade orbitaire en dehors de la fossette qui loge la
poulie cartilagineuse du grand oblique; 2.° portez
ensuite la scie à la réunion de l'apophyse orbitaire
externe du frontal avec l'os de la pommette, ou
même un peu plus bas si les muscles de la face ont
été disséqués; 3.° achevez de couper avec un petit
ciseau les os qui forment la paroi supérieure de l'orbite à la réunion de cette paroi avec l'externe et
l'interne et jusque sur les parties latérales du trou
optique; 4.° renversez la voûte orbitaire d'arrière
en avant, en laissant le périoste intact, et enle-
vez-la complétement. En procédant de cette manière, on ne risque pas de déchirer les muscles
avec la scie; c'est à quoi on est exposé lorsqu'on
veut diviser les os avec cet instrument jusqu'à la
partie postérieure de l'orbite.

Incisez le périoste d'avant en arrière, accro-
chez la paupière avec une érigne pour la tirer en
bas et en avant, enlevez le tissu cellulaire et la
branche frontale du nerf ophtalmique qui recou-

vrent le muscle releveur de la paupière en arrière,
et antérieurement une bande membraneuse placée
au-devant de son aponévrose.

Introduisez le manche d'un scalpel sous ce muscle, coupez-le en travers, renversez en sens opposé ses deux extrémités, le droit supérieur se
trouve à nu.

Pour mettre à découvert les autres muscles de
l'œil, il ne reste plus qu'à enlever le tissu cellulaire graisseux qui les sépare les uns des autres,
et celui qui est placé entre leur face oculaire et
le nerf optique. Au côté interne du droit supérieur se présente d'abord le grand oblique dont
le tendon réfléchi est couvert par le corps charnu
de ce muscle droit. Pour disséquer avec facilité
l'oblique, tirez légèrement l'œil en arrière et en
dehors, ainsi que le droit supérieur; et faites aussi
mouvoir le muscle que vous cherchez à découvrir, vous reconnaîtrez facilement sa poulie et son
tendon réfléchi.

Tirez et fixez l'œil en avant et en dedans par
le secours d'une érigne en disséquant l'abducteur;
en avant et en dehors, en disséquant l'adducteur;
en haut et en arrière, en enlevant le tissu cellulaire qui environne le droit et l'oblique inférieurs.
Si au lieu d'employer des ciseaux pour exécuter
cette préparation, ce que l'on fait ordinairement,
vous vous servez d'un scalpel à lame étroite,
vous pourrez conserver avec facilité la plupart des

troncs nerveux qui vont se rendre dans les muscles de l'œil.

Lorsque les corps charnus et la partie antérieure
de ces muscles ont été vus, il faut séparer l'extrémité postérieure du droit supérieur des parties
voisines des muscles droits latéraux, renverser
d'arrière en avant le nerf optique, ouvrir la fente
sphénoïdale par sa partie supérieure, afin de mettre à découvert l'aponévrose de *Zinn*, fixée en
arrière à la partie latérale supérieure du corps du
sphénoïde et à laquelle s'attachent antérieurement
toutes les fibres charnues du droit inférieur et une
partie seulement de celles des droits latéraux. On
peut aussi distinguer de cette manière l'intervalle
qui existe entre les deux aponévroses postérieures d'insertion de l'abducteur et les nerfs qui le
traversent.

### *Muscles des Régions Nazale et Maxillaire supérieure.*

Ces muscles doivent être préparés en même
temps et leur préparation sera indiquée à la suite
de leurs synonymes.

A. *L'Elevateur commun de l'Aile du Nez et de
la Lèvre supérieure* (Boyer, Gavard, Bichat),

*Synonymes. Vésale* et *Fallope* qui l'ont connu ne
lui ont pas donné de nom. $=$ Musculus supercilii
musculo junctus superiori labro insertus : *Casser.*

= Pars primi, nasi alas abducentis : *Spigel.*=Dilatator seu retractor alæ nasi et elevator labii superioris : *Cowp.* = Pars elevatoris labii superioris proprii : *Dougl.* = Levator labii superioris alæ que nasi : *Albin., Sœmmerr.* = La grande portion de l'incisif latéral : *Winsl.* = Releveur de la lèvre supérieure et de l'aile du nez : *Sabatier, Portal.* = Grand sus-maxillo-labial : *Chaussier.* = Maxillo-labii-nazal : *Dumas.*

B. *L'Elevateur de la lèvre supérieure* (Boyer, Gavard, Bichat).

*Synonymes. Vésale* et *Fallope* l'ont indiqué sans le nommer. = Ex propriis, qui superius labrum sursum trahit., *Riol.* = Pars primi, nasi alas abducentis : *Spigel.* = Pars elevatoris labii superioris proprii : *Dougl.* = Elevator labii superioris : *Cowp., Albin., Sœmmerr.* = Elevator proprii labii superioris, seu incisorius : *Santorin,* = La petite portion de l'incisif latéral : *Winsl.* = Releveur propre de la lèvre supérieure : *Sabatier, Portal.* = Moyen sus-maxillo-labial. = *Chaussier.* = Orbito-maxilli-labial : *Dumas.*

C. *Transversal du Nez* (Boyer, Portal, etc.).

*Synonymes.* Indiqué par *Fallop., Eustach., Casser,* qui ne l'ont point nommé. — Qui alam naris dilatat sine elevatione nasi : *Riolan.* = Primi paris constringentium alas : *Spigel.* = Elevator alæ nasi : *Cowp.* = Transversus : *Santor.* = Le transversal ou inférieur : *Winsl.* = Compressor naris : *Albin.*, *Sœmmerr.* = Le triangulaire du nez : *Lieutaud, Sabatier.* = Sus-maxillo-nazal : *Chaussier.* = Maxillo-narinal : *Dumas.*

### D. *L'abaisseur de l'aile du nez ou myrtiforme* (Boyer, Portal).

*Synonymes.* Constrictor alæ nasi ac depressor labii superioris : *Cowp.* = Depressor labii superioris proprius : *Dougl.* = Musculus labri superioris arctandis naribus communis, ac myrtiformis seu pinnarum dilatator proprius : *Santorin.* = L'incitif mitoyen : *Winslow.* = Depressor alæ nasi : *Albin.*, *Sœmmerr.* = Compris dans le labial par M. *Chaussier.* = Maxillo-alveoli-nasal : *Dumas.*

### E. *petit Zigomatique* (Winslow, etc.).

*Synonymes.* Zygomaticus minor : *Santor.*, *Albin.*, etc. = Petit zygomato-labial : *Chaussier, Dumas.*

### F. *Grand Zygomatique* (Winslow, etc.).

*Synonymes.* Unus ex quatuor musculorum labris propriorum : *Vésale.* = Zygomaticus : *Riol.*, *Dougl.* = Primi paris sive attollentis labium superius : *Spigel.* = Zygomaticus : *Cowp.* = Zygomaticus major : *Santor.*, *Albin*, *Sœmmerr.* = Grand zygomato-labial : *Chaussier, Dumas.*

## G. *Du Canin* (Winslow, etc.).

Indiqué par *Vésale, Fallope, Riolan, Spigel,* sans en avoir reçu de nom particulier. == Elevator labiorum communis : *Dougl.* == Elevator labiorum seu caninus : *Santorin.* == Petit sus-maxillo-labial : *Chaussier, Dumas.*

*Limites communes de ces muscles.* En haut, une ligne tirée de la face externe de l'apophyse montante de l'os maxillaire, au-dessous de l'insertion du tendon de l'orbiculaire des paupières, jusqu'à la partie postérieure de l'os de la pommette; en bas, une seconde ligne dirigée du bout du nez vers la commissure des lèvres; en dedans et en dehors, deux autres lignes étendues de haut en bas et un peu de dehors en dedans entre les extrémités des deux premières.

*Dissection.* Pour enlever facilement la portion de tégumens comprise entre ces quatre lignes, il faut étendre l'aile du nez et la joue, en introduisant dans la narine et la bouche du papier, de la filasse ou tout autre corps propre à dilater ces cavités, et tirer en bas et en dedans la commissure des lèvres avec l'érigne; procéder ensuite à la dissection en renversant la peau en dehors et en faisant agir le scalpel directement de haut en bas pendant que l'on découvre les muscles qui sont situés près du nez; et obliquement, de haut en bas, de dehors en dedans, à mesure qu'on approche de ceux qui se fixent supérieurement à l'os de la pommette.

L'élevateur de l'aile du nez et de la lèvre supérieure est très-mince et très-adhérent à la peau près de son extrémité inférienre; il est donc nécessaire de faire glisser, en dédolant le tranchant du scalpel sur ses fibres charnues, afin de ne point les enlever. Les zygomatiques sont environnés d'une grande quantité de tissu cellulaire graisseux dont on les isole sans peine soit avec le scalpel soit avec des ciscaux, lorsque leur surface cutanée a été mise à nu.

Si l'orbiculaire des paupières était encore resté dans sa situation naturelle, il faudrait renverser de bas en haut sa moitié inférieure pour découvrir la partie supérieure des muscles des lèvres qu'il recouvre.

Pour découvrir le muscle myrtiforme renversez la lèvre supérieure, et enlevez la membrane muqueuse sur les côtés du frein ou filet de cette lèvre.

## Des Muscles qui occupent les régions maxillaire inférieure et inter-maxillaire.

A. Le Triangulaire ou Abaisseur de l'angle des Lèvres (Winsl., Sabat., Boy., etc.).

Synonymes. Considéré par Vésale comme une portion du muscle peaussier. == A menti lateribus ascendens in labrum supernum : *Sylv.* = Labium superius deorsum movens, a mento in illud labium delatus : *Laurent.* = Ex propriis quo superius labrum deorsum movetur : *Riol.* = Quarti paris propriorum labiis : *Vesling.* — Depressor labiorum : *Cowp.* = Depressor labiorum communis : *Dougl.* Seu triangularis : *Santorin.* = Depressor anguli oris : *Albin., Sœmmerr.* = Maxillo-labial : *Chauss.* = Sous-maxillo-labial : *Dumas.*

B. *Le Quarré du Menton ou Abaisseur de la Lèvre inférieure* (Winsl. Sabat., Boy. Port.)

*Synonymes.* Unus ex quatuor musculorum labris propriorum duobus inferioribus : *Vésale.* = A quo labrum inferius deorsum movetur : *Riol.* = Tertii paris, deprimentis inferius labrum : *Spigel.* = Quinti paris propriorum labiis : *Vesling.* = Depressor labii inferioris : *Cowper, Albin., Sœmmerr.* = Depressor labii inferioris proprius : *Dougl., Santorin.* = Mento-labial : *Chaussier.* = Mentonnier-labial : *Dumas.*

C. *De la Houppe du Menton ou Incitif inférieur* (Winslow, Lieutaud, Boyer, etc.).

*Synonymes.* Elevator labii inferioris : *Cowp.* = Elevator labii inferioris proprius : *Dougl.* = Elevator labii inferioris : *Santorin.* = Elevator menti : *Albin., Sœmmer.* = Considéré par *Chaussier* comme une portion de son mento-labial. Sous-maxillo-cutané : *Dumas.*

**D.** *Le Buccinateur* (Winsl., Boyer, Bichat, etc.).

*Synonymes.* Buccarum, labrorum et nasi ala-
rum, secundus alterius lateris : *Vésal.* = Musculus
buccæ : *Columb.* = Bucco : *Riol.* = Contrahens,
communis buccarum labiorumque : *Spigel.* =
Buccinator : *Cowp.*, *Dougl.*, *Santorin.*, *Albin.*,
*Sœmmer.*=Bucco-labial : *Chaus.*=Alveolo-maxil-
laire : *Dumas.*

**E.** *Le Muscle orbiculaire des Lèvres* (Boyer,
    Portal).

*Synonymes.* Moles carnea, musculosa tamen,
quæ utrumque labium format : *Fallop.*=Muscu-
lus orbicularis : *Riolan.* = Quartum par constrin-
gens : *Spigel.*, *Casser.* = Constrictor labiorum sive
orbicularis : *Cowp.*=Sphyncter labiorum : *Dougl.*
= Considéré par *Santorini* comme formé de plusieurs portions qu'il a décrites spécialement sous
les noms de *labii superioris fibrorum secundus et
quartus ordo.* = Les sur-demi orbiculaires : *Winsl.*
= Orbicularis oris : *Eustach.*, *Albin.*, *Sœmmer.*
=Labial : *Chaus.* et *Dumas.*

*Dissection.* Le buccinateur doit être disséqué
immédiatement après les muscles de la région maxillaire supérieure.

On a déja enlevé une partie des tégumens qui
le recouvrent en disséquant le grand zygomatique;
mais il est en outre recouvert par une assez grande

quantité de tissu cellulaire en partie graisseux, en partie membraneux, dont il faut l'isoler exactement, ce qu'on exécute en tirant la peau en bas, tandis que l'on promène le scalpel d'arrière en avant, depuis la branche de la mâchoire jusqu'à la commissure des lèvres, entre le bord alvéolaire supérieur, et le bord alvéolaire inférieur, et toujours en suivant la direction des fibres musculaires que l'on a distendues au moyen d'un tampon introduit dans la bouche. Le buccinateur est couvert en arrière, et traversé au niveau de la troisième dent molaire par le canal de Sténon qu'il faut laisser en place. Il est aussi recouvert inférieurement par quelques fibres du muscle peaussier que l'on doit renverser en bas en même temps que les tégumens.

L'aponévrose ptérygo-maxillaire qui donne attache à son bord postérieur et au constricteur supérieur du pharynx, ne peut être vue que quand on a scié l'os maxillaire inférieur à la réunion de sa branche et de son corps pour découvrir les muscles ptérygoïdiens.

Le buccinateur préparé, il faut disséquer la portion supérieure de l'orbiculaire des lèvres. Etendez transversalement la lèvre supérieure, soit avec un tampon de linge placé entre elle et le bord alvéolaire, soit en la faisant tirer avec une érigne ; détachez ensuite la peau de haut en bas en promenant lentement le scalpel d'une commissure des lèvres vers l'autre. Cette dissection est assez difficile, parce que la peau adhère fortement aux fibres musculaires.

L'extrémité supérieure du triangulaire se présente alors sous le scalpel; découvrez ce muscle étendu entre la commissure des lèvres et la ligne oblique externe de la mâchoire, en enlevant les tégumens de haut en bas, d'arrière en avant, après avoir préalablement tiré en haut la commissure des lèvres.

Le carré situé plus en dedans que le précédent, confondu supérieurement avec le demi orbiculaire inférieur, fixé inférieurement à la ligne oblique externe de la mâchoire, se voit dès qu'on a disséqué la peau jusqu'au niveau de la ligne médiane et renversé légèrement en dehors le bord externe du triangulaire.

Pour découvrir la houppe du menton, il suffit de faire sur le trajet de la ligne médiane une incision jusqu'à l'os depuis le bord inférieur de la lèvre jusqu'à la base de la mâchoire. Cette incision sépare l'un de l'autre les deux muscles de ce nom.

Enfin, on parvient à mettre à nu le demi orbiculaire inférieur, en faisant tirer en haut et étendre transversalement la lèvre qu'il concourt à former, tandis que l'on dissèque la peau de bas en haut et en suivant la direction des fibres charnues.

# Des Muscles qui environnent l'articulation de la Mâchoire inférieure.

## A. Le Masseter.

*Synonymes.* Inferiorem maxillam moventium alterius lateris seundus, seu masseter : *Vésal.* = Masseterus et mansorius dictus : *Columb.* = Massiter : *Fallop.* = Tertius attollens maxillam masseter : *Riol.* = Tertii paris, laterales : *Spigel.* = Masseter : *Cowp.*, *Winsl.*, *Albin.*, *Sœmmerr.*, etc. Zygomato-maxillaire : *Chaus.*, *Dumas.*

*Limites.* En haut, l'arcade zygomatique; en bas, le bord inférieur de la branche de la mâchoire.

*Dissection.* Disséquez de haut en bas et renversez d'avant en arrière les tégumens, le canal de Sténon, la partie antérieure de la glande parotide, les rameaux du nerf facial, l'artère transversale de la face, quelques fibres du muscle peaussier, parties qui recouvrent la face externe du muscle masseter.

La face externe de ce muscle étant découverte, sciez l'arcade zygomatique près de ses deux extrémités, et après avoir coupé en travers le long de son bord supérieur l'aponévrose superficielle du temporal, renversez en bas cette arcade et la partie supérieure du masseter, pour reconnaître la disposition et les rapports de sa face profonde. Il ne faut plus ensuite que séparer les uns des autres les différens plans de ses fibres charnues et aponévrotiques pour s'assurer de leur nombre, de leur longueur, de leur direction.

B. *Le Temporal ou Crotaphite* (Winsl., etc.).

*Synonymes.* Inferiorem maxillam moventium primus alterius lateris musculus, seu temporalis : Columb., Fallop., Arant., Riol., Spig., Cowp., Albin., Sœmmer., etc. = Temporo-maxillaire : Chauss. = Arcadi-temporo-maxillaire : *Dumas.*

*Limites.* En haut, la ligne courbe qui borne la fosse temporale ; en bas, l'apophyse coronoïde de la mâchoire.

*Dissection.* L'arcade zygomatique ayant été sciée et renversée sur la mâchoire, disséquez de haut en bas et renversez d'avant en arrière les tégumens, les muscles auriculaires antérieur et supérieur, la portion de l'aponévrose moyenne du muscle occipito-frontal et les artères temporales superficielles qui couvrent l'aponévrose externe du crotaphite.

Cette aponévrose mise à nu dans toute son étendue, disséquez-la également de haut en bas et d'avant en arrière jusqu'au bord postérieur du muscle ; sciez ensuite avec précaution l'apophyse coronoïde, et renversez, de bas en haut, cette apophyse ainsi que la partie inférieure du muscle temporal pour mettre à découvert les parties avec lesquelles il se trouve profondément en rapport.

### C. Le Petit Ptérygoïdien ou Ptérygoïdien externe (Winsl., etc.).

*Synonymes.* Musculi temporalis illa pars quod ab externâ sede processuum, quos vespertilionum alis comparamus : *Vésal.* = Quintum par exeren-dæ maxillæ Fallopio adscriptum : *Arant.* = Pte-rygoïdeus externus : *Riol.*, *Cowper.*, *Dougl.*, *Albin.*, *Sœmmerr.* = Quarti paris, pterygoïdes ab-ducentis : *Spigel.* = Pterygoïdes exterior : *Santor.* = Petit ptérygo-maxillaire : *Chaussier.* = Pté-rygo-colli-maxillaire : *Dumas.*

*Limites.* En avant et en dedans, la face externe de l'apophyse ptérygoïde et de la grande aile du sphénoïde ; en arrière et en dehors, le col du con-dyle de la mâchoire et la partie antérieure du fibro-cartilage de l'articulation temporo-maxillaire.

*Dissection.* La préparation de ce muscle doit être exécutée en même temps que celle du ptéry-goïdien interne et sera indiquée dans l'article suivant.

### D. Le Grand Ptérygoïdien ou Ptérygoïdien interne (Winsl., etc.).

*Synonymes.* Tertius musculus qui in ore latitat: *Vésal.* = Musculus in ore latitans : *Columb.* = Latens in ore : *Fallop.* = Pterygoïdeus internus : *Riol.*, *Cowp.*, *Albin.*, *Sœmmerr.* = Quinti paris maxillam abducentis : *Spigel.* = Grand ptérygo-maxillaire : *Chaussier.* = Ptérygo - anguli - maxillaire : *Dumas.*

*Limites.* En haut, la fosse ptérygoïde; en bas, la partie interne et postérieure du bord inférieur de la mâchoire.

*Dissection des ptérygoïdiens.* L'apophyse zygomatique ayant été renversée en bas, et l'apophyse coronoïde coupée près de sa base, et renversée en haut, sciez l'os maxillaire inférieur à la réunion de son corps avec sa branche au-devant du muscle masseter; sciez également en travers le col du condyle de cet os; tirez en bas et en dehors sa branche; enlevez le ligament latéral interne de son articulation, les nerfs lingual et dentaire, le tronc et les branches superficielles de l'artère maxillaire interne; coupez en travers et près de sa partie supérieure le ligament latéral externe de la mâchoire; tirez ensuite hors de la cavité glénoïde du temporal le condyle de la mâchoire ainsi que le fibro-cartilage inter-articulaire de son articulation; cela fait, vous distinguerez dans toute son étendue le ptérygoïdien externe et la face maxillaire du ptérygoïdien interne. Les rapports de la face profonde de ce dernier ne peuvent être vus que quand on a disséqué les muscles des régions latérale et supérieure du cou, ceux du voile du palais et ceux du pharynx.

## Des Muscles qui occupent la partie anté- rieure et superficielle du Cou.

### A. Le Peaucier ( Winsl., etc.).

*Synonymes.* Alterius lateris primus musculus, eorum qui buccas et labra movent : *Vésal.* = Musculus latus in collo positus : *Columb.*, *Riol.*, = Platysma myoïdes : *Fallop.*, *Cowp.*, *Santorin.* = Quinti paris maxillæ : *Arant.* = Musculus auri- culæ et utrique labro communis : *Casser.* = De- trahens quadratus, communis buccarum labiorum- que : *Spigel.* = Quadratus genæ, seu tetragonus : *Cowp.* = Quadratus genæ, vel latissimus colli : *Dougl.* = Latissimus colli : *Albin.*, *Sœmmer.* =

La portion du peaucier qui se porte de la joue vers la commissure des lèvres est le *risorius novus* de *Santorini.* = Celle qui appartient à l'oricule a été nommée, par *Riolan*, portio musculi cutanei, supra parotidem ad aurem ascendentis.

Le peaucier est le thoraco-facial de *Chaussier*, et le thoraco-maxilli-facial de *Dumas*.

*Dissection.* Placez un billot sous la partie pos- térieure et inférieure du cou, renversez la tête en arrière et faites à la peau, seulement, deux inci- sions, l'une étendue de la partie moyenne et an- térieure de la symphyse du menton jusqu'à l'ex- trémité sternale du cartilage de la première côte ;

9

et l'autre, depuis la partie supérieure du bord postérieur de la mâchoire jusqu'à la partie supérieure
externe du moignon de l'épaule. Disséquez ensuite
de haut en bas et d'avant en arrière la portion des
tégumens comprise entre ces deux incisions ; et
en exécutant cette dissection, tendez soigneusement la peau pour ne pas couper le muscle peaucier, et tournez le tranchant du scalpel plutôt vers
cette membrane que du côté des fibres charnues.

**B.** *Le Sterno-Cléido-Mastoïdien* (Sabat., Boy.,
Port., etc.).

*Synonymes.* Quelques anatomistes ont fait deux
muscles des deux portions du sterno-cléido-mastoïdien, et entre autres *Albinus*, qui a nommé
*sterno-mastoïdeus* sa portion antérieure, et *cléido-
mastoïdeus*, la postérieure. = Musculus a pectoris
osse et claviculâ in caput insertus : *Vésal.* = Par
septimum caput movens : *Columb.*, *Eustach.* =
Mastoïdeus : *Riol.*, *Spigel.*, *Dougl.* = Sterno-mastoïdien ou mastoïdien antérieur : *Winsl.* = Sterno
et cléido-mastoïdeus : *Sœmmer.* = Sterno-mastoïdien : *Chaussier.* = Sterno-clavio-mastoïdien :
*Dumas.*

*Limites.* En haut, les deux tiers externes de la
ligne courbe supérieure de l'occipital et la face externe de l'apophyse mastoïde ; en bas, la partie
supérieure et antérieure du sternum, et la por-

tion voisine du bord postérieur et de la face supérieure de la clavicule.

*Dissection.* Inclinez légèrement la tête en arrière
et tournez le visage du côté opposé au muscle que
vous voulez découvrir; coupez ensuite en travers
le muscle peaucier; renversez en sens opposé ses
deux extrémités en enlevant en même temps les
vaisseaux et les nerfs placés sur le sterno-mastoïdien, tout en observant avec soin leur situation absolue et relative; cela fait, continuez de
disséquer de haut en bas, d'avant en arrière, la
peau qui recouvre la partie supérieure de ce muscle et qui est unie à son aponévrose par du tissu
cellulaire dense et serré; terminez, en séparant
de bas en haut sa partie sternale de sa portion
claviculaire. La direction ainsi que les attaches
des fibres de ces deux portions étant reconnues,
coupez le sterno-mastoïdien en travers, et renversez ses deux bouts l'un vers l'occiput, l'autre
sur le sternum.

### C. *L'Omoplat-Hyoïdien ou Coraco-Hyoïdien*
(Winsl., Sabat., Boy., Bich., etc.)

*Synonymes.* Septimus et octavus propriorum
ossis *u* referenti, *Vésal.* = Quartus hyoïdes : *Columb., Fallop., Arant., Casser., Spigel.* = Co-
raco-hyoïdeus : *Spigel., Cowp., Albin., Sœmmer.*
Coraco-hyoïdes : *Morgagn.* = Coraco, seu costo

hyoïdes : *Santorin.* = Omo-hyoïdien : *Portal.* =
Scapulo-hyoïdien : *Chaussier, Dumas.*

*Dissection.* Les deux bouts du sterno-cléido-
mastoïdien ayant été renversés en sens opposé,
on distingue le scapulo-hyoïdien étendu obliquement entre la partie latérale du bord inférieur de
l'os hyoïde et la partie du bord supérieur du scapulum située derrière l'échancrure coracoïdienne.
On ne peut apercevoir l'extrémité inférieure de
ce muscle que quand on a enlevé la clavicule après
avoir étudié le sous-clavier et les autres muscles
qui s'insèrent à cet os.

D. *Le Sterno-Hyoïdien* (Winsl., Sabat., Boy.,
Bich., Port., Chauss., Dumas.)

*Synonymes.* Ossi *v* referenti propriorum alterius
lateris primus : *Vésal.* = Primus hyoïdes : *Columb.,*
*Fallop., Arant.* = Secundi paris ossis hyoïdis :
*Casser.* = Sterno-hyoïdeus : *Riol., Dougl.* =
Sterno-hyoïdeus : *Spigel., Cowp., Albin., Sœm-*
*mer.* = Sterno-hyoïdes : *Morgagn., Santorin.*

*Dissection.* Dès qu'on a enlevé le muscle peaucier, on aperçoit le sterno-hyoïdien fixé à la partie
inférieure du corps de l'os hyoïde, et à la partie
supérieure et postérieure du sternum, ainsi qu'à
la face profonde du ligament postérieur de l'articulation sterno-claviculaire.

E. *Le Sterno-Thyroïdien* (Winsl., Sabat., Boy., Bich., Port., Chauss., Dumas).

*Synonymes.* Communium laryngis musculorum tertius et quartus : *Vésal.* = Primus communis laryngis : *Columb.*, *Casser.* = Secundi paris communium laryngis musculorum : *Fabric.* = Bronchius : *Riol.* = Sterno thyroïdeus : *Spigel.*, *Cowp.*, *Dougl.*, *Albin.*, *Sœmmer.* = Sterno-thyroïdes : *Morgagn.*, *Santorin.*

*Dissection*: Coupez en travers le sterno-hyoïdien, renversez en sens opposé ses deux extrémités, et vous verrez derrière lui le sterno-thyroïdien, attaché à la ligne oblique de la face externe du cartilage thyroïde et à la partie supérieure et postérieure du sternum, au niveau du cartilage de la seconde côte.

*Le Thyro-Hyoïdien ou Hyo-Thyroïdien* (Winsl., Sabat., Boy., Port., Chauss., Dumas, etc.)

*Synonymes.* Communium laryngis primus et secundus : *Vésal*, *Fabric.* = Secundus communium laryngis, *Columb.*, *Casser.* = Hyothyroïdeus : *Albin.*, *Sœmmer.*, *Riol.*, *De Marchett*, *Cowp.*, *Dougl.* = Hyothyroïdes : *Morgagn.*, *Santorin.*

*Dissection.* On trouve le thyro-hyoïdien au-dessus du sterno-thyroïdien, entre le cartilage thyroïde et l'os hyoïde.

## Des Muscles spécialement destinés à élever l'Os hyoïde et à abaisser la Mâchoire.

### A. Le Digastrique (Winsl., Sabat., Boy., Bich., Port., etc.).

*Synonymes.* Alterius lateris maxillam moventium quartus : *Vésal.*, *Arant.* = Maxillæ inferioris quartus, os aperiens : *Columb.* = Deprimens maxillæ biventer : *Spigel.* = Digastricus seu biventer : *Cowp.*, *Dougl.*, *Santorin.* = Biventer maxillæ : *Albin.*, *Sœmmer.* = Mastoïdo - génien : *Chauss.* = Mastoïdo - hygénien ; *Dumas.*

*Dissection.* La moitié supérieure du muscle sterno-cléido-mastoïdien ayant été renversée en haut, et ● muscle peaucier enlevé, on découvre le digastrique étendu de la rainure mastoïdienne vers la partie supérieure de l'os hyoïde, à laquelle il se fixe par une bandelette aponévrotique, et de là montant en avant vers la partie moyenne et interne de la base de la mâchoire.

### B. Le Stylo-Hyoïdien (Winsl., Sabat., Port., Boy., Chaus., Dumas, etc.).

*Synonymes.* Tertii paris ossi υ referenti propriorum : *Vésal.*, *Columb.*, *Arant.* = Stylo ceratoïdes, *Riol.* = Stylo - cerato - hyoïdeus : *Spigel.* = Stylo - hyoïdeus : *Cowp.*, *Dougl.*, *Albin.*, *Sœmmer.* = Stylo - hyoïdes major : *Santorin.* = Ce dernier anatomiste lui a donné ce nom pour le distinguer d'un second muscle stylo-hyoïdien que l'on trouve quelquefois, et dont l'extrémité inférieure se fixe à la petite corne de l'os hyoïde et qu'il nomme *stylo-hyoïdes-novus*. Ce dernier est le *stylo-chrondro-hyoïdœus seu stylo-hïodeus alter* de *Douglas*, d'*Albinus*.

C. Le *Mylo-hyoïdien* ( Winsl. , Sabat., Port., Boy., Chaus. (1), Dum., etc.)

*Synonymes*. Secundi paris ossi *v* referenti propriorum : *Vésal., Fallop,, Arant.*=Primi paris ossis hyoïdis : *Casser.* = Primi paris, recta attollentis, genio-hyoïdei : *Spigel.* = Mylo-hyoïdeus : *Cowp., Dougl., Morgagn., Albin., Sœmmer.* = Mylo-hyoïdes : *Santorin.*

*Dissection*. Coupez le ventre antérieur du digastrique près de la mâchoire, renversez-le en bas ; soulevez d'avant en arrière la portion superficielle de la glande sous-maxillaire; enlevez en même temps une petite quantité de tissu cellulaire et l'artère sub-mentale qui se trouvent interposés entre le peaucier et le mylo-hyoïdien que vous appercevrez étendu entre la ligne oblique interne de la mâchoire et la partie inférieure de la face antérieure du corps de l'os hyoïde.

---

(1) MM. Chaussier et Lauth, considèrent ce muscle comme impair.

D. *Le Génio-Hyoïdien* (Winsl., Sabat., Boy., Bich., Port., Chaus., Dum., etc.).

*Synonymes.* Quintum par ossis hyoïdis : *Fallop.*, *Arant.*=Genio-hyoïdeus : *Riol., Dougl., Albin., Sœmmer.*

*Dissection.* Coupez le mylo-hyoïdien en travers près de sa base; séparez-le avec précaution du muscle du même nom du côté opposé, et renversez-le en bas; le génio-hyoïdien fixé au tubercule inférieur de l'apophyse *géni*, et à la partie moyenne de la face antérieure du corps de l'os hyoïde se trouve ainsi complétement à découvert du côté de sa face antérieure.

E. *Le Stylo-Glosse* (Winsl., Sabat., Boy., Port., Chaus., Dum., etc.).

*Synonymes.* Quintus et sextus linguæ musculorum : *Fallop.*, *Arant.* = Secundum par linguæ : *Casser.* = Stylo-glossus : *Riol., Spigel., Cowp., Dougl., Albin., Sœmmer.*, etc.

*Dissection.* Sciez la mâchoire des deux côtés, à la réunion de son corps avec sa branche; tirez la langue hors de la bouche avec une érigne; vous distinguerez facilement le stylo-glosse étendu de l'apophyse styloïde au bord de la langue, après avoir enlevé le digastrique et la glande maxillaire qui le recouvrent. Conservez cependant les nerfs et les vaisseaux avec lesquels il se trouve en rapport; ayez également l'attention de les ménager autant que possible en disséquant les muscles suivans.

## F. *L'Hyo-Glosse* (Winsl., Boy., Bich., Port., etc.).

*Synonymes.* Pars tertii et quarti linguæ musculorum : *Vésal.* = Secundum par linguæ : *Fallop.*, *Arant.*=Tertium par linguæ musculorum : *Casser.* = Basio-glossus : *Riol.* = Quintum par deprimens, sive cerato-glossus : *Spigel.*, *Cowp.*, *Morgagn.* = Cerato-glossus, Basio-glossus et chondro-glossus : *Albin.* = Hio-glossus : *Sœmmer.* = Hyo-glosse : *Chauss.* = Hio-chondro-glosse : *Dumas.*

*Dissection.* La langue étant tirée hors de la bouche, le digastrique, la glande maxillaire, le mylo-hyoïdien ayant été enlevés, coupez le génio-hyoïdien près de son insertion à la mâchoire afin de le renverser. L'hyo-glosse fixé sur les parties latérales de la base de la langue, à la partie supérieure du corps et des cornes de l'os hyoïde, se trouve découvert dans toute son étendue.

## G. *Le Génio-Glosse* (Winsl., Sabat., Boy., Port., Chauss., Dumas).

*Synonymes.* Nonus linguæ : *Vésal.* = Quartus linguæ : *Columb.* = Quintus : *Arant.* = Primum par linguæ : *Fallop.*, *Casser.* = Genio-glossus : *Riol.*, *Cowp.*, *Albin.*, *Sœmmer.* = Genio-glossus : *Spigel.*

*Dissection.* Tirez fortement la langue en haut et en avant, et renversez les génio-hyoïdiens en bas, si déjà vous ne l'avez fait; le génio-glosse est immédiatement derrière eux, fixé à la face inférieure de la langue, à l'os hyoïde, au tubercule supérieur de l'apophyse *geni*; enlevez avec précaution la portion de membrane muqueuse qui forme le frein de la langue, ainsi que la glande sublinguale située au-dessous et sur les côtés du filet; écartez légèrement en dehors le nerf grand hypoglosse et le muscle hyoglosse pour découvrir totalement la face externe du muscle dont vous vous occupez; cherchez ensuite à le séparer de son semblable en introduisant entre eux le manche d'un scalpel.

### H. *Le Lingual* (Sabat., Boy., Port., Bich., Chaus., Dum.)

*Synonymes. Sténon* et *Winslow* ont décrit des muscles intrinsèques de la langue à fibres transversales, et d'autres à fibres longitudinales. C'est à ces derniers qu'il faut rapporter le lingual. *Douglas*, ensuite *Albinus* et la plupart des anatomistes n'ont donné le nom de *musculus lingualis*, qu'à un seul petit faisceau musculaire applati, étendu de la base de la langue à la pointe, placé entre le génio et l'hyoglosse.

*Dissection.* Divisez d'avant en arrière une couche cellulaire qui sépare le génio-glosse du stylo et de l'hyo-glosse, renversez ces deux derniers muscles en dehors, et vous trouverez le lingual situé profondément au côté externe du nerf grand hypo-glosse et du muscle génio-glosse.

### Muscles du Pharynx.

M. *Chaussier* désigne collectivement tous les faisceaux musculaires qui entrent dans la composition du pharynx sous le nom de *muscle stylo-pharyngien*. Plusieurs auteurs et entre autres *Santorini, Winslow* ont décrit jusqu'à treize muscles dans cette partie et leur ont donné des noms particuliers. Ces faisceaux nombreux ne forment cependant que quatre plans charnus distincts les uns des autres, et c'est pour cette raison qu'*Albinus* (1) et la plupart des anatomistes modernes ont réduit à quatre les muscles intrinsèques du pharynx. Cette division des muscles pharyngiens n'est pas seulement fondée sur leur disposition anatomique, mais elle se déduit encore des usages qu'ils sont destinés à remplir; en conséquence je la suivrai en indiquant leurs limites, leurs synonymes et en décrivant la préparation qu'il faut faire pour les découvrir.

----

(1) Les deux muscles qu'*Albinus* a décrits sous les noms de *salpingo pharyngeus*, et de *palato pharyngeus*, *Hist. musc.*, cap. LVII et LVIII, ne sont point des muscles intrinsèques du pharynx, ils appartiennent en partie au voile du palais.

**A.** *Le Constricteur inférieur du Pharynx* (Sabat., Boy., Port., Bich., etc.)

*Limites.* Ce muscle large, mince, quadrilatère, s'étend des cartilages cricoïde et thyroïde à la partie moyenne et postérieure du pharynx.

*Synonymes.* Thyro-pharyngeus et crico-pharyngeus : *Valsalv.*, *Morgagn.*, *Santorin.* = Pars cesophagæi, seu sphyncteris gulæ : *Cowp.* = Thyro et crico-pharyngien : *Winslow.* = Pharyngis constrictor inferior : *Albin.*, *Sœmmer.* = Portion du stylo-pharygien de *Chaussier.* = Crico-thyro-pharyngien : *Dumas.*

**B.** *Le Constricteur moyen* (Sabat., Boy., Port., Bich., etc.).

*Limites.* Situé au-dessus du précédent et couvert en partie en arrière par lui, il s'étend de l'intervalle qui sépare les deux cornes de l'os hyoïde à la partie moyenne postérieure du pharynx.

*Synonymes.* Hyo-pharyngeus : *Valsalv.*, *Morg.*, *Santorin.* = Pars œsophagæi seu sphyncteris gulæ : *Cowp.* = Hyo-pharyngien : *Winsl.* = Pharyngis constrictor medius : *Albin.*, *Sœmmer.* = Portion du stylo-pharyngien de *Chaussier.* = Hyo-glosso-basi-pharyngien : *Dumas.*

**C.** *Le Constricteur supérieur.*

*Limites.* Il occupe la partie supérieure du pharynx, et s'étend depuis l'apophyse basilaire de l'oc-

cipital, l'apophyse ptérygoïde, l'aponévrose ptérygo-maxillaire, la ligne oblique interne de la mâchoire et les côtés de la langue, jusqu'au pharynx,
dans l'épaisseur duquel il est en partie recouvert
par le constricteur moyen.

*Synonymes.* Il faut rapporter à ce muscle le
*milo-pharyngœus*, le *glosso-pharyngœus*, le *pté-
rygo-pharyngœus* de *Valsalv., Morgagn., Santor.*
= Le *mylo-glosse*, le *glosso-pharyngien*, le *pté-
rygo-pharyngien*, le *génio-pharyngien* de *Winsl.*
Pars œsophagæi seu sphyncteris gulæ : *Cowp.* =
Constrictor pharyngis superior : *Albin., Sœmmer.*
= Portion du stylo-pharyngien de *Chauss.* = Pté-
rigo-syndesmo-staphili-pharyngien : *Dumas.*

## D. *Le Stylo-Pharyngien.* (Winsl., Sabat., Boy., Bich., Chauss., Dumas, etc.)

*Limites.* En haut, l'apophyse styloïde du temporal ; en bas, le bord postérieur du cartilage
thyroïde.

*Synonymes.* Stylo-pharyngeus : *Riolan, Spigel,
Cowp., Albin., Sœmmer.* = Stylo-pharyngæus :
*Valsalv., Morgag., Santorin.*

*Préparation.* Pour disséquer facilement ces
quatre muscles, il faut, après avoir enlevé la voûte
du crâne et le cerveau, séparer du cadavre la
portion de la tête qui est située au-devant du grand
trou occipital ; ce que l'on peut exécuter de deux
manières : 1.° en faisant de haut en bas, avec la

scie, une coupe transversale entre les apophyses mastoïde et styloïde. L'instrument dirigé de cette manière passe immédiatement au-devant du grand trou de l'occipital et traverse la partie antérieure de ses condyles. 2.° On peut tout aussi facilement faire suivre à la scie, de chaque côté, le trajet de la suture qui unit la portion mastoïdienne du temporal et le bord postérieur du rocher à la partie antérieure du bord inférieur de l'occipital. Ces deux coupes obliques se trouvent séparées antérieurement par l'apophyse basilaire qu'il faut ensuite couper en travers avec un ciseau, un peu au-devant du grand trou occipital. Ce procédé est préférable au précédent, parce qu'on est moins exposé, en le suivant, à couper l'extrémité supérieure des muscles du pharynx et de la colonne vertébrale.

La tête étant sciée, coupez la trachée artère et l'œsophage au niveau de la partie supérieure du sternum, et enlevez la pièce pour achever de la préparer; ou bien renversez seulement la partie antérieure de la tête sur la poitrine sans couper la trachée artère et l'œsophage, si vous vous proposez d'étudier ces parties sur le même sujet.

Le reste de la préparation consiste à remplir la cavité du pharynx avec un corps mou quelconque non putrescible, à séparer ensuite du pharynx, avec le scalpel, les nerfs et les vaisseaux qui sont situés sur ses parties latérales; enfin, à enlever le tissu cellulaire.lâche., filamenteux qui forme une couche plus ou moins épaisse appliquée immédiatement sur les muscles pharyngiens. On parvient sans difficulté à les distinguer les uns des autres en se rappelant leurs limites et en faisant attention à la direction différente des fibres de chacun d'eux.

# Des Muscles intrinsèques du Larynx.

A. Le Crico-Thyroïdien ( Winsl., Chaus., Dum., et la plupart des autres anatomistes français).

*Limites.* En haut , le bord et la corne inférieurs du cartilage thyroïde; en bas, la partie antérieure et latérale du cartilage cricoïde.

*Synonymes.* Quartus propriorum laryngis : *Vésal.* = Primus musculorum propriorum laryngis : *Columb., Casser.* = Ex propriis laryngis musculus anterior exteriorque : *Fabric.* = Crico - thyroïdens anticus : *Riol., Spigel.* = Crico - thyroïdes : *Vesling., Verheyen, Santor.* = Crico-thyroïdeus : *Cowp.* = Crico - thyreoïdeus : *Albin., Sœmmer.* = Dilatateur antérieur : *Lieutaud.*

B. Le Crico-Aryténoïdien postérieur (Winsl., Chaussier, et la plupart des anatomistes français.

*Limites.* En haut, la partie externe et postérieure de la base du cartilage aryténoïde; en bas, la ligne saillante qui existe sur le milieu de la face postérieure du cartilage cricoïde.

*Synonymes*. Propriorum laryngis quintus et sextus : *Vésal.* = Secundus musculorum laryngis :
seu par cucullare : *Columb.*, *Casser.* = Ex propriis laryngis musculis posterior : *Fabric.* = Crico-
aritænoïdeus : *Riol.* = Crico-aritænoïdeus posticus : *Spygel.*, *Albin.*, *Sœmmerr.* = Crico-arytæ-
noïdius posticus : *Cowp.* = Crico-arytænoïdæus
posticus seu posterior : *Morgagn.*, *Dougl.* = Dilatateur postérieur : *Lieutaud.* = Crico-creti-ari-
thénoïdien : *Dumas.*

C. *Le Crico-Aryténoïdien-Latéral* (Winslow,
Chaussier, etc.).

• *Limites.* En haut, la partie externe antérieure
de la base du cartilage aryténoïde ; en bas, la partie
latérale du bord supérieur du cartilage cricoïde.

*Synonymes.* Propriorum laryngis septimus et
octavus : *Vésal.* = Musculorum laryngis tertius :
*Columb.*, *Casser.* = Ex propriis laryngis musculis, internorum primum par : *Fabric.* = Crico-
arytænoïdeus lateralis : *Spigel.*, *Albin. Sœmmer.*
= Crico-arytænoïdæus lateralis : *Dougl.* = Il forme, avec le suivant, le grand constricteur de *Lieutaud.* = Crico-lateri-arithénoïdien : *Dumas.*

D. *Le Thyro-Aryténoïdien* (Winsl., Chauss.,
Dumas, etc.).

*Limites.* Situé immédiatement au-dessus du
précédent, il se fixe en avant dans l'angle rentrant

du cartilage thyroïde ; en arrière, à la partie antérieure inférieure du cartilage aryténoïde.

*Synonymes.* Propriorum laryngis nonus et decimus : *Vésal.* = Ex propriis laryngis musculis,
internorum secundum par : *Fabric.* = Quartum
par laryngis propriorum : *Columb.*, *Casser.* =
Thyro-arytænoïdeus : *Riol.*, *Spigel.*, *Cowp.*, *Morgagn.* = Thyro-arytænoïdes ; Una cum thyro-
epiglottidæo majore : *Santor.* = Thyreo-aryæ-
noïdeus : *Albin.*, *Sœmmer.*

### E. *L'Aryténoïdien.*

Plusieurs anatomistes modernes, *Boyer*, *Bichat*,
*Chaussier*, considèrent comme un muscle impair
ce faisceau dans lequel on distingue des fibres obliques et transverses que *Winslow*, *Albinus* et beaucoup d'autres ont décrites comme formant trois
muscles distincts.

*Limites.* Les angles postérieurs externes des
deux cartilages aryténoïdes.

*Synonymes.* Les *fibres obliques* de ce muscle sont
l'arytænoïdæus minor de *Douglas.* = Le thyro-
arytænoïdes obliquus atque ary-epiglottidæus *de
Santorin.*=L'aryténoïdien croisé, le crico-aryténoïdien supérieur et l'aryténo-épiglottique de
*Winsl.*=L'aritænoideus obliquus d'*Albin.*, *Sœmmer.*=L'aryténoïdien oblique de *Sabat.*, *Port.*,
*Dumas.*

Les *fibres transverses* : propriorum laryngis un-

decimus, ac duodecimus : *Vésal.* = Musculus ex-
tremus laryngis omnium minimus : *Columb.* =
Musculus laryngis conjuge destitutus : *Casser.* =
Arytænoïdeus : *Riol.*, *Cowp.*, *Spigel.* = Aritæ-
noïdeus major : *Douglas.* = Arytænoïdeus pro-
prius : *De Marchett.* = Ary-arytænoïdis fibræ
interiores : *Morgagn.*, *Santorin.* = Arytænoïdes :
*Vesling.* = Arytænoïdeus transversus : *Albin.*,
*Sœmmer.* = Aryténoïdien transversal : *Winsl.*,
*Sabat.*, *Port.*, *Dumas.*

*Préparation.* On découvre le muscle crico-thyroïdien aussitôt qu'on a enlevé la glande thyroïde
et les muscles qui de l'os hyoïde et du cartilage
thyroïde descendent vers le sternum.

Pour mettre à découvert les autres muscles du
larynx il faut, 1.° fendre le pharynx de haut en
bas à sa partie moyenne; 2.° étendre, si faire se
peut, le cartilage thyroïde et le maintenir étendu
avec des épingles que l'on fixe sur la table; 3.° enlever la portion de membrane muqueuse du pharynx qui recouvre la partie postérieure du larynx,
ainsi que le tissu cellulaire qui se trouve dans les
interstices des muscles; 4.° enfin, quand on a étudié la disposition de leurs surfaces superficielles,
il faut les détacher successivement des cartilages
auxquels ils adhèrent pour reconnaître la disposition et les rapports de leurs fibres profondes.

# Muscles du Voile du Palais.

**A.** *Le Péristaphylin interne ou supérieur* ( Sabat.,
Boy., Port., Bich., etc.)

*Limites.* En haut, la partie antérieure de la face
inférieure du rocher et le cartilage de la trompe
d'*Eustache*; en bas, la partie moyenne du voile
du palais.

*Synonymes.* Secundum par musculorum, qui
faucibus dilatandis aut constringendis inserviunt :
*Fallop.*, *Spigel.* = Pterystaphylinus internus :
*Riol.* = Par internum gargareonis : *Vesling.* =
Pterygo-staphylinus internus : *De Marchett.* =
Sphæno-palatinus : *Cowp* = Salpingo-staphylinus :
*Valsalv.*, *Santorin.* = Columellæ musculus, in
triangularem expansionem deorsum productus,
seu spheno-palatinus : *Morgagn.*, *Cowp.* = Leva-
tor palati mollis : *Albin.*, *Sœmmer.* = Petro-sal-
pingo-staphylin ou salpingo-staphylin interne :
*Winsl.*, *Dumas.* = Petro-staphylin : *Chaussier.*

**B.** *Le Péristaphylin externe ou inférieur* ( Sabat.,
Boy., Port., Bich., etc.

*Limites.* En haut, la partie supérieure de l'aile
interne de l'apophyse ptérygoïde; vers le milieu
de sa longueur, le crochet qui termine cette aile ;
en bas et en dedans, une bande fibreuse dense et
assez serrée qui se trouve dans l'épaisseur de la
partie moyenne du voile du palais.

*Synonymes.* Primum par musculorum qui faucibus dilatandis aut constringendis inserviunt : *Fallop.*, *Spigel.* = Pterystaphylinus externus : *Riol.* = Pterygo-staphylinus externus : *De Marchett.* = Pterigo-palatinus seu spheno-pterygo-palatinus, seu pterygo-staphylinus : *Cowp.* = Palato salpingæus : *Valsalv.* = Pterigo-palatinus : *Morgagn.* = Spheno-salpingo-staphylin : *Winsl.*, *Dumas.* = Circumflexus palati : *Albin.*, *Sœmmer.* = Pterygo-staphylin : *Chaussier.*

C. *Le Palato-Staphylin* (Sabat., Boy., Port., Chaussier, Dumas).

*Limites.* En haut, un tissu aponévrotique fixé à l'épine nasale postérieure ; en bas, la luette.

*Synonymes.* Columellæ musculus teres, seu azygos uvulæ : *Morgagn.*, *Santorin.*, *Albin.*, *Sœmmer.* = Staphylins ou épistaphylins moyens : *Wins.* = Releveur de la luette : *Bich.*

D. *Le Pharyngo-Staphylin ou Palato-Pharyngien* (Sabat., Boy., Port., Bich., Dumas).

*Limites.* En haut, le bord postérieur de la voûte palatine ; dans sa partie moyenne, la portion de membrane muqueuse qui concourt à former le pilier postérieur du voile du palais ; en bas, la partie postérieure et supérieure du cartilage thyroïde.

*Synonymes.* Pharyngo-staphylinus : *Valsalv.* = Staphylino pharyngæus : *Morgagn.* = Thyreo-

staphylinus : *Dougl.* = Pars œsophagæi : *Cowp.* =
Palato-pharyngeus : *Santorin.* = *Winslow* a divisé ce muscle en trois parties qu'il a nommées
pharyngo-staphylin ; thyro-staphylin ; peristaphyli-
pharyngien. = *Chaussier* le considère comme une
portion du stylo-pharyngien.

E. *Le Glosso-Staphylin* ( Winsl., Sabat., Boy.,
Bich., Port., Chaus., Dumas, etc.)

*Limites.* Placé dans l'épaisseur du pilier antérieur du voile du palais, ce muscle s'étend de ce
voile à la base de la langue.

*Synonymes.* Glosso-staphylinus : *Valsalv.*, *Dou-*
*gl.*, *Cowp.* = Glosso-staphylinus seu glosso-pala-
tinus : *Santorin.* = Constrictor isthmi faucium :
*Albin.*, *Sœmmer.*

*Dissection.* Pour mettre à découvert les muscles
du voile du palais, il faut d'abord fendre le pharynx en arrière dans toute sa longueur, et couper
ses attaches à l'apophyse basilaire de l'occipital ;
2.° renverser en dehors les deux bords de la division ; 3.° absterger les mucosités qui se trouvent
sur la membrane muqueuse du voile du palais ;
4.° tirer cette partie en bas au moyen d'une érigne, afin de tendre les muscles que l'on va disséquer ; 5.° Enfin, enlever la membrane muqueuse
et la couche de follicules qui couvrent leur surface
postérieure, ainsi que la portion de cette membrane qui fait partie des piliers du voile.

On découvre ainsi successivement : 1.° sur la ligne médiane, l'azygos uvulæ; 2.° un peu plus en dehors, le péristaphylin interne; 3.° plus en dehors encore, le péristaphylin externe situé immédiatement au côté interne du grand ptérygoïdien et se réfléchissant ensuite en dedans en passant sur le crochet de l'apophyse ptérygoïde; 4.° le glosso-staphylin et le pharyngo-staphylin placés dans l'épaisseur des piliers du voile du palais et séparés l'un de l'autre par les glandes amygdales.

## Des Muscles qui sont situés au-devant de la partie antérieure et supérieure de la Colonne vertébrale.

### A. *Le Grand Droit antérieur de la Tête* (Winsl., Sabat., Boy., Bich, Port., etc.).

*Limites.* En haut, l'apophyse basilaire de l'occipital; en bas, le tubercule antérieur de l'apophyse transverse de la sixième vertèbre du cou; en dehors, les tubercules antérieurs des apophyses transverses des 3.°, 4.° et 5.° vertèbres cervicales.

*Synonymes. Vésale, Columbus, Fallope, Eustachi, Riolan,* ont décrit ce muscle sans lui donner de nom particulier. = Rectus internus major : *Cowp., Dougl.* = Rectus capitis internus major : *Albin.* = Rectus capitis anticus major : *Sœmmer.* = Grand trachelo-sous-occipital : *Chauss.* = Grand trachelo-basilaire : *Dumas.*

B. *Le Petit Droit antérieur de la Tête* (Winsl.,
   Sabat., Boy., Bich., Port., etc.).

*Limites.* En haut, l'apophyse basilaire de l'occipital, en arrière et un peu en dehors de l'insertion du grand droit ; en bas, la masse latérale de la
première vertèbre du cou et la base de son apophyse transverse.

*Synonymes.* Rectus internus minor : *Cowp.*,
*Dougl.*, *Albin.* = Rectus anticus minor : *Mor-*
*gagn.*, *Sœmmer.* =Petit trachelo-sous-occipital :
*Chauss.* =Petit trachelo-basilaire : *Dumas.*

C. *Le Long du Cou* (Winsl., Sabat., Boy., Bich.,
   Port., etc.)

*Limites.* En haut, le tubercule de l'arc antérieur de la première vertèbre du cou ; en bas, la
partie antérieure et latérale du corps de la 3.ᵉ vertèbre du dos.

*Synonymes.* *Vésale*, *Columbus*, *Eustachi* ont
connu ce muscle sans lui imposer de nom. = Longus : *Riol.*=Longus colli : *Spigel.*, *Cowp.*, *Dougl.*,
*Morgagn.*, *Albin.*, *Sœmmer.* = Pré-dorso-atloï-
dien : *Chauss.* = Pré-dorso-cervical : *Dumas.*

*Dissection.* Les muscles de cette région placés
derrière le pharynx, les nerfs et les vaisseaux
principaux du cou se voient dès qu'on a enlevé
ces parties. Mais afin de pouvoir reconnaître par-

---

faitement leur disposition il faut encore les isoler d'une couche de tissu cellulaire filamenteux qui couvre leur surface antérieure, et quand on a étudié le muscle grand droit, il devient nécessaire de le couper en travers près de son insertion à l'occipital et de le renverser ensuite en dehors, dans toute sa longueur, pour découvrir complétement le petit droit et le long du cou.

## Des Muscles qui occupent les régions latérales du Cou.

### A. Les Scalènes antérieur et postérieur (Boy., Bich., Port.).

Les anatomistes ne sont point d'accord sur le nombre et sur les limites des scalènes. *Albinus* et *Sœmmerring* en admettent cinq de chaque côté. *Sabatier* les réduit à trois. *Winslow* en décrit deux, l'un naissant de la première côte et le second de la deuxième, et il les considère chacun en particulier comme formé de deux parties distinctes. *Boyer, Portal, Bichat,* n'en comptent aussi que deux, séparés l'un de l'autre par les nerfs et par les vaisseaux axillaires. Enfin, *Chaussier* et *Dumas* n'en indiquent qu'un seul formé de deux faisceaux.

J'adopte la division de M. *Boyer* : 1.º parce que les différens faisceaux de fibres qui entrent dans la composition des scalènes ne sont nulle part aussi distincts les uns des autres que là où ils sont séparés en deux corps charnus par les vaisseaux et par les nerfs axillaires; 2.° parce que chacun de ces corps charnus a une direction et dés usages qui lui sont particuliers.

*Synonymes.* Tertius et quartus dorsum moventium : *Vésal.* = Secundus cervicis musculus : *Columb.* = Septimus, octavus et nonus thoracis : *Fallop.* = Scalenus : *Riol.* = Par triangulare : *Spigel.* = Scalenus, primus, secundus et tertius : *Cowp.*, *Dougl.* = Le premier et le second scalène : *Winsl.* = Scalenus prior; scalenus minimus; scaletenus lateralis; scalenus medius; scalenus posticus : *Albin.*, *Sœmmer.* = Costo-trachélien : *Chauss.* = Trachelo-costal : *Dumas.*

*Limites du scalène antérieur.* En haut, le sommet des apophyses transverses des 3.°, 4.°, 5.° et 6.° vertèbres du cou; en bas, le bord interne et la face supérieure de la première côte.

*Limites du postérieur.* En haut, le sommet des apophyses transverses des six dernières vertèbres du cou, quelquefois même ce scalène remonte jusqu'à la première; en bas, la face supérieure de la première côte et le bord supérieur de la seconde.

*Limites communes.* Le plexus brachial, l'artère axillaire.

*Dissection.* On peut attendre pour préparer les scalènes qu'on ait étudié les muscles grand et petit pectoral ainsi que le sous-clavier, parce qu'il faut, pour découvrir leur partie inférieure, désarticuler l'extrémité sternale de la clavicule et l'écarter de la poitrine. Si l'on préfère préparer les scalènes immédiatement après les muscles de la partie antérieure du cou, il faut d'abord ne les disséquer que jusqu'au niveau de la première côte et ne mettre à découvert leurs fibres qui s'insèrent à la seconde qu'après avoir vu les muscles qui s'attachent à la clavicule.

Les scalènes se trouvent apparens dans presque toute leur étendue quand on a enlevé le sterno-mastoïdien, l'omo-hyoïdien, quelques troncs nerveux et vasculaires, et une assez grande quantité de tissu cellulaire graisseux et de glandes lymphatiques qui couvrent leur surface superficielle.

En préparant ces muscles, conservez dans leur situation naturelle l'artère, la veine axillaire et les nerfs du plexus brachial.

B. *Le Droit latéral de la Tête* (Sabat., Boy., Bich., Port.).

*Synonymes. Fallope, Eustachi* l'ont indiqué sans lui donner de nom particulier: =Rectus lateralis: *Cowp., Dougl., Morgagn., Albin., Sœmmer.*=Le premier transversaire antérieur: *Winsl.* = Atloïdo-sous-occipital : *Chauss.* = Tracheli-atloïdo-basilaire : *Dumas.*

*Préparation.* Inclinez la tête du côté opposé au muscle que vous cherchez, et que vous trouverez situé profondément à la partie externe du condyle de l'occipital, entre l'éminence jugulaire de cet os et la partie antérieure de l'apophyse transverse de la première vertèbre du cou, couvert par la veine jugulaire interne et par une assez grande quantité de tissu cellulaire.

C. *Les Inter-Transversaires du Cou* (Sabat., Boy., Bich., Port.).

*Synonymes.* Musculi transversis processibus vertebrarum cervicis interjecti : *Cowp.* = Inter-transversales : *Dougl.* = Inter-transversarii priores et posteriores colli : *Albin.* = Inter-transversi priores et posteriores : *Sœmmer.* = Les petits transversaires du cou antérieurs et postérieurs : *Winsl.* = Inter-tracheliens : *Chauss., Dumas.*

*Préparation.* On trouve les inter-transversaires antérieurs entre les apophyses transverses des six dernières vertèbres cervicales, après avoir enlevé le grand droit antérieur de la tête derrière lequel ils sont situés; et les inter-transversaires postérieurs entre les cinq dernières vertèbres de la même région, derrière la branche antérieure des nerfs cervicaux.

## Des Muscles qui sont situés à la partie antérieure du Thorax.

### A. Le Grand Pectoral (Winsl., Sabat., Boy., Bich., Port.).

*Synonymes.* Primus brachium moventium : *Vésal.* = Primus humeri musculus : *Columb.* = Pectoralis : *Riol.*, *Verhey.*, *Cowp.*, *Dougl.*, *Albin.*, *Sœmmer.* = Sterno - huméral : *Chauss.* = Sterno - costo - clavio - huméral : *Dumas.*

*Limites.* En haut, 1.° la moitié interne du bord antérieur de la clavicule ; 2.° une couche de tissu cellulaire qui se prolonge obliquement en bas et en dehors depuis le milieu de la clavicule jusqu'au niveau de la partie inférieure de la coulisse bicipitale de l'humérus ; en dedans, la partie moyenne de la face antérieure du sternum, depuis la partie supérieure de cet os jusqu'au niveau du cartilage de la 6.° côte ; en bas, une ligne dirigée obliquement de l'extrémité sternale du cartilage de la 7.° côte vers le bord antérieur de l'aisselle qu'elle doit suivre dans toute son étendue.

*Dissection.* Faites à la peau, seulement, deux incisions sur le trajet des lignes que j'ai indiquées comme limites supérieures et internes du muscle ; écartez lentement le bras du tronc, et faites-lui exécuter un mouvement de rotation en dehors ; détachez ensuite de haut en bas et de dedans en dehors la peau, le tissu cellulaire graisseux, et la mamelle qui couvrent le grand pectoral, et faites toujours suivre au scalpel la direction des fibres musculaires qui, dans la position que vous avez donnée au membre, sont presque transversales vers la partie supérieure du muscle, et obliques en haut et en dehors vers sa partie inférieure.

**B.** *Le Petit Pectoral* (Winsl., Sabat., Boy., Bich., Port., etc.).

*Synonymes.* Musculus qui scapulam antrorsum agit, seu primus scapulam moventium : *Vésal.* = Secundus scapulæ : *Columb.* = Serratus minor : *Riol.* = Serratus anticus minor : *Vesling., Cowp., Dougl., Verhey.* = Serratus anticus : *Albin.* = Pectoralis minor : *Sœmmer.* = Costo-coracoïdien : *Chauss., Dumas.*

*Dissection.* Coupez en travers le grand pectoral vers sa partie moyenne; renversez en sens opposé les deux lambeaux de ce muscle, et à mesure que vous détacherez l'externe de haut en bas et de dedans en dehors, enlevez le tissu cellulaire graisseux qui le sépare du petit pectoral, que vous verrez étendu obliquement entre l'apophyse corracoïde et le bord supérieur des trois côtes qui sont situées au-dessous de la première ou de la seconde.

C. *Le Sous-Clavier* (Winsl., Sabat., Boy., Bich., Port., etc.).

*Synonymes.* Primus in altero latere thoracem moventium : *Vésal.* = Primus thoracis musculus : *Columb.* = Qui sub clavicula occultatur : *Fabric.* = Sub-clavius : *Riol., Cowp., Dougl., Albin., Sœmmer.* = Costo-claviculaire : *Chauss., Dumas.*

*Dissection.* Portez en haut le moignon de l'épaule ; coupez en travers le petit pectoral vers sa partie moyenne, et renversez ses deux lambeaux en sens opposé ; enlevez ensuite le tissu cellulaire graisseux qui remplit en grande partie l'intervalle qui existe entre la clavicule et le bord supérieur du petit pectoral, ainsi qu'une aponévrose qui descend de la clavicule et couvre le sous-clavier ; ménagez, en exécutant cette préparation, les vaisseaux axillaires qui passent au-dessous de ce muscle que vous trouverez entre le cartilage de la première côte, et la partie inférieure externe de la clavicule.

## Des Muscles qui sont situés à la partie postérieure du Tronc.

A. *Le Trapèze* (Winsl., Sabat., Boy., Bich., Port., etc.).

*Synonymes.* Secundus scapulam moventium : *Vésal.* = Cucullaris : *Columb., Spigel., Albin., Sœmmer.* = Cucullaris seu trapezius : *Cowp.,*

*Dougl.* = Trapezius : *Riol.* = Dorso - sus - acromien : *Chaussier.* = Occipiti-dorso-sus-acromien : *Dumas.*

*Limites.* En haut, le tiers interne de la ligne courbe supérieure de l'occipital ; en dedans, la ligne médiane, depuis l'occipital jusqu'à la partie inférieure du dos ; en haut et en dehors, le tiers externe du bord postérieur de la clavicule et une ligne remontant de ce bord au point de réunion des deux tiers externes de la ligne courbe supérieure de l'occipital avec son tiers interne ; en bas et en dehors, le bord dorsal de l'épine de l'omoplate et une ligne étendue entre la surface triangulaire qui termine cette épine en arrière, et l'apophyse épineuse de la onzième ou de la douzième vertèbre dorsale.

*Dissection.* Le trapèze placé immédiatement au-dessous de la peau, uni à cette membrane dans le voisinage des vertèbres par un tissu cellulaire très-serré, ne présentant que peu d'épaisseur dans plusieurs de ses régions, recouvrant un grand nombre de muscles dont il n'est séparé que par une couche cellulaire mince, est un muscle dont la préparation est assez difficile.

Pour l'exécuter, placez un billot assez volumineux sous la poitrine du sujet, poussez l'épaule en bas et en avant ; après avoir tendu de cette manière les fibres charnues, faites à la peau une incision depuis la protubérance occipitale externe jusqu'à la partie supérieure des lombes ; puis une seconde incision n'intéressant aussi que les tégumens, perpendiculaire à la première, depuis l'angle rentrant formé par la clavicule et l'acromion jusqu'à l'apophyse épineuse de la première vertèbre du dos.

Ces deux incisions donnent deux lambeaux qu'il faut disséquer successivement ; le supérieur de bas en haut, l'inférieur de haut en bas, en faisant toujours suivre au scalpel la direction des fibres charnues qui sont transversales vers la partie moyenne du muscle ; obliques de bas en haut, de dehors en dedans vers sa partie supérieure ; et obliques aussi de dehors en dedans, mais de haut en bas dans sa portion inférieure. Il est important d'être prévenu que le trapèze, près de son insertion à l'occipital, vers les parties inférieures du cou, supérieure et inférieure du dos, présente des aponévroses que l'on peut enlever avec les tégumens, si l'on n'exécute pas avec précaution la préparation que je viens d'indiquer.

B. *Le Grand Dorsal ou très-large du Dos* (Winsl., Sabat., Boy., Bich., Pott., etc.).

*Synonymes.* Quartus brachii seu humeri musculorum : *Vésal., Columb., Fallop.*═Latissimus, ani scalptor, aut dorsalis maximus : *Laurent.* ═ Ani scalptor, ani tersor, latissimus : *Riol.* ═ Latissimus dorsi, sive ani scalptor : *Cowp.* ═ Latissimus dorsi : *Dougl.*, *Albin.*, *Sœmmer.* = Lombo-huméral : *Chauss.* = Dorsi-lumbo-sacro-huméral : *Dumas.*

*Limites.* Le bras étant écarté du corps, le grand dorsal se trouve compris entre les quatre lignes suivantes : la 1.$^{re}$, presque horizontale, s'étend du bord postérieur de l'aisselle à la colonne vertébrale; la 2.$^e$ naît de l'extrémité interne de celle-ci et se termine à la partie inférieure du sacrum; la 3.$^e$ se prolonge du bord postérieur de l'aisselle à la partie moyenne de la crête de l'os des îles; la 4.$^e$ suit d'abord la direction de la partie postérieure de la crête de l'os des îles, et depuis l'extrémité postérieure de cette crête, se dirige obliquement vers la partie moyenne inférieure du sacrum.

*Dissection.* La préparation du grand dorsal présente autant et peut-être même plus de difficultés que celle du trapèze, et exige les mêmes précautions. Commencez par tendre ses fibres charnues en plaçant un billot volumineux sous la partie supérieure de l'abdomen et en écartant le bras du tronc; fendez le trapèze horizontalement au niveau de la partie postérieure de l'épine de l'omoplate et renversez de dehors en dedans la partie inférieure de ce muscle; incisez les tégumens le long de la partie postérieure de la colonne vertébrale jusque vers la partie inférieure du sacrum; incisez aussi la peau parallèlement au bord supérieur du grand dorsal; disséquez ensuite, de haut en bas, les tégumens et le tissu cellulaire graisseux qui couvrent ses fibres charnues et ses aponévroses. En exécutant cette partie de la préparation, isolez avec soin les digitations du très-large du dos qui s'insèrent aux côtes, ainsi que sa portion qui contribuant à former le bord postérieur de l'aisselle, se contourne sous le grand rond et va s'insérer au bord postérieur de la coulisse bicipitale de l'humérus.

C. *L'Angulaire* (Winsl., Sabat., Boy., Bich., Port.).

*Synonymes.* Tertius scapulæ musculus : *Vésal.*, *Columb.* = Levator proprius scapulæ : *Laurent.* = Levator : *Riol.* = Scapulam attollens, levator, patientiæ musculus : *Spigel.* = Levator scapulæ : *Cowp.*, *Morgagn.*, *Albin.* = Levator anguli scapulæ : *Sœmmerr.* = Elevator seu musculus patientiæ : *Dougl.* = Le releveur propre de l'omoplate : *Winsl.* = Trachélo-scapulaire : *Chauss.* = Trachelo-anguli-scapulaire : *Dumas.*

*Dissection.* Coupez la portion supérieure du trapèze le long de l'épine de l'omoplate et du bord postérieur de la clavicule; renversez-la sur le muscle du côté opposé en la disséquant de dehors en dedans, et autant que possible suivant la direction des fibres des muscles qu'elle recouvre; enlevez en même temps, de dehors en dedans et de bas en haut, les tégumens qui couvrent la partie moyenne de l'angulaire, ainsi que l'extrémité supérieure du sterno-mastoïdien sous laquelle il est en partie caché.

Il est facile de reconnaître l'angulaire à ses insertions qui ont lieu à l'angle postérieur de l'omoplate et aux apophyses transverses des trois ou quatre premières vertèbres du cou.

## D. *Le Rhomboïde* (Winsl., Sabat, Boy., Bich., Port.).

*Synonymes.* Quartus scapulæ musculus : *Columb.* == Rhomboïdes : *Laurent., Riol., Spigel., Cowp.* == Dorso - scapulaire : *Chauss.* == Cervicidorso-scapulaire : *Dumas.*

*Vésale, Douglas, Albinus, Sœmmerring* ont divisé le rhomboïde en deux portions qu'ils ont nommées *petit rhomboïde* ou *rhomboïde supérieur,* et *grand rhomboïde* ou *rhomboïde inférieur.*

*Dissection.* Coupez le très-large du dos en travers au niveau de l'angle inférieur de l'omoplate et près de ses insertions aux côtes; disséquez ce muscle, de dehors en dedans et de haut en bas, jusqu'au niveau de la ligne où son aponévrose devient adhérente à celles des muscles qu'il recouvre, et dont sa portion charnue n'est séparée que par une couche assez mince de tissu cellulaire. Cette dissection achevée, on apperçoit le rhomboïde dans toute son étendue. Placé immédiatement au-dessous de l'angulaire, ce muscle est situé entre le bord spinal de l'omoplate, la partie inférieure du ligament cervical postérieur et les apophyses épineuses des premières vertèbres du dos.

E. *Le Dentelé postérieur supérieur* (Winsl., Boy., Port.).

*Synonymes.* Tertius in altero latere thoracem hominis moventium : *Vésal.* = Tertius thoracis musculus : *Columb.* = Musculus ad supremam dorsi partem prope cervicem : *Fabric.* = Serratus posticus superior : *Riol.*, *Spigel*, *Vesling.*, *Albin.*, *Cowp.*, *Dougl.*, *Verhey.*, *Morgagn.*, *Sœmmer.* = Petit dentelé postérieur supérieur : *Sabat.* = Petit dentelé supérieur : *Bich.* = Dorso-costal : *Chauss.* = Cervici-dorso-costal : *Dumas.*

*Dissection.* Coupez en travers l'angulaire, le rhomboïde ; renversez en sens opposé et avec précaution, les lambeaux produits par ces incisions ; écartez du tronc le bord spinal de l'omoplate, et vous apperçevrez le dentelé postérieur et supérieur situé obliquement entre la partie inférieure du ligament cervical postérieur, la 7.ᵉ vertèbre du cou, les premières vertèbres du dos, et le bord supérieur des 2.ᵉ, 3.ᵉ, 4.ᵉ, 5.ᵉ côtes.

F. *Le Dentelé postérieur inférieur* (Winsl.,
Boy., Port.).

*Synonymes.* Quintus in altero latere thoracem
hominis moventium : *Vésal.* = Quartus thoracis
musculus : *Columb.* = Musculus ad infimam dorsi
partem, una cum alio musculo exiguo prædicto
super posito : *Fabric.* = Serratus posticus inferior :
*Riol.*, *Albin.*, *Spigel.*, *Vesling.*, *Cowp.*, *Verhey.*,
*Dougl.*, *Morgagn.*, *Sœmmer.* = Petit dentelé postérieur inférieur : *Sabat.* = Petit dentelé inférieur :
*Bich.* = Lombo-costal : *Chauss.* = Dorsi-lumbo-
costal : *Dumas.*

*Dissection.* Cherchez le dentelé inférieur entre
les dernières vertèbres du dos, les trois premières des lombes et le bord inférieur des quatre
dernières côtes. Sa portion charnue a été mise à
découvert lorsqu'on a renversé en dedans le très-
large du dos; mais les aponévroses de ces deux
muscles sont tellement adhérentes près de la colonne vertébrale qu'il est impossible de les séparer.

Les deux dentelés postérieurs sont unis par une
aponévrose mince qui remplit à l'égard des muscles des gouttières vertébrales les usages d'aponévrose d'enveloppe, et dont il faut étudier la disposition en même temps que celle des muscles
entre lesquels elle est étendue.

G. *Le Splénius* (Winsl., Sabat., Boy., Bich.).

*Synonymes.* Primum par, aut caput aut primam vertebram movens : *Vésal.* ═ Primus caput movens : *Fallop.* ═ Splenius : *Riol.*, *Cowp.* ═ Primum par caput extendentium : *Casser.*, *Spigel.* ═ Splenius ou mastoïdien postérieur, divisé en portion supérieure et inférieure : *Winsl.* ═ Splenius capitis et splenius colli : *Eustach.*, *Albin.*, *Sœmmer.* ═ Splénius de la tête et splénius du cou : *Portal.* ═ Cervico-mastoïdien et dorso-trachélien : *Chauss.* ═ Cervico-dorso-mastoïdien et dorso-trachelien : *Dumas.*

*Dissection.* Lorsque l'on a préparé le dentelé postérieur et supérieur, comme je l'ai indiqué précédemment, il suffit, après qu'on a étudié la disposition de ce muscle, de le couper en travers et de renverser ses deux extrémités en sens opposé pour découvrir les deux portions du *splénius.* Celle que l'on a nommée *splénius de la tête,* se fixe supérieurement à la face externe de l'apophyse mastoïde et aux inégalités placées au-dessous de la moitié externe de la ligne courbe supérieure de l'occipital ; inférieurement à la partie inférieure du ligament cervical postérieur, aux apophyses épineuses de la dernière vertèbre du cou et de la première du dos. Le *splénius du cou* s'insère en haut aux apophyses transverses des trois premières vertèbres cervicales, et en bas aux apophy-

ses épineuses des quatre ou cinq vertèbres du dos
placées au-dessous de la première.

## Des Muscles qui occupent les Gouttières vertébrales.

A. *Le Sacro-Lombaire* (Winsl., Sabat., Boy.,
Bich., Port., etc.).

*Synonymes.* Quartus thoracem moventium :
*Vésal., Fallop.* = Quintus thoracis musculus :
*Columb.* = Sacro lombus : *Laurent., Riol., Die-
merbroeck, Verhey., Morgagn.* = Sacro-lumbalis
*Cowp., Albin., Sœmmer.* = Le sacro-lombaire est
la portion externe ou dorso-trachélienne du muscle *sacro-spinal* de *Chaussier.* = Et le lumbo-
costo-trachelien de *Dumas.*

Il faut rapporter à ce muscle les faisceaux charnus et tendineux qui font suite à sa portion dorsale et qui sont insérés aux apophyses transverses
des cinq dernières vertèbres du cou. Ces faisceaux
forment un petit corps charnu que l'on a nommé
*accessoire du sacro-lombaire, cervicalis descen-
dens Diemerbroeckii,* et que *Winslow* a désigné
sous le nom de *transversaire grêle* ou *transversaire collatéral du cou.*

*Limites.* En haut, l'apophyse transverse de la
seconde vertèbre du cou ; en bas, la partie inférieure de la face postérieure du sacrum ; en dehors, les apophyses transverses des cinq dernières

vertèbres du cou, les angles des côtes, l'angle rentrant formé par l'écartement des feuillets postérieur et moyen de l'aponévrose postérieure du transverse de l'abdomen, enfin, la partie la plus reculée de la crête de l'os des iles; en dedans, une couche de tissu cellulaire plus ou moins épaisse, et des filets des branches postérieures des nerfs vertébraux le séparent jusque vers la partie supérieure des lombes, du long dorsal avec lequel il est confondu inférieurement.

*Dissection.* Le splénius ayant été étudié, faites glisser vers la partie moyenne du cou le manche d'un scalpel sous le bord interne de ce muscle, et faites-le sortir sous son bord externe afin de le séparer de ceux qu'il recouvre. Coupez-le en travers en cet endroit, et renversez son extrémité supérieure en haut et en dehors, son extrémité inférieure sur le muscle opposé; incisez le long des apophyses épineuses, l'aponévrose qui est étendue entre les deux dentelés, et renversez-la sur les côtes ainsi que le dentelé postérieur et inférieur. Enlevez le tissu cellulaire graisseux qui est placé sous cette aponévrose; isolez les uns des autres les quinze ou seize tendons que présente le sacro-lombaire le long de son bord externe, puis séparez ce muscle du long dorsal et du transversaire du cou, en commençant cette séparation vers le milieu du dos où la couche celluleuse qui est interposée entre ces muscles présente plus d'épaisseur. Inférieurement, le sacro-lombaire et le long dorsal sont unis si intimement qu'il est impossible de les séparer. Terminez cette préparation en renversant *complétement* le sacro-lombaire de dedans en dehors, jusque vers la partie inférieure du dos, afin de mettre à découvert les douze tendons par lesquels il s'attache à la partie supérieure de l'angle des côtes.

B. *Le Long Dorsal* (Winsl., Sab., Boy., Bich., Port., etc.).

*Synonymes.* Undecimus et duodecimus dorsum moventium : *Vésal.* = Secundus musculus dorsi: *Columb.* = Quintus dorsi : *Fallop.* = Semispinatus : *Riol.* = Dorsi longissimus : *Spigel.*, *Cowp.*, *Dougl.*, *Morgagn.*, *Albin.*, *Sœmmer.* = Portion costo-trachélienne du sacro-spinal de *Chaussier.* = Lombo-dorso-trachélien : *Dumas.*

La plupart des anatomistes modernes considèrent, comme faisant partie du long-dorsal, plusieurs petits faisceaux musculaires superficiels terminés par des tendons très-grêles, qui sont ordinairement assez distincts de son bord interne vers la partie supérieure du dos, et qui s'insèrent aux apophyses épineuses des vertèbres de cette région. Ces faisceaux ont été considérés comme un muscle particulier qu'*Albinus* a nommé *spinalis dorsi*, et *Winslow*, grand épineux du dos.

*Dissection.* Le sacro-lombaire ayant été renversé

en dehors laisse à découvert le côté externe du long dorsal et les bandelettes aponévrotiques qui en naissent et qui s'insèrent au bord inférieur des sept ou huit dernières côtes. On ne peut appercevoir le côté interne de ce muscle dans toute son étendue qu'après avoir coupé les languettes aponévrotiques superficielles par lesquelles il s'attache aux apophyses épineuses des vertèbres du dos, après quoi il faut le séparer vers le milieu de cette région du transversaire épineux, et supérieurement, du transversaire du cou et du grand complexus, en procédant de la même manière que pour le sacro-lombaire, afin de voir ses douze petits tendons internes qui se fixent au sommet des apophyses transverses des vertèbres du dos.

Après avoir étudié le sacro-lombaire et le long dorsal dans leur situation naturelle, il faut enlever successivement les différens faisceaux de fibres charnues et aponévrotiques dont ils sont composés, pour acquérir des idées exactes sur leur quantité, leur direction, leurs rapports immédiats avec les différentes parties qu'elles recouvrent ou auxquelles elles s'insèrent.

## C. *Le Transversaire* (Boy., Bich.).

*Synonymes.* Quintus et sextus dorsum moventium : *Vésal.* = Tertius cervicis : *Columb.* = Secundi paris dorsi musculorum principium prius : *Fallop.* = Transversarius : *Riol.* = Transversalis :

*Spigel.*=Transversalis cervicis: *Albin.*, *Sœmmer.*
= Le grand transversaire du cou : *Winsl.* =
*Sabatier*, *Chaussier*, *Portal*, *Dumas* l'ont considéré comme *l'origine* ou comme l'accessoire *du
long dorsal.*

*Limites.* En haut et en dehors, les apophyses
transverses des cinq ou six dernières vertèbres du
cou; en bas, les apophyses transverses de la 3.ᵉ,
4.ᵉ, 5.ᵉ, 6.ᵉ et 7.ᵉ vertèbre du dos.

*Dissection.* Ce muscle est constamment confondu avec le long dorsal à la partie interne et supérieure duquel il se trouve placé. Aussi, pour le
trouver, le meilleur procédé est-il de renverser
fortement la portion supérieure du long dorsal
en dehors; on souleve en même temps le transversaire qui correspond de haut en bas par son
côté externe à la portion cervicale du sacro-lombaire, à l'angulaire, au splénius, et se trouve en
rapport, par son côté interne, avec le petit complexus dont il est souvent difficile de l'isoler, surtout vers la partie inférieure du cou.

## D. *Le Petit Complexus* (Winsl., Sabat., Boy., Bich., etc.)

*Synonymes.* Tertius caput movens : *Fallop.*=
Trachelo-mastoïdeus: *Eustach.*, *Albin.*, *Sœmmer.*
=Complexus seu tertia pars secundi caput extendentium : *Casser.*, *Spigel.* = Petit complexus ou
mastoïdien latéral: *Winsl.* = Regardé comme une

portion du sacro-lombaire par *Portal*.=Trachélo-
mastoïdien : *Chauss.*, *Dumas*.

*Dissection.* Le transversaire du cou ayant été
renversé en dehors, le petit complexus doit être
isolé de haut en bas, de dedans en dehors, du
grand complexus, sur lequel il est appliqué depuis
l'apophyse mastoïde à laquelle il se fixe supérieurement immédiatement au-dessous du splénius,
jusqu'aux apophyses transverses des quatre dernières vertèbres du cou auxquelles il s'attache inférieurement.

### E. *Le Grand Complexus* (Sabat., Boy., Bich., Port.).

*Synonymes.* Secundum par caput movens : *Vésal.*, *Fallop.* = Complexus aut biventer cervicis :
*Eustach.* = Prima et secunda pars, secundi caput
extendentium, seu trigeminus : *Casser.*, *Spigel.*
= Pars complexi : *Riol.*, *Cowp.*, *Winsl.* = Biventer cervicis et complexus : *Albin.*, *Sœmmer.*
= Trachélo-occipital : *Chauss.* = Dorsi-trachelo-
occipital : *Dumas.*

*Dissection.* On apperçoit la partie supérieure des
grands complexus entre les splénius dès qu'on a
enlevé le trapèze, et on découvre ces muscles dans
toute leur étendue lorsque l'on a disséqué, comme
je l'ai indiqué, les splénius, le sacro-lombaire, le
long dorsal, le transversaire, le petit complexus.

qui sont en rapport avec sa face postérieure. Il est d'ailleurs facile de reconnaître ce muscle volumineux à ses attaches; il s'insère supérieurement au-dessous de la partie moyenne de la ligne courbe supérieure de l'occipital; en dehors, aux apophyses transverses des six dernières vertèbres du cou et des quatre ou cinq premières vertèbres du dos, et assez fréquemment par son bord interne aux apophyses épineuses de la dernière vertèbre du cou et des deux premières du dos.

Il faut, pour découvrir les rapports profonds de ce muscle, le couper très-près de l'occipital et le renverser ensuite de dedans en dehors, en enlevant en même temps le tissu cellulaire graisseux qui l'unit aux muscles droits et obliques de la tête ainsi qu'au transversaire épineux.

F. *Le Grand Droit postérieur de la Tête* (Winsl., Sabat., Boy., Bich., Port.).

*Synonymes.* Tertii paris caput moventium : *Vésal.*=Tertius musculus caput movens : *Columb.* Major rectus : *Riol.* = Rectus major : *Spigel.*, *Cowp.*, *Dougl.*=Rectus capitis posticus major : *Albin.*, *Sœmmer.* = Axoïdo-occipital : *Chauss.* = Spini-axoïdo-occipital : *Dumas.*

*Limites.* En haut, les inégalités placées au-dessous de la partie externe de la ligne courbe supérieure de l'occipital; en bas, la partie latérale et supérieure du sommet de l'apophyse épineuse de la seconde vertèbre du cou.

*Dissection.* On voit ce muscle dès que l'on a renversé le grand complexus en dehors.

### G. *Le Petit Droit postérieur de la Tête* (Sabat., Boy., Port.).

*Synonymes.* Est quarti paris caput moventium : *Vésal.* = Quartus musculus caput movens : *Columb.* = Rectus minor : *Riol.*, *Spigel.*, *Cowp.*, *Dougl.* = Rectus capitis posticus minor : *Albin.*, *Sœmmer.* = Petit droit : *Winsl.*, *Bich.* = Atloïdo-occipital : *Chauss.* = Tuber - atloïdo - occipital : *Dumas.*

*Limites.* Le petit droit est étendu entre la partie inférieure occipital et la partie moyenne de l'arc postérieur de la première vertèbre.

*Dissection.* Coupez le grand droit près de son attache inférieure et renversez-le de bas en haut.

### H. *Le Petit Oblique ou Oblique supérieur de la Tête* (Winsl., Sabat., Boy., Bich., Port.).

*Synonymes.* Est quinti paris caput moventium : *Vésal.* = Sextus caput movens : *Columb.* = Sextus capitis : *Fallop.* = Obliquus musculus, qui retro à transverso primæ vertebræ processu in caput inseritur : *Eustach.* = Obliquus minor : *Riol.*

= Paris obliqui superioris : *Spigel.* = Obliquus superior : *Cowp., Dougl., Albin., Sœmmer.* = Atloïdo-sous-mastoïdien : *Chauss.* = Tracheloatloïdo-occipital : *Dumas.*

*Limites.* En haut, la partie inférieure et externe de la ligne courbe supérieure de l'occipital; en bas, l'apophyse transverse de la première vertèbre du cou.

### I. *Le Grand Oblique ou Oblique inférieur* (Winsl., Sabat, Boy., Bich., Port.).

*Synonymes.* Est sexti paris caput moventium : *Vésal.* = Quintus caput movens : *Columb.* = Septimus capitis : *Fallop.* = Parvus musculus a secundæ vertebræ spina in processum transversum primæ obliquè infixus : *Eustach.* = Obliquus major : *Riol.* = Obliquus inferior : *Spigel., Cowp., Dougl., Albin., Sœmmer.* = Axoïdo-atloïdien : *Chauss.* = Spini-axoïdo-tracheli-atloïdien : *Dumas.*

*Limites.* En haut, l'apophyse transverse de la première vertèbre du cou; en bas, l'apophyse épineuse de la seconde.

*Dissection.* Il faut, pour découvrir complétement ces deux muscles, que l'on reconnaît facilement à leurs limites et à leur grande obliquité, renverser tout-à-fait en dehors l'extrémité supérieure du grand complexus.

## K. *Le Transversaire épineux* (Sabat., Boy., Bich., Port., etc.).

*Synonymes.* Ce muscle, tel qu'il est décrit par *Sabatier, Boyer, Bichat,* etc., comprend une multitude de petits faisceaux que l'on a décrits comme des muscles distincts les uns des autres quoiqu'ils ne le soient pas, et auxquels on a donné des noms particuliers. *Albinus* qui avait déjà beaucoup réduit le nombre de ces muscles, décrit encore séparément les trois suivans : *Semi-spinalis dorsi; Spinalis cervicis; Multifidus spinæ.* Le transversaire-épineux est la portion lombo-cervicale du sacro-spinal de *Chaussier;* et le transverso-spinal de *Dumas* (1).

*Dissection.* Il suffit de renverser le long dorsal en dehors pour découvrir le transversaire épineux, et il faut ensuite disséquer isolément les différens faisceaux dont il est composé pour reconnaître leur longueur, leur nombre, leurs attaches, etc.

## L. *Les Muscles inter-épineux du Cou* (Sabat., Boy., Bich., Port., Dumas).

La plupart des anatomistes ont encore décrit

---

(1) Je renvoie à l'ouvrage d'Albinus, *Hist. musc.*, cap. CXV, CXVI, CXXII, CXXV, CXXVI, ceux qui désireront des détails plus étendus sur la synonymie de ce muscle.

des muscles inter-épineux du dos et des lombes; mais il n'en existe pas dans ces régions.

*Synonymes.* Inter-spinales colli : *Cowp.*, *Dougl.*, *Albin.*, *Sœmmer.* = Les petits épineux du cou : *Winsl.* = Les inter-cervicaux : *Chauss.*

*Préparation.* Séparez de la colonne vertébrale la partie supérieure du transversaire épineux.

## Les Transversaires ou Inter-Transversaires du Cou, du Dos et des Lombes (Winsl., Sabat., Boy., Bich., Port.).

*Synonymes.* Inter-transversales : *Dougl.* = Inter-transversarii colli, dorsi, lumborum : *Albin.*, *Sœmmer.*, etc.

*Dissection.* Cherchez ces muscles entre les apophyses transverses, après avoir enlevé ceux qui remplissent les gouttières vertébrales.

## Des Muscles qui sont situés sur les parties latérales de la Poitrine et derrière le Sternum.

### A. Le Grand Dentelé (Winsl., Sabat., Boy., Bich., Port.).

*Synonymes.* Secundus in altero latere thoracem moventium : *Vésal.* = Secundus thoracis musculus : *Columb.* = Serratus major : *Riol.* = Serratus major anticus : *Verhey.*, *Cowp.*, *Dougl.*, *Morgagn.* = Serratus magnus : *Albin.*, *Sœmmer.* =

Costo-scapulaire : *Chauss.* = Costo-basi scapulaire: *Dumas.*

*Limites.* En avant, la face externe des huit ou neuf premières côtes ; en arrière, les angles supérieur et inférieur et le bord spinal de l'omoplate.

*Préparation.* Luxez l'extrémité sternale de la clavicule ou bien sciez cet os vers son milieu ; écartez du tronc le bord axillaire de l'omoplate, et après avoir enlevé le grand et le petit pectoral, emportez le tissu cellulaire graisseux qui environne les vaisseaux et les nerfs axillaires dont vous conserverez les troncs principaux ; isolez avec soin, les unes des autres, les digitations du grand dentelé, et séparez les quatre dernières des dentelures supérieures du grand oblique de l'abdomen, toujours en faisant suivre au scalpel la direction des fibres charnues qui sont presque transversales vers la partie supérieure du muscle, et très-obliques en bas et en avant vers sa partie inférieure.

### B. *Les Sur-Costaux* (Winsl, Sabat., Bich., Port., Dumas).

*Synonymes.* Inter-costalium externorum initium primum a transversis vertebrarum processibus : *Spigel.* = Levatores costarum : *Morgagn. Stenon., Douglas.* = Supra-costales breves et longi: *Verhey.* = Inter-costalium externorum partes : *Cowp.* = Levatores breves et longiores costarum : *Albin.*, *Sœmmer.* = Considérés comme des appendices des inter-costaux externes par *Boyer*, *Chaussier.*

C. *Les Inter-Costaux externes* (Winsl., Chauss., etc.).

*Synonymes.* Externi inter-costales : *Vésal.*, *Arant.*, *Riol.*, *Cowp.*, *Dougl.*, *Heist.*, *Albin.*, *Sœmmer.* = Inter-costales exteriores : *Columb.*, *Fallop.*, *Stenon.* = Inter-lateri-costaux : *Dumas.*

D. *Les Inter-Costaux-internes* (Winsl., Chauss., etc.).

*Synonymes.* Interni inter-costales : *Vésal.*, *Cowp.*, *Dougl.*, *Arant.*, *Riol.*, *Albin.*, *Sœmmer.* = Inter-costales interiores : *Fallop.*, *Stenon.* = Inter-plevri-costaux : *Dumas.*

E. *Les Sous-Costaux* (Winsl., Sabat., Port., Dumas).

*Synonymes.* Costarum depressores proprii : *Cowp.*, *Dougl.* = Intra-costales : *Verhey.*, *Morgagn.* = Ces muscles ont été considérés par *Albinus*, *Boyer*, *Chaussier* comme des appendices des muscles inter-costaux-internes et n'ont point été décrits par eux en particulier.

F. *Le Triangulaire du Sternum* (Winsl., Boy., Bich., etc.).

*Synonymes.* Sextus thoracis : *Vésal.*, *Columb.*,

*Fallop.* = Qui internæ sterni sedi apponitur : *Fa-bric.* = Triangularis seu pectoralis internus : *Riol.*, = Triangulares sterni : *Stenon, de Marchet., Cowp., Dougl., Albin.* = Sterno costales : *Ver-hey., Santor.* = Sterno-costaux : *Winsl., Sabat., Port., Chauss.* = Sterno - costalis : *Sœmmer.* = Sterno-costal : *Dumas.*

*Préparation.* Pour mettre à découvert les muscles sur-costaux et les inter-costaux externes, il faut enlever les différens muscles par lesquels ils sont recouverts, tels que le grand et le petit pectoral, la partie supérieure du grand oblique de l'abdomen, le grand dentelé, les dentelés postérieurs et les faisceaux externes des muscles des gouttières vertébrales.

On peut préparer les muscles inter-costaux internes de dehors en dedans, en enlevant avec précaution les muscles inter-costaux externes dont ils sont séparés par une couche assez mince de tissu cellulaire ; ou ce qui vaut mieux, on les découvre de dedans en dehors en enlevant la plèvre qui les revêt, après avoir ouvert la poitrine, ce qu'il est d'ailleurs nécessaire de faire pour voir les sous-costaux, le triangulaire du sternum et la face thorachique du diaphragme.

On ouvre cette cavité en sciant les côtes de chaque côté à la réunion de leur tiers antérieur avec leurs deux tiers postérieurs.

# Des Muscles superficiels de la région inférieure du Tronc considérés dans l'Homme.

**A.** *Le Bulbo-Caverneux* (Winsl., Sabat., Boy., Bich., Port.).

*Synonymes.* Primus penis musculus : *Vésal., Columb., Laurent.* = Inferior sive urethram trahens : *Spigel.* = Musculus urethræ seu accelerator : *Riol.* = Accelerator urinæ : *Cowp., Dougl.* = Dilatator urethræ sive accelerator seminis et urinæ : *De Marchett.* = Urethram dilatans : *De Graaf.* = Accelerator : *Morgagn., Santor., Albin., Sœmmer.* = Bulbo-uréthral : *Chaussier.* = Bulbo-syndesmo-caverneux : *Dumas.*

*Sabatier, Chaussier* considèrent ce muscle comme impair.

*Limites.* Ce muscle placé à la partie inférieure du pénis, s'étend depuis la partie postérieure du bulbe de l'urethre jusqu'au devant de la symphyse des pubis sur les parties latérales du même canal.

**B.** *Le Transverse du Périné* (Winsl., Sabat., Bich., Port., etc.).

*Synonymes.* Levator ani parvus, seu externus *Riol.* = Transversalis : *Barthol.* = Transversalis penis : *Cowp., Santor.* = Penis seu urethræ musculus transversus : *Morgagn.* = Transversus perinæi : *Albin., Sœmmer.* = Dilatateur qui part de

la tubérosité sciatique : *Littre.* = Ischio-périnéal :
*Chauss.* = Ischio-pubi-prostatique : *Dumas.*

*Santorini, Albinus, Winslow, Sœmmerring, Dumas*, décrivent deux muscles transverses du périné. *Santorini* nomme le second *urethræ elevator seu ejaculator,* et *Winslow, ischio-prostatique.* Ces deux muscles transverses ne sont pas ordinairement distincts l'un de l'autre.

*Limites.* En dehors, la partie interne de la tubérosité de la branche de l'ischion ; en dedans, il s'unit avec son semblable, le bulbo-caverneux et le sphincter superficiel de l'anus.

## C. *L'Ischio-Caverneux* (Winsl., Sabat., Boy., Bich, Port., Dumas).

*Synonymes.* Tertius et quartus penis musculus : *Columb.* = Erector penis : *Riol., Cowp., Verhey., Dougl., Albin., Sœmmer.* = Collateralis sive penem erigens : *Spigel.* = Ischio-uréthral : *Chauss.*

*Limites.* En arrière, la lèvre interne de la tubérosité sciatique ; en avant, les parties latérales de l'urethre et des corps caverneux, au-devant de la symphyse des pubis.

## D. *Le Sphincter externe ou Sphincter Cutané de l'Anus* (Sabat., Boy., Port., etc.).

*Synonymes.* Musculus orbiculatim intestino obductus ; *Vésal.* = Musculus orbicularis recti intestini, sphincter dictus : *Columb.* = Spincter primus et externus, carnosus : *Riol.* = Constrictor ani : *Spigel.* = Sphincter ani : *Cowp.*, *Santorin.* = Sphincter externus : *Dougl.*, *Albin.*, *Sœmmer.* = Sphincters cutanés supérieur et inférieur : *Winsl.* = Constricteur de l'anus : *Bichat.* = Coccygio-anal : *Chauss.* = Coccygio-cutané sphincter : *Dumas.*

La portion de ce muscle qui se prolonge vers le périné, a reçu des anatomistes différentes dénominations : sextus gracilis et acuminatus : *Riol.* = Penis musculus triangularis : *Morgagn.* = Urethræ virilis dilatator posticus seu triangularis : *Heister.* = Un des muscles dilatateurs de l'urethre : *Littre.*

*Limites.* Ce muscle environne l'extrémité inférieure du rectum, se prolonge en arrière jusqu'au coccyx, et en avant jusqu'au transverse du périné.

*Préparation.* Pour disséquer facilement les muscles du périné et reconnaître exactement leurs rapports, placez le bassin horizontalement sur le bord d'une table ; écartez et fléchissez les cuisses avec précaution pour ne pas dilacérer leurs muscles ; tirez le scrotum et le pénis en avant et en haut, et assujettissez ces parties sur le ventre par le moyen d'une érigne ; faites, le long de cette ligne saillante du périné à laquelle on a donné le nom de *raphé*, une incision prolongée depuis la partie postérieure du scrotum jusqu'à la partie antérieure de l'anus. Cette incision doit intéresser la peau, le tissu cellulaire graisseux qui la double et pénétrer jusqu'au muscle bulbo-caverneux. Sa profondeur sera d'autant plus considérable que le sujet aura plus d'embonpoint; disséquez ensuite, d'avant en arrière, de dedans en dehors, les deux lambeaux de peau et de tissu cellulaire jusqu'au niveau de la branche et de la tubérosité de l'ischion. Cette dissection terminée, vous aurez découvert sur la ligne médiane le bulbo-caverneux; le long de la branche de l'ischion, l'ischio-caverneux; dans leur intervalle le transverse du périné, et en arrière de ces muscles une petite portion du sphincter de l'anus.

Pour rendre plus facile la préparation de ce dernier muscle, remplissez la partie inférieure du rectum avec du vieux linge ou de la filasse; incisez ensuite les tégumens depuis la pointe du coccyx jusqu'à l'anus, et en renversant en dehors la peau et la graisse qui couvrent les fibres charnues, faites suivre au scalpel ou aux ciseaux la direction de la courbe qu'elles décrivent.

## Des Muscles profonds de la région inférieure du Tronc.

A. *Le releveur de l'Anus* (Winsl., Sabat., Boy., Bich., Port.).

*Synonymes.* Musculus sedem attollens : *Vésal,* = Latus ani : *Columb.* = Major levator ani : *Riol.* = Levator ani : *Laurent., Spigel., Cowp., Mor-*

*gagn.*, *Santor.*, *Heist.*, *Albin.*, *Sœmmer.* =Levator magnus seu internus : *Dougl.* =Sous-pubio-coccygien : *Chauss.* =Pubio-coccygien-annulaire : *Dumas.*

*Limites.* Ce muscle contenu en grande partie dans l'excavation du bassin, est borné en haut par la face postérieure du corps du pubis, la partie supérieure et postérieure du trou sous-pubien et par une aponévrose étendue entre le corps du pubis et l'épine de l'ischion ; en bas, il a d'abord pour limites le bord du coccyx et plus antérieurement il passe sous le rectum et se confond avec le muscle semblable du côté opposé.

*Santorini*, *Albinus*, *Winslow*, etc., ont fait un muscle particulier des fibres antérieures du releveur de l'anus qui embrassent la prostate et l'ont nommé *adductor*, *seu levator prostatœ* ; *compressor prostatœ* ; *prostatique supérieur.*

B. *Le Sphincter interne de l'Anus* (Sabat., Boy.).

*Synonymes.* Sphincter internus ani : *Dougl.*, *Albin.*, *Sœmmer.* = Sphincter intestinal : *Winsl.*

Plusieurs anatomistes n'ont pas décrit ce muscle séparément, mais l'ont considéré comme la terminaison des fibres circulaires du rectum.

*Limites.* Il est placé près de l'extrémité inférieure du rectum, au-dessus du sphincter cutané et en partie embrassé par lui.

**C.** *L'Ischio-Coccygien* (Sabat., Boy., Bich.,
Port., Chauss., etc.).

*Synonymes.* Quintus levator ani : *Riol.* = Coc-
cygæus : *Dougl.* = Levator coccygis : *Morgagn.*
= Musculus coccygis : *Cowp.* = Triangularis coccygis *Santor.* = Coccygeus : *Albin., Sœmmer.* =
Sacro-coccygien ou coccygien postérieur et ischio-
coccygien ou coccygien antérieur : *Winsl.* = *Dumas* le considère comme une portion du releveur
de l'anus.

*Limites.* En dedans, le bord du coccyx, la partie inférieure du sacrum ; en dehors, l'épine sciatique. On trouve quelquefois au-devant de l'ischio-
coccygien un petit muscle qui se porte du sacrum
au coccyx, et *qu'Albinus, Sœmmerring* ont décrit sous le nom de *curvator coccygis.*

*Préparation.* Renversez le tronc sur sa face
antérieure, après avoir rempli la cavité pelvienne
et celle du rectum avec un corps quelconque propre à faire saillir la paroi inférieure du bassin ; faites
écarter les fesses et enlevez le tissu cellulaire graisseux très-abondant qui occupe l'intervalle qui existe
entre le releveur de l'anus, le spincter interne et
l'obturateur interne. On met a découvert, par ce
procédé, une partie de la face externe des deux
premiers de ces muscles et une très-petite portion
de l'ischio-coccygien, dont la partie postérieure
est couverte par les ligamens sacro-sciatiques.

On ne peut bien reconnaître la manière dont ces trois muscles se comportent relativement aux viscères contenus dans l'excavation du bassin, qu'après avoir scié l'os des îles d'un côté à deux pouces environ de la symphyse des pubis, et luxé la symphyse sacro-iliaque du même côté. Comme on ne peut exécuter cette préparation sans couper plusieurs muscles de la cuisse, il ne faut la faire qu'après avoir disséqué les muscles de ce membre.

## Des Muscles qui appartiennent à l'extrémité inférieure du rectum et à l'appareil génital, considérés dans la Femme.

A. *Le Constricteur du Vagin* (Sabat., Boy., Port., Bich., etc.).

*Synonymes*. Orbicularis musculus sinum muliebrem undequaque obvolvens ▪ *Arant.* = Clitoridis inferior latus et planus : *Riol.* = Portio carnosa in externâ parte vaginæ. = Vaginæ musculi constrictorii : *Verhey.* = Spincter vaginæ : *Santorin.* = Constrictor cunni : *Albin.*, *Sœmmer.* = Périnéo-clitorien : *Chauss.* = Anulo-syndesmo-clitorien : *Dumas.*

*Limites*. Les splincters du vagin environnent le contour de l'orifice inférieur de ce canal, et sont appliqués sur une bande de tissu spongieux que l'on a nommé *plexus rétiforme*. Ils se terminent supérieurement à une aponévrose commune qui se réunit à la membrane des corps caverneux du clitoris; et en bas, après s'être entre-croisés, ils s'unissent au sphincter externe de l'anus.

## B. *L'Ischio-Caverneux* (Winsl., Sabat., Boy., Bich., Port., etc.)

*Synonymes.* Clitoridis musculus : *Fallop.*, *Verhey.* = Clitoridis musculus tensioni dicatus : *Laurent.* = Superior rotundus : *Riol.* = Erector clitoridis : *Cowp.*, *Albin.*, *Sœmmer.* = Ischio-sous-clitorien : *Chauss.* = Ischio-clitoridien : *Dumas.*

*Limites.* En haut et en avant, les parties latérales du clitoris; en bas et en arrière, la branche de l'ischion.

Les autres muscles de la région inférieure du tronc portent les mêmes noms dans les deux sexes; mais ils y offrent cependant, relativement à leur étendue et relativement à leurs connexions, des différences assez importantes que l'on reconnaîtra facilement en disséquant.

*Préparation.* Placez horizontalement le bassin sur le bord de la table; fléchissez et écartez les cuisses; écartez également les grandes lèvres et faites à la membrane muqueuse de la vulve, depuis le clitoris jusqu'à la commissure postérieure des grandes lèvres, une incision qui passera sur les parties latérales de l'orifice du vagin. Disséquez ensuite, de haut en bas, de dedans en dehors, cette membrane muqueuse et le tissu cellulaire qu'elle recouvre immédiatement; vous trouverez derrière ces parties le constricteur du vagin; à sa partie externe, le transverse; plus en dehors, l'ischio-clitorien.

Le reste de la préparation s'exécute comme dans l'homme.

# Des Muscles qui s'étendent de la Clavicule et de l'Omoplate à la partie supérieure de l'Humérus.

## A. Le Deltoïde (Winsl., Sabat., Boy., Bich., Port., etc.).

*Synonymes.* Secundus brachium moventium : *Vésal.* = Secundus humeri musculus, epomis deltoïs et humeralis : *Columb.* = Secundus movens humerum : *Fallop.* = Deltoïdes : *Riol., Cowp., Dougl., Stenon, Albin., Sœmmer.* = Elevator; Attollens humerum; Deltoïdes; Deltiformis : *Spigel.* = Sous-acromio-huméral : *Chauss.* = Sous-acromio-clavi-huméral : *Dumas.*

*Limites.* Supérieurement, le tiers externe du bord antérieur de la clavicule, l'acromion, l'épine de l'omoplate; en bas, l'empreinte raboteuse qui se trouve sur la face externe de l'humérus, un peu au-dessus de sa partie moyenne.

### B. *Le Sus-Epineux* (Winsl., Sabat., Boy., Bich.).

*Synonymes.* Quintus brachium moventium : *Vésal.* = Quintus humeri musculus : *Columb.* = = Supraspinatus : *Riol.*, *Cowp.*, *Dougl.*, *Albin.*, *Sœmmer.* = Circum agentium humerum primus; Super scapularis superior : *Spigel.* = Sur-épineux : *Lieut.*, *Port.* = Petit sus-scapulo-trochitérien : *Chauss.* = Sus-spini-scapulo-trochiterien : *Dumas.*

*Limites.* En dedans, la partie supérieure du bord spinal de l'omoplate; en dehors, la partie antérieure de la tubérosité externe de l'humérus (trochiter : *Chauss.*).

### C. *Le Sous-Epineux* (Winsl., Sabat., Boy., Bich., Port.).

*Synonymes.* Septimus brachium moventium : *Vésal.* = Sextus humeri musculus : *Columb.* = infra-spinatus : *Riol.*, *Cowp.*, *Dougl.*, *Albin.*, *Sœmmer.* = Circum agentium humerus secundus, superscapularis inferior : *Spigel.* = Grand sus-scapulo-trochitérien : *Chauss.* = Sous-spini-scapulo-trochitérien : *Dumas.*

*Limites.* En dedans, les trois quarts inférieurs du bord spinal de l'omoplate; en dehors, la partie moyenne de la tubérosité externe de l'humérus.

D. *Le Petit Rond* ( Winsl., Sabat., Boy., Bich.,
Port., etc.)

*Synonymes.* Octavus movens humerum : *Fallop.*
= Rotundus minor : *Riol.* = Musculus peculiaris
à nemine adhuc annotatus cujus inventionem
Placentinus sibi tribuebat : *Casser.*, *Spigel.* =
Teres minor : *Cowp.*, *Dougl.*, *Albin.*, *Sœmmer.*
= Plus petit sus-scapulo-trochitérien : *Chauss.* =
Margini-sus-scapulo-trochitérien : *Dumas.*

*Limites.* En dedans, la partie inférieure de la
face externe de l'omoplate ; en dehors, la partie
inférieure de la tubérosité externe de l'humérus.

E. *Le Grand Rond* ( Winsl., Sabat., Boy., Bich.,
Port.).

*Synonymes.* Tertius brachium moventium :
*Vésal.* = Tertius humeri musculus : *Columb.* =
Rotundus major : *Riol.* = Deprimens humerum
rotundus : *Spigel.* = Teres major : *Cowp.*, *Dougl.*,
*Albin.*, *Sœmmer.* = Scapulo-huméral : *Chauss.*
= Anguli-scapulo-huméral : *Dumas.*

*Limites.* En bas et en dedans, la partie inférieure de la face externe de l'omoplate et la partie
inférieure du bord axillaire de cet os ; en haut et
en dehors, le bord postérieur de la coulisse bicipitale de l'humérus.

**F.** *Le Sous-Scapulaire* (Winsl., Sabat., Boy., Bich., Port., etc.).

*Synonymes.* Sextus brachium moventium : *Vésal.* = Septimus humeri musculus : *Columb.* = Immersus sive sub-scapularis : *Riol.* = Circumagentium tertius ; sub-scapularis : *Spigel.* = Subscapularis : *Cowp.*, *Dougl.*, *Albin.*, *Sœmmer.* = Sous-scapulo-trochinien : *Chauss.*, *Dumas.*

*Limites.* En dedans, la lèvre antérieure du bord spinal de l'omoplate ; en haut et en dehors, la petite tubérosité de l'humérus (trochin : *Chauss.*).

*Préparation des Muscles qui environnent l'Articulation de l'Humérus.*

Le *Deltoïde*, le plus superficiel de ces muscles, doit être préparé le premier. Séparez l'épaule du tronc ; rapprochez le bras du bord axillaire de l'omoplate ; incisez la peau depuis la partie externe et supérieure du moignon de l'épaule jusqu'à la partie moyenne et externe du bras ; disséquez les deux lambeaux produits par cette incision jusqu'au niveau des bords antérieur et postérieur du muscle, et enlevez, en même temps que la peau, l'aponévrose très-mince qui le couvre ainsi que le tissu cellulaire graisseux qui est appliqué immédiatement sur ses fibres charnues et s'enfonce dans les interstices de leurs faisceaux.

Après avoir étudié la disposition de la surface

superficielle du deltoïde, coupez-le en travers à sa partie moyenne et renversez les lambeaux en sens opposés; ou bien coupez ses insertions à l'épine de l'omoplate; sciez la clavicule à sa partie moyenne; coupez les ligamens coraco-claviculaires et coraco-acromial; sciez l'acromion à l'endroit où cette apophyse se réunit à l'épine du scapulum et renversez ensuite la totalité du deltoïde, l'acromion, la moitié externe de la clavicule, en bas et en dehors. Ce procédé est préférable à celui que j'ai d'abord indiqué, parce qu'en le suivant on évite de couper en travers le deltoïde, et qu'on met à découvert les muscles sus et sous-épineux dans une grande partie de leur étendue.

Le *deltoïde* ayant été renversé en bas et en dehors, enlevez le tissu cellulaire qui couvre la partie du sus-épineux voisine de l'humérus, ainsi que les lambeaux du trapèze qui peuvent être restés adhérents à l'épine de l'omoplate et qui cachent la portion interne de ce muscle.

Le *sous-épineux* et le *petit rond* sont immédiatement couverts près de la base de l'omoplate par une aponévrose mince qui adhère à leurs fibres charnues, et qu'il faut disséquer en suivant la direction de ces fibres.

Ces deux muscles sont ordinairement unis intimement près de leur origine; mais ils sont séparés l'un de l'autre près de l'angle antérieur du scapulum, par une couche de tissu cellulaire assez épaisse et facile à trouver; c'est dans cet endroit qu'il faut commencer à les isoler l'un de l'autre.

Le *grand rond* couvert inférieurement et en arrière par le grand dorsal, et un peu plus haut par les tégumens, se trouve en rapport par sa partie antérieure avec la portion contournée du long dorsal dont il faut l'isoler. Il est facile de distinguer ce muscle du petit rond, au-dessous duquel il est situé, parce qu'il en est séparé antérieurement par la longue portion du triceps brachial.

Pour mettre à découvert le sous-scapulaire, enlevez le tissu cellulaire, les glandes lymphatiques et la portion du grand dentelé qui se trouvent en rapport avec sa face thoracique. Observez en même temps avec attention les connexions de ce muscle avec les vaisseaux et les nerfs contenus dans le creux de l'aisselle.

On terminera la préparation des muscles qui entourent l'articulation scapulo-humérale, en les coupant en travers vers leur partie moyenne et en renversant ensuite leurs extrémités en sens opposés, parce qu'il est important de connaître exactement l'étendue des surfaces auxquelles ils s'insèrent, le nombre, la direction de leurs fibres charnues et de leurs aponévroses d'insertion, leurs connexions avec la portion de l'omoplate qui avoisine la cavité glénoïde, ainsi qu'avec la capsule fibreuse de l'articulation.

## Des Muscles du Bras.

A. *Le Coraco-Brachial* (Winsl., Sabat., Boy. Bich., Port.).

*Synonymes.* Carnosa pars interioris principii cubitum flectentium primi : *Vésal.* = Carnosa pars alterius initii primi cubitum flectentis : *Columb.* = Primi cubitum flectentis insignis musculosa portio, quam inter humeri motores jamdiu recenseo : *Arant.* = Coracoïdeus, sive coracobrachieus : *Riol.* = Portio carnosa quam Placentinus pro peculiari musculo habuit, perforatum appellans : *Casser.*, *Spigel.* = Coracobrachialis : *Cowp.*, *Dougl.*, *Albin.*, *Sœmmer.* = Coraco-huméral : *Chauss.*, *Dumas.*

*Limites.* En haut, le sommet de l'apophyse coracoïde; en bas, la partie moyenne du bord inter nede l'humérus.

B. *Le Biceps* (Winsl., Sabat., Boy., Bich., Port.).

*Synonymes.* Primus flectentium cubitum : *Vésal.* = *Præter* carnosam partem interioris principii primus cubitum flectens : *Columb.* = *Præter* alterius initii carnosam partem. Biceps : *Riol.* = Cubitum flectentium primus : *Spigel.* = Præter carnosam portionem in humeri medium insertam. Biceps manus : *Stenon.* = Biceps : *Cowp.* = Biceps internus : *Dougl.* = Biceps brachii : *Albin.*, *Sœmmer.*

= Biceps ou coraco-radial : *Winsl.* = Scapulo-radial : *Chauss.* = Scapulo-coraco-radial : *Dumas.*

*Limites.* En haut, l'apophyse coracoïde et le sommet de la cavité glénoïde de l'omoplate ; en bas, la partie postérieure de la tubérosité bicipitale du radius.

### C. Le Brachial antérieur (Boy., Bich.).

*Synonymes.* Secundus seu cubitum flectentium posterior : *Vésal.* = Secundus cubitum flectens : *Columb.* = Bracheius internus : *Riol.* = Cubitum flectentium secundus, brachiæus vocatus : *Spigel., De Marchett.* = Brachiæus internus : *Cowp.* = Brachialis internus : *Dougl., Albin., Sœmmer.* = Brachial : *Winsl.* = Brachial interne : *Sabat.* = Brachial interne et antérieur : *Port.* = Humero-cubital : *Chauss., Dumas.*

*Limites.* En haut, la partie de l'humérus qui est située immédiatement au-dessous de l'empreinte raboteuse à laquelle s'insère le deltoïde ; en bas, l'apophyse coronoïde du cubitus.

### D. Le Triceps Brachial (Sabat., Boy., Bich., Port.).

*Synonymes.* Triceps cubiti, extensor cubiti magnus triplici principio natus : *Dougl.* = Triceps brachii : *Albin., Sœmmer.* = Scapulo-huméro-olé-cranien : *Chauss.* = Tri-scapulo-humero-olecra-nien : *Dumas.*

Chacune des trois portions dont ce muscle est composé a reçu des noms particuliers :

La *portion moyenne* : Cubitum extendentium primus : *Vésal.* = Tertius cubiti : *Columb.* = Longus : *Riol., Albin.*, etc. = Grand anconé : *Winsl.*

La *portion externe* : Cubitum extendentium secundus : *Vésal.* = Brachieus externus : *Riol.* = Brachiæus externus : *Cowp.* = Brachialis externus : *Dougl., Albin.*, etc. = Anconé externe : *Winsl.*

La *portion interne* : Tertius cubitum extendentium : *Vésal.* = Brevis : *Riol., Albin.*

La *longue portion réunie à l'interne*, a été considérée comme un muscle particulier ; c'est le *gemellus* de *Cowp.*, le *biceps externus* de *Dougl.*

Les *deux portions latérales* sont : le *quartus cubiti* de *Columbus.* = La longue portion réunie à l'externe, forment le *primus cubiti extendentium* de *Spigel.*

*Limites.* En haut, la partie supérieure du bord axillaire de l'omoplate ; la partie supérieure des bords externe et interne de l'humérus ; en bas, la partie postérieure et supérieure de l'olécrane.

### Préparation des Muscles du Bras.

Incisez la peau depuis le milieu de l'espace qui sépare les tendons du grand pectoral, du grand rond et du grand dorsal jusqu'au dessous de la partie moyenne et antérieure de l'articulation huméro-cubitale. Cette incision doit se trouver à peu près parallèle au bord interne du muscle biceps.

Disséquez ensuite chacun des lambeaux, l'un en dedans et l'autre en dehors, sans endommager l'aponévrose du bras qui a peu d'épaisseur et sur laquelle se trouvent placés quelques veines et quelques nerfs dont il faut observer la disposition. Cette aponévrose étudiée, fendez-la dans toute sa longueur ; séparez-la des muscles qu'elle *enveloppe*, en faisant suivre au scalpel la direction des fibres charnues, et examinez la disposition des prolongemens d'*insertion* qu'elle envoie entre quelques-uns d'entre eux. Enlevez ensuite le tissu cellulaire qui se trouve placé dans les interstices des muscles, en conservant les nerfs et les vaisseaux principaux avec lesquels ils sont en rapport.

Pour mettre à découvert le tendon de la partie externe du biceps, il est nécessaire d'inciser la capsule fibreuse de l'articulation du bras au niveau de la coulisse bicipitale de l'humérus. Cette capsule incisée, on apperçoit le cul-de-sac que forme à sa partie inférieure la membrane synoviale de l'articulation ; et afin de ne pas altérer les muscles de l'avant-bras, il faut attendre qu'ils aient été disséqués pour mettre à découvert la partie la plus inférieure du biceps et du brachial antérieur.

On parviendra facilement à distinguer les muscles du bras les uns des autres, en se rappelant leurs limites principales.

## Des Muscles de l'Avant-Bras.

La plupart des anatomistes ont rapporté à deux classes tous les muscles de l'avant-bras, en les considérant spécialement sous le rapport de leur situation. La première de ces classes comprend les muscles des régions externe et postérieure de ce membre, et la seconde ceux qui occupent ses régions antérieure et interne. J'adopterai cette division qui est avantageuse pour la dissection, et qui d'ailleurs ne s'éloigne pas beaucoup de la classification physiologique de ces mêmes muscles.

Les muscles de l'avant-bras sont *enveloppés* par une aponévrose qui présente beaucoup d'épaisseur dans quelques parties de son étendue, et qui fournit des *insertions* à un grand nombres de fibres de plusieurs d'entre eux. Il est donc utile, sous plusieurs rapports, de disséquer cette membrane avec soin. Lorsqu'on peut disposer de plusieurs membres, ou que l'on est déjà assez avancé dans l'étude de l'anatomie pour voir tous les muscles de l'avant-bras dans un seul jour, il faut d'abord enlever tous les tégumens qui recouvrent cette aponévrose; mais si ces conditions n'existent pas, il ne faut la découvrir qu'à mesure que l'on procède à la dissection des muscles.

*Des Muscles qui occupent les régions externe et postérieure de l'Avant-Bras.*

Ces muscles forment deux couches, l'une superficielle, l'autre profonde, séparées l'une de l'autre par quelques nerfs, quelques vaisseaux et une petite quantité de tissu cellulaire.

J'exposerai séparément la préparation des muscles de chacune de ces couches, après avoir indiqué leurs synonymes et leurs limites principales.

## Couche superficielle.

A. *Le Long Supinateur* (Winsl., Sabat., Boy., Port., etc.).

*Synonymes.* Quatuor radium peculiariter agentium secundus : *Vésal.* = Octavus manus exterior musculus longissimus : *Columb.* = Longus supinator : *Riol., Dougl., Albin.* = Supinatorum primus sive longior : *Spigel.* = Supinator radii longus : *Cowp.* = Grand supinateur : *Winsl., Bich.* = Brachio-radialis : *Sœmmer.* = Huméro-sus-radial : *Chauss., Dumas.*

*Limites.* En haut, le quart inférieur du bord externe de l'humérus; en bas, le bord antérieur du radius près de la base de l'apophyse styloïde.

B. *Le premier radial externe* (Winsl., Sabat., Boy., Port.).

*Synonymes.* Pars quarti brachiale moventium :

*Vésal.* == Pars septimi manus exterioris musculi :
*Columb.* == Radieus externus qui ab acumine osseo
seu a condylo externo brachii enascitur : *Riol.*
== Extensor carpi radialis longus aut superior :
*Dougl.* == Pars extendentium carpum exterioris :
*Spigel.* == Radialis externus longior : *Albin.* ==
Radialis externus longus : *Sœmmer.* == Grand ra-
dial : *Bich.* == Huméro-sus-métacarpien : *Chauss.*,
*Dumas.*

*Limites.* En haut, la partie la plus inférieure
du bord externe de l'humérus ; en bas, la partie
postérieure externe de l'extrémité supérieure du
second os du métacarpe.

C. *Le second Radial externe* ( Winsl., Sabat.,
Boy., Port.).

*Synonymes.* Pars quarti brachiale moventium :
*Vésal.* == Pars septimi manus exterioris musculi :
*Columb.* == Brevior radieus externus, qui à condylo externo brachii oritur : *Riol.* == Extensor
carpi radialis brevis seu inferior : *Dougl.* == Radialis externus brevior : *Albin.* == Radialis externus brevis : *Sœmmer.* == Petit radial : *Bich:* ==
Epicondylo-sus-métacarpien : *Chauss.* , *Dumas.*

*Limites.* En haut, la tubérosité externe de l'humérus (épicondyle : *Chaussier*); en bas, la partie
postérieure externe de l'extrémité supérieure du
troisième os du métacarpe.

D. *L'Extenseur commun des Doigts* (Sabat.,
           Boy., Port.).

*Synonymes.* Decimus septimus digitos moven-
tium : *Vésal.* = Primus manus externus musculus :
*Columb.* = Magnus 'extensor digitorum : *Riol.* =
Digitorum extensor primus : *Spigel.* = Extensor
digitorum communis, seu digitorum tensor : *Cowp.*
= Extensor digitorum communis : *Dougl.*, *Albin.*,
*Sœmmer.* = Extenseur des quatre doigts : *Winsl.*
= Extenseur digital : *Bich.* = Epicondylo-sus-
phalangettien commun : *Chauss.*, *Dumas.*

*Limites.* En haut, l'épicondyle de l'humérus ;
en bas, l'extrémité supérieure des 2.ᵉ et 5.ᵉ phalanges des quatre derniers doigts.

E. *L'Extenseur propre du petit Doigt* (Winsl.,
           Sabat., Boy., Bich., Port.).

*Synonymes.* Decimus octavus digitos moven-
tium : *Vésal.* = Secundus manus exterior mus-
culus : *Columb.* = Extendentium secundus : *Spi-
gel.* = Extensor minimi digiti : *Cowp.*, *Dougl.* =
Extensor proprius auricularis digiti : *Riol.*, *Albin.*
= Extensor proprius digiti minimi : *Sœmmer.* =
Epicondylo-sus-phalangettien du petit doigt :
*Chauss.*, *Dumas.*

*Limites.* En haut, la tubérosité externe de l'humérus ; en bas, l'extrémité supérieure de la 2.ᵉ et
5.ᵉ phalange du petit doigt.

**F.** *Le Cubital postérieur* ( Boy., Bich.).

*Synonymes.* Tertius brachiale moventium : *Vésal.* = Sextus manus exterior musculus : *Columb.* = Cubiteus externus: *Riol.*=Extendentium (carpum) interior : *Spigel.* = Extensor carpi ulnaris : *Cowp.*, *Dougl.*=Ulnaris externus: *Albin.*, *Sœmmer.* = Cubital externe : *Winsl.*, *Sabat.*, *Port.* = Cubito-sus-métacarpien : *Chauss.*=Epicondycubito-sus-métacarpien : *Dumas.*

*Limites.* En haut, la tubérosité externe de l'humérus ; en bas, le côté interne de l'extrémité supérieure du 5.* os du métacarpe ; vers le milieu de l'avant-bras, le bord postérieur du cubitus.

**G.** *L'Anconé* (Sabat., Boy., Bich., Port.).

*Synonymes.* Anconeus vel cubitalis : *Riol.*, *Dougl.* = Anconeus brevis : *Eustach.* = Anconæus : *Cowp.* = Anconeus : *Albin.*, *Sœmmer.* = Petit anconé : *Winsl.* = Epicondylo - cubital : *Chauss.*, *Dumas.*

*Limites.* En haut et en dehors, la partie inférieure et postérieure de la tubérosité externe de l'humérus ; en bas et en dedans, le quart supérieur du bord postérieur du cubitus.

*Préparation des muscles superficiels de la face postérieure de l'avant-bras.*

Faites à la peau une incision descendant d'abord

en droite ligne, du milieu de la partie supérieure
et antérieure de l'avant-bras, jusques au-dessus de
la partie moyenne de ce membre; prolongez cette
incision obliquement en bas et en dehors vers la
partie interne de l'apophyse styloïde du radius, et
depuis la base de cette apophyse jusques à la partie
inférieure et externe du doigt indicateur. Faites
une seconde incision à la peau le long du bord postérieur du cubitus et du bord cubital de la main,
ayant pour limites supérieurement, le sommet de
l'olécrane; inférieurement, l'extrémité du petit
doigt. Disséquez de haut en bas jusques sur le dos de
la main, la bande de tégumens comprise entre ces
incisions, afin de mettre à découvert la partie postérieure de l'aponévrose anti-brachiale et les gaînes
fibreuses qui sont situées derrière la partie inférieure du radius et du cubitus. Cette partie de la
préparation étant achevée, fendez l'aponévrose
suivant le trajet de la première incision faite aux
tégumens, et divisez-la en travers un peu au-dessus de l'extrémité inférieure du radius et du cubitus; disséquez cette membrane de bas en haut et
de dehors en dedans, jusqu'à l'endroit où elle
fournit des insertions aux fibres musculaires; enlevez le tissu cellulaire qui occupe les intervalles
qui existent entre les corps charnus et leurs tendons au-dessus du ligament annulaire du carpe;
isolez avec autant de soin ces tendons au-dessous
de ce ligament jusqu'à leur extrémité; il ne vous

sera pas difficile ensuite de distinguer les uns des autres les muscles que vous aurez préparés, quoiqu'ils soient pour la plupart unis entre eux d'une manière intime près de leur extrémité supérieure; surtout si consultant les paragraphes dans lesquels j'ai indiqué leurs attaches principales, vous remarquez que ces muscles ont été indiqués suivant un ordre correspondant à la situation relative qu'ils occupent depuis la face externe du radius jusqu'au bord postérieur du cubitus.

Après avoir étudié ces muscles dans leur situation, il faut couper leurs tendons à quelque distance des gaînes fibreuses postérieures du carpe, et renverser leur partie supérieure vers le bras; cela fait, on voit les parties sur lesquelles ils étaient placés, et on peut reconnaître la disposition des cloisons aponévrotiques qui les séparent supérieurement et leur mode d'insertion à la tubérosité externe de l'humérus.

## ▪Muscles profonds de la face dorsale de l'Avant-Bras.

A. *Le Court-Supinateur* (Winsl., Sabat., Boy., Bich., Port., etc.).

*Synonymes.* Quartus radium peculiariter agentium : *Vésal.* ═ Nonus manus exterior musculus : *Columb.* ═ Brevis supinator : *Riol., Dougl.,*

*Albin.*, *Sœmmer.* = Supinatorum secundus : *Spigel.* = Supinator radii brevis : *Cowp.* = Epicondylo-radial : *Chauss.*, *Dumas.*

*Limites.* En haut, la tubérosité externe de l'humérus; en arrière et en dedans, la partie supérieure et postérieure du cubitus; en avant et en dehors, le tiers supérieur du bord antérieur du radius.

B. Le long *Abducteur du Pouce* (Sabat., Boy., Port.).

*Synonymes.* Vigesimus secundus digitos moventium, *una cum* vigesimi tertii portione, *cujus* tendo in primi pollicis ossis radicem implantatur : *Vésal.* = Quinti manus exterioris musculi : *Columb.* = *Pars* superior *secundi extensoris* secundi extensoris pollicis : *Casser.* = Pars extendentis pollicem : *Riol.* = Extensor primi internodii pollicis : *Cowp.*, *Dougl.* = Abductor longus pollicis manus : *Albin.*, *Sœmmer.* = Partie du premier extenseur du pouce qui s'attache au bord de la base de la première phalange : *Winsl.* = Grand abducteur du pouce : *Bich.* = Cubito-sus-métacarpien du pouce : *Chauss.* = Cubito-radi-sus-métacarpien du pouce : *Dumas.*

*Limites.* En haut, la face postérieure du cubitus, du ligament inter-osseux et du radius; en bas, le côté externe de l'extrémité supérieure de l'os métacarpien du pouce.

## C. *Le court extenseur du Pouce* (Sabat., Boy., Port.).

*Synonymes.* Vigesimi tertii digitos moventium portio, *cujus* tendo in secundi ossis *pollicis* radicem inseritur : *Vésal.* = Quinti manus exterioris musculi : *Columb.* = *Pars* inferior secundi et tertii pollicis internodii extensoris : *Spigel.* = Pars extendentis pollicem : *Riol.* = Extensor secundi internodii ossis pollicis : *Cowp.* = Extensor secundi internodii : *Dougl.* = Extensor minor pollicis manus : *Albin.*, *Sœmmer.* = Partie du premier extenseur du pouce qui s'attache sur la face convexe de la base de la seconde phalange : *Winsl.* = Petit extenseur du pouce : *Bich.* = Cubito-sus-phalangien du pouce : *Chauss.*, *Dumas.*

*Limites.* En haut, la face postérieure du cubitus et du ligament inter-osseux; en bas, l'extrémité supérieure de la première phalange du pouce; en dehors, le muscle précédent avec lequel il se trouve intimement uni.

## D. *Le long Extenseur du Pouce* (Sabat., Boy., Port.).

*Synonymes.* Vigesimus primus digitos moventium : *Vésal.* = Quartus manus exterior musculus : *Columb.* = Pollicis tertium os extendens : *Spigel.* = Extendens pollicem alter : *Riol.* = Extensor tertii internodii ossis pollicis : *Cowp.* = Ex-

tensor tertii internodii : *Dougl.* = Extensor major pollicis manus : *Albin.*, *Sœmmer.*=Extenseur
du pouce : *Winsl.* = Grand extenseur du pouce :
*Bich.* = Cubito-sus-phalangettien du pouce :
*Chauss.*, *Dumas.*

*Limites.* En haut, le cubitus et le ligament inter-
osseux; en bas, l'extrémité supérieure de la dernière phalange du pouce; en dehors, le court extenseur de ce doigt.

### E. *L'Extenseur propre du Doigt indicateur*
(Sabat., Boy., Port.).

*Synonymes.* Decimus nonus digitos moven-
tium : *Vésal.* = Tertius manus exterior musculus :
*Columb.* = Indicatorius : *Arant.* = Indicator :
*Riol.*, *Albin.*, *Sœmmer.* = Indicem abducens :
*Spigel.* = Indicis abductor : *Vesling.* = Extensor
indicis seu indicator : *Cowp.* = Extensor secundi
internodii indicis proprius, vulgò indicator :
*Dougl.* = Extenseur propre de l'index : *Winsl.*
= Extenseur de l'index : *Bich.* = Cubito-sus-
phalangettien de l'index : *Chauss.*, *Dumas.*

*Limites.* En haut, le cubitus et le ligament inter-osseux; en bas, les deux dernières phalanges
du doigt indicateur.

## Préparation des Muscles profonds de la face postérieure de l'Avant-Bras.

Le court supinateur n'est séparé du long supinateur, des radiaux et des extenseurs des doigts que par une petite quantité de tissu cellulaire et par quelques branches du nerf radial, parties qu'il suffit d'enlever pour le mettre complétement à découvert, quand on a renversé en haut et en dehors les muscles superficiels qui se fixent à la tubérosité externe de l'humérus après avoir coupé leurs tendons en travers vers la partie inférieure de l'avant-bras.

Les quatre autres muscles profonds de la face postérieure de l'avant-bras sont peu distincts les uns des autres près de leur extrémité supérieure, parce que leurs fibres se fixent à des surfaces d'insertion communes, et que leurs corps charnus sont imbriqués, ou se couvrent à la manière des tuiles, du radius vers le cubitus. Il faut donc chercher d'abord à séparer ces muscles près des attaches inférieures de leurs tendons, et poursuivre leur isolement de bas en haut jusqu'au niveau de leur extrémité supérieure. Quand on a terminé cette préparation, on peut fendre les gaînes fibreuses dans lesquelles les tendons sont engagés vers la partie inférieure et postérieure de l'avant-bras pour étudier la disposition de ces gaînes, dont il

est important de connaître exactement les rapports et les usages spéciaux.

## Des Muscles qui sont situés à la face antérieure de l'Avant-Bras.

Ces muscles forment quatre couches bien distinctes superposées les unes aux autres. La plus
superficielle de ces quatre couches est formée de
dehors en dedans par le rond pronateur, le radial
antérieur, le palmaire grêle, le cubital antérieur;
le fléchisseur sublime forme la seconde; le fléchisseur profond et le long fléchisseur du pouce la troisième; le carré pronateur la quatrième. J'indiquerai successivement la préparation des muscles de
ces quatre couches.

### Première couche.

A. *Le Rond Pronateur* (Winsl., Sabat, Boy.,
Port.).

*Synonymes.* Tertius radium peculiariter agen-
tium : *Vésal.* ═ Septimus manus interior musculus :
*Columb.* ═ Superior pronator, rotundus : *Riol.* ═
Pronatorum secundus, sive teres : *Spigel.* ═ Pro-
nator radii teres : *Cowp.* ═ Pronator teres : *Dougl.,*
*Albin., Sœmmer.* ═ Pronateur oblique : *Winsl.*
═ Grand pronateur : *Bich.* ═ Epitrochlo-radial :
*Chauss., Dumas.*

*Limites.* Supérieurement et en dedans, la par-

tie antérieure de la tubérosité interne de l'humérus
et la partie interne de l'apophyse coronoïde du
cubitus ; inférieurement et en dehors, la partie
moyenne de la face externe du radius.

### B. Le Radial antérieur (Boy.).

*Synonymes.* Secundus brachiale moventium :
*Vésal.* = Tertius interior manus musculus : *Co-
lumb.* = Radieus internus : *Riol.* = Flectentium
( carpum ) exterior : *Spigel.* = Flexor carpi radialis
*Cowp.* = Radialis internus : *Albin.*, *Sœmmer.* =
Radial interne : *Winsl.*, *Sabat.*, *Port.* = Grand pal-
maire : *Bich.* = Epitrochlo-métacarpien : *Chauss.*,
*Dumas.*

*Limites.* Supérieurement, la tubérosité interne
de l'humérus ; inférieurement, la partie antérieure
de l'extrémité supérieure du second os du métacarpe ; en dehors, le rond pronateur.

### C. Le Palmaire grêle ou long Palmaire (Sabat., Boy., Port.).

*Synonymes.* Musculus, nervosa sua exilitate mediæ volæ, et internæ digitorum sedis cuti subnatus :
*Vésal.* = Primus musculus manus interior : *Columb.* = Latescentis chordæ muscul : *Fallop.* =
Palmaris : *Riol.*, *Spigel.*, *De Marchett.*, *Morgagn.* = Palmaris longus : *Cowp.*, *Dougl.*, *Albin.*,
*Sœmmer.* = Cubital grêle, communément nommé
long palmaire : *Winsl.* = Grand palmaire : *Bich.*,

= Epitrochlo-palmaire : *Chauss.* = Epitrochlo-carpi-palmaire : *Dumas.*

*Limites.* En haut, la tubérosité interne de l'humérus ; en bas, la partie antérieure du ligament annulaire du carpe et la partie supérieure de l'aponévrose palmaire ; en dehors, le radial antérieur.

### D. *Le Cubital antérieur* (Boy., Bich.).

*Synonymes.* Primus brachiale moventium : *Vésal.* = Musculus interior manus : *Columb.* = Cubiteus internus : *Riol.* = Flectentium (carpum) interior : *Spigel.* = Flexor carpi ulnaris : *Cowp.*, *Dougl.* = Ulnaris internus : *Albin.*, *Sœmmer.* = Cubital interne : *Winsl.*, *Sabat.*, *Port.* = Cubito-carpien : *Chauss.* = Epitrochlo-cubito-carpien : *Dumas.*

*Limites.* En haut, la tubérosité interne de l'humérus, le côté interne de l'olécrane ; en bas, l'os pisiforme ; en dehors, le palmaire grêle ; en dedans, le bord postérieur du cubitus.

### E. *Le Sublime* (Sabat., Boy., Port.).

*Synonymes.* Primus digitos moventium : *Vésal.* = Quartus manus interior musculus : *Columb.* = Primus musculus : *Arant.* = Sublimis : *Laurent.*, *Riol.*, *Albin.* = Digitorum secundi internodii flexor : *Spigel.* = Perforatus : *Cowp.*, *Dougl.*, *Sœmmer.* = Perforé, communément le sublime : *Winsl.* = Fléchisseur digital superficiel : *Bich.* =

Epitrochlo-phalanginien commun : *Chauss.* =
Epitrochlo-coroni-phalanginien : *Dumas.*

*Limites.* Supérieurement, la tubérosité interne
de l'humérus et l'apophyse coronoïde du cubitus;
inférieurement, les secondes phalanges des quatre
derniers doigts; en dehors, la partie supérieure du
bord antérieur du radius.

F. *Le long Fléchisseur du Pouce* (Winsl.,
Sabat., Boy., Port., etc.).

*Synonymes.* Tertius digitos moventium : *Vésal.*
Sextus manus interior musculus : *Columb.* = Tertius musculus, pollici dicatus : *Arant.* = Musculus
à quo flectitur pollex : *Riol.* = Tertii internodii
pollicis flexor : *Spigel.* = Flexor tertii internodii
seu longissimus pollicis : *Cowp.* = Flexor tertii internodii : *Dougl.* = Flexor longus pollicis manus :
*Albin., Sœmmer.* = Grand fléchisseur du pouce :
*Bich.* = Radio-phalangettien du pouce : *Chauss.,*
*Dumas.*

*Limites.* Supérieurement, la partie supérieure
et antérieure du radius et du ligament inter-osseux; inférieurement, l'extrémité supérieure de
la dernière phalange du pouce; en dedans, le fléchisseur profond.

G. *Le Profond* (Sabat., Boy., Port.).

*Synonymes.* Secundus digitos moventium : *Vé-*
*sal.* = Quintus manus musculus interior : *Columb.*

═ Secundus : *Arant.* ═ Profundus : *Riol.*, *Albin.*
═ Flexor tertii digitorum internodii : *Spigel.* ═
Perforans : *Cowp.*, *Dougl.*, *Sœmmer.* ═ Perforant
communément le profond : *Winsl.* ═ Fléchisseur
digital profond : *Bich.* ═ Cubito-phalangettien
commun : *Chauss.*, *Dumas.*

*Limites.* Supérieurement, la partie supérieure
des faces antérieure et interne du cubitus et la
partie supérieure et antérieure du grand ligament
inter-osseux; inférieurement, les dernières phalanges des quatre derniers doigts; en dehors, le
long fléchisseur du pouce.

H. *Le Carré Pronateur* (Sabat., Boy., Port.).

*Synonymes.* Primus radium peculiariter agentium : *Vésal.* ═ Octavus manus interior musculus : *Columb.* ═ Inferior pronator quadratus : *Riol.*
═ Pronatorum primus, sive quadratus : *Spigel.*
═ Pronator radii quadratus : *Cowp.* ═ Pronator
quadratus : *Dougl.*, *Albin.*, *Sœmmer.* ═ Pronateur carré, ou transverse : *Winsl.* ═ Petit pronateur : *Bich.* ═ Cubito-radial : *Chauss.*, *Dumas.*

*Limites.* En dehors, le quart inférieur du bord
antérieur du radius; en dedans, le quart inférieur
du bord antérieur du cubitus.

## *Préparation des Muscles qui occupent la région antérieure de l'Avant-Bras.*

Disséquez d'abord la peau qui revêt la face palmaire de l'avant-bras et de la main, afin de mettre à découvert la portion antérieure de l'aponévrose anti-brachiale et l'aponévrose palmaire. Cette dernière est assez difficile à bien préparer parce qu'elle adhère fortement à la peau par l'intermède d'un grand nombre de prolongemens fibreux, séparés les uns des autres par du tissu cellulaire graisseux, dense, disposé en pelotons arrondis. Pour faciliter la préparation de cette aponévrose, étendez et écartez d'abord fortement les doigts ; disséquez ensuite les tégumens de la main, de haut en bas, de dehors en dedans, et jusqu'au bout des phalanges ; isolez les unes des autres, près de l'extrémité inférieure des os du métacarpe, quatre bandes fibreuses qui naissent de la base de l'aponévrose, et se divisent elles-mêmes chacune en deux bandelettes, lesquelles vont s'insérer, après avoir embrassé les tendons des muscles fléchisseurs sublime et profond, au ligament transversal inférieur du carpe et aux parties latérales et inférieures des os du métacarpe.

Le long de la partie supérieure du bord cubital de l'aponévrose palmaire, on rencontre le palmaire cutané, petit muscle mince, quadrilatère, à fibres transversales, et qu'il faut étudier ou renverser en dedans aussitôt qu'on l'a mis à découvert.

Lorsque vous aurez examiné la disposition de la surface superficielle des aponévroses anti-brachiale et palmaire, coupez-les en travers, l'une au-dessus du ligament annulaire antérieur du carpe, l'autre au-dessous de ce ligament; disséquez l'antibrachiale de bas en haut, la palmaire de haut en bas; enlevez le tissu cellulaire, et conservez, autant que possible, les troncs nerveux et vasculaires principaux qui occupent les interstices des muscles et des tendons; ménagez d'ailleurs, autant que vous le pourrez, les muscles de la main. Etudiez ensuite successivement le rond pronateur, le radial antérieur, le palmaire grêle, le cubital antérieur, en commençant par le rond pronateur, et consultez, pour parvenir à les reconnaître facilement, les articles dans lesquels leurs limites sont indiquées.

Coupez en travers ces différens muscles au-dessous de leur partie moyenne; renversez leurs extrémités en sens opposés, afin de mettre à nu la portion supérieure du fléchisseur sublime; divisez le ligament annulaire antérieur du carpe, et fendez les gaînes fibreuses des doigts pour découvrir les tendons de ce muscle; examinez en même temps les capsules synoviales qui tapissent ces gaînes.

Après avoir étudié la disposition de la face antérieure et des bords du sublime, et vu ses insertions aux os de l'avant-bras et de la main, coupez-le en travers vers son tiers supérieur; renversez l'un de ses bouts vers le bras, l'autre vers la main; en procédant ainsi, vous découvrirez en dehors le long fléchisseur du pouce, et en dedans le fléchisseur profond que vous isolerez l'un de l'autre en enlevant le tissu cellulaire qui les sépare au-devant du ligament inter-osseux. Terminez la préparation de l'avant-bras en coupant les tendons de ces deux muscles près de la partie inférieure de ce membre, afin de voir le carré pronateur dans toute son étendue.

## Des Muscles de la Main.

**A.** *Le court Abducteur du Pouce* (Sabat., Boy.).

*Synonymes.* Qui pollicem maxime abducit : *Vésal.* = Septimus extremœ manus musculus : *Columb.* = Septimus : *Fallop.* = *Pars* thenaris : *Riol.* = Abducens (pollicem) : *Spigel.* = Abductor (pollicis) : *Cowp.* = Abductor thenar : *Riol.*, *Dougl.* = Abductor brevis pollicis manus : *Albin.* = *Sœmmerring* en distingue deux : Abductores breves pollicis manus exterior et interior. = Partie du thenar de *Winsl.* = Petit abducteur du pouce : *Bich.* = Court adducteur du pouce : *Port.* = Carpo-sus-phalangien du pouce : *Chauss.* = Scapho-sus-phalangien du pouce : *Dumas.*

*Limites.* Supérieurement, le scaphoïde et le li-

gament annulaire antérieur du carpe; inférieurement, le côté externe de l'extrémité supérieure de
la première phalange du pouce.

B. *L'Opposant du Pouce* (Boy., Bich., Port.).

*Synonymes.* Illorum duorum, qui pollicis primo
ossi famulantur, primus : *Vésal.* = Decimus *una
cum* undecimo : *Fallop.* = Primi internodii pollicis flexor secundus *cum* primo : *Spigel.* = Pars
flexoris primi et secundi ossis pollicis : *Cowp.* =
Flexor primi internodii *pollicis* : *Dougl.* = Oppo-
nens pollicis manus : *Albin.*, *Sœmmer.* = Partie
du thénar de *Winslow.* = Métacarpien du pouce :
*Sabat.* = Carpo-métacarpien du pouce : *Chauss.*
= Carpo-phalangien du pouce : *Dumas.*

*Limites.* Supérieurement, le trapèze et le ligament annulaire antérieur du carpe; inférieurement, le bord externe du premier os du métacarpe.

C. *Le court Fléchisseur du Pouce* (Sabat., Boy.,
Port.).

*Synonymes.* Trium qui secundo pollicis ossi famulantur, secundus *una* cum tertio : *Vésal.* =
Octavus extremæ manus musculus : *Columb.* =
Tertius, *cum* quarto, et quinto, et sexto, et nono,
*forte et* octavo : *Fallop.* = *Pars* thenaris, *cum
parte* hypothenaris pollicis : *Riol.* = Secundi internodii pollicis flexor secundus, *cum* tertio, *et*
quarto : *Spigel.* = *Pars* flexoris primi et secundi

ossis pollicis : *Cowp.* = Flexor secundi internodii pollicis : *Dougl.* = Flexor brevis pollicis manus : *Albin.*, *Sœmmer.* = Partie des muscles : thenar, mesothenar, et anti-thenar ou demi-inter-osseux du pouce, de *Winsl.* = Petit fléchisseur du pouce : *Bich.* = Carpo-phalangien du pouce : *Chauss.* = Carpo-phalanginien du pouce : *Dumas.*

*Limites.* Supérieurement, le ligament annulaire antérieur du carpe, l'os capitatum, la partie supérieure et antérieure du 3.ᵉ os du métacarpe; inférieurement, les parties latérales supérieures et antérieures de la première phalange du pouce, et les os sésamoïdes voisins de l'articulation de cette phalange.

## D. *L'Adducteur du Pouce* (Sabat., Boy., Bich.).

*Synonymes.* Trium, qui secundo pollicis ossi famulantur, primus : *Vésal.* = *Pars* musculi pollicem flectentis volam versus : *Columb.* = Secundus : *Fallop.* = *Pars* hypothenaris pollicis : *Riol.* = Secundi internodii pollicis flexor primus : *Spigel.* = *Pars* flexoris primi et secundi ossis pollicis : *Cowp.* = Adductor (*pollicis*) ad minimum digitum : *Dougl.* = Adductor pollicis manus : *Albin.*, *Sœmmer.* = Partie du mesothenar de *Winsl.* = Métacarpo-phalangien du pouce : *Chauss.* = Métacarpo-phalanginien du pouce : *Dumas.*

*Limites.* En dedans, les trois quarts inférieurs

de la face antérieure du troisième os du métacarpe ;
en dehors, la partie interne de l'extrémité supérieure de la première phalange du pouce.

E. *Le Palmaire Cutané* ((Winsl., Boy., Bich.,
            Port., Chauss., Dumas.).

*Synonymes.* Primus extremæ manus musculus
scriptoribus ignotus : *Columb.* = Caro quædam,
quæ musculorum effigiem habet : *Fallop.* = Car-
pieus, vel palmaris brevis : *Riol.* = Caro quædam
quadrata : *Spigel.* = Palmaris brevis : *Cowp.*, *Albin.*, *Sœmmer.*

*Limites.* En dehors, le ligament annulaire antérieur du carpe et la partie supérieure du bord
cubital de l'aponévrose palmaire ; en dedans, la
peau de la main.

F. *L'Adducteur du petit Doigt* (Boy., Bich.,
            Port.).

*Synonymes.* Vigesimus manus digitos moventium : *Vésal.* = Sextus extremæ manus musculus : *Columb.* = *Pars* hypothenaris parvi digiti :
*Riol.* = Minimum digitum abducens : *Spigel.* =
*Pars* abductoris minimi digiti : *Cowp.* = Extensor
tertii internodii minimi digiti : *Dougl.* = Abductor
digiti minimi manus : *Albin.*, *Sœmmer.* = Hypothénar du petit doigt, ou le petit hypothénar :
*Winsl.* = Abducteur du petit doigt : *Sabat.* =
Carpo-phalangien du petit doigt : *Chauss.*, *Dumas.*

*Limites.* En haut, l'os pisiforme ; en bas, la partie interne de l'extrémité supérieure de la première phalange du petit doigt.

G. *Le court Fléchisseur du petit Doigt* (Sabat., Boy., Bich., Port.).

*Synonymes. Pars* sexti extremæ manus musculi : *Columb.* == *Pars* hypothenaris parvi digiti : *Riol.* == *Pars* abductoris : *Cowp.* == Abductor minimi digiti, hypothenar : *Riol., Dougl.* == Flexor parvus digiti minimi manus : *Albin.* == Flexor proprius digiti minimi : *Sœmmer.* == *Partie du* carpophalangien du petit doigt de *Chauss.* == Second carpo-phalangien du petit doigt *Dumas.*

*Limites.* Supérieurement, l'éminence en forme d'ergot de l'os crochu et le ligament annulaire antérieur du carpe ; inférieurement, la partie latérale interne de l'extrémité supérieure de la première phalange du petit doigt.

H. *Le Muscle opposant du petit Doigt* (Boy., Bich., Port.).

*Synonymes.* Illorum octo, qui quatuor subserviunt digitis, parvum digitum flectentium *primus* : *Vésal., Columb.* == *Unus* illorum octo, qui inter ossa metacarpi continentur : *Fallop.* == *Pars* hypothenaris parvi digiti : *Riol.* == Interosseus ultimo ossi metacarpii parte manus externâ adhæ-

rens : *Spigel.* = *Pars* abductoris minimi digiti :
*Cowp.* = Flexor primi internodii minimi digiti :
*Dougl.* = Adductor ossis metacarpi digiti minimi :
*Albin.*, *Sœmmer.* = Métacarpien : *Winsl. Sabat.*
= Carpo-métacarpien du petit doigt : *Chauss.*,
*Dumas.*

*Limites.* Supérieurement, l'apophyse de l'os
crochu et le ligament annulaire antérieur du carpe; inférieurement, le bord interne du 5.ᵉ os du
métacarpe.

## *Muscles de la partie moyenne de la Main.*

### A. *Les Lombricaux* (Winsl., Sabat., Boy., Bich., Port.).

*Synonymes.* Musculi quatuor digitos pollici ad-
ducentes : *Vésal.* = Quatuor extremæ manus musculi : *Columb.* = Quatuor, qui parvi admodum in
volâ hærent chordis secundi etc. : *Fallop.* = Lumbricales : *Riol.*, *Cowp.*, *Albin.*, *Sœmmer.* = Flec-
tentes primum internodium : *Spigel.* = Les (4)
palmi-phalangiens : *Chauss.* = Annuli-tendino-
phalangiens : *Dumas.*

*Limites.* Supérieurement, les bords des tendons du muscle fléchisseur profond; inférieurement, la partie externe et postérieure de l'extrémité supérieure des phalanges des quatre derniers
doigts.

B. *Les Inter-Osseux* (Winsl., Sabat., Boy., Bich., etc.).

Ces muscles, au nombre de sept, occupent les espaces qui existent entre les os du métacarpe. Quatre d'entre eux correspondent à la face dorsale de la main et les trois autres à sa face palmaire. Les premiers ont été nommés par les anatomistes français : *inter-osseux-dorsaux; postérieurs; externes;* et les seconds : *inter-osseux-palmaires; antérieurs; internes.* On distingue généralement ces muscles par des noms numériques, en les comptant du pouce vers le petit doigt; quelques auteurs ont donné à chacun d'eux une dénomination qui indique sa situation et ses usages.

*Synonymes.* Octo musculi qui quatuor inserviunt digitis : *Vésal.* = Octo musculi qui inter ossa metacarpi continentur : *Fallop., Columb.* = Interossei : *Cowp.* = Interossei interni et externi : *Riol., Dougl., Albin., Sœmmer.* = Metacarpophalangiens latéraux sus-palmaires et métacarpophalangiens latéraux palmaires : *Chauss.* = Sus-métacarpo-lateri-phalangiens et sous-métacarpo-lateri phalangiens : *Dumas.*

*Limites.* Supérieurement, les parties latérales des os du métacarpe; inférieurement, les parties latérales des premières phalanges des quatre derniers doigts et les bords des tendons des muscles extenseurs de ces doigts.

## *Préparation des Muscles de la Main.*

Occupez-vous d'abord des quatre muscles courts du pouce qui forment à la partie antérieure externe et supérieure de la main, une saillie assez considérable à laquelle on a donné le nom d'éminence *thénar.* Il ne vous faudra que les isoler les uns des autres, en procédant, comme je l'indiquerai plus bas, si vous vous proposez de les étudier sur la main, dont vous aurez enlevé les tégumens et l'aponévrose pour découvrir l'extrémité inférieure des tendons des muscles antérieurs de l'avant-bras. Mais si vous voulez les disséquer sur une main intacte, exécutez leur préparation de la manière suivante :

Étendez le pouce et tirez-le en dehors; incisez la peau en ligne droite, de l'extrémité inférieure du troisième os du métacarpe à la partie supérieure du carpe ; faites encore à cette membrane deux autres incisions obliques partant des extrémités de celle-ci, et aboutissant à la partie supérieure des bords radial et cubital de la première phalange du pouce; disséquez, de haut en bas et de dehors en dedans, le lambeau de tégumens compris entre ces incisions, enlevez ensuite une aponévrose mince qui couvre le court abducteur du pouce et une partie de son court fléchisseur, et plus en dedans une portion de l'aponévrose pal-

maire qui recouvre médiatement son muscle adducteur.

La masse charnue de l'éminence *Thénar* étant
découverte, isolez les uns des autres, les muscles
qui la forment. Une couche de tissu cellulaire assez
apparente sépare le muscle *court abducteur* du
pouce de l'opposant et du court fléchisseur de ce
doigt; le court abducteur est d'ailleurs facile à
trouver parce qu'il est plus superficiel et situé
plus en dehors que les autres muscles du pouce.

On découvre l'*opposant* en coupant en travers
le court abducteur après l'avoir soulevé avec le
manche d'un scalpel. Il n'est pas toujours facile
d'isoler exactement l'opposant du court fléchisseur; mais il est toujours possible de reconnaître
les fibres qui lui appartiennent, parce qu'elles sont
toutes obliques de haut en bas, de dedans en dehors et qu'elles vont s'insérer au bord externe du
premier os du métacarpe.

Le *court fléchisseur* du pouce se trouve au côté
interne de l'opposant dont il est quelquefois séparé
par une couche de tissu cellulaire peu épaisse,
mais le plus souvent ces deux muscles sont intimement unis. Le tendon du long fléchisseur du
pouce peut servir à faire reconnaître le court fléchisseur; il est contenu dans une gouttière qui occupe le milieu de la face antérieure de ce muscle.

L'*adducteur* placé à la partie inférieure et interne du précédent, en est séparé par une petite

quantité de tissu cellulaire qu'il faut enlever ; il est facile à reconnaître à la direction transversale de ses fibres, à sa figure triangulaire et à ses limites.

Les muscles du pouce étant préparés, procédez à la dissection de ceux du petit doigt. Ils forment à la partie supérieure, antérieure et interne de la main, une seconde saillie que l'on nomme éminence *hypothénar*, recouverte par les tégumens, par le palmaire cutané, et par une aponévrose très-mince continue au bord cubital de l'aponévrose palmaire.

Pour découvrir ces muscles, incisez la peau, de la partie inférieure interne et postérieure du cubitus à la partie supérieure interne de la première phalange du petit doigt, et du milieu de la partie antérieure et supérieure du carpe à la partie supérieure externe de la même phalange. Disséquez et renversez de haut en bas la portion de tégumens comprise entre ces deux incisions, si vous vous proposez de conserver le muscle palmaire cutané. Si vous avez déjà étudié ce muscle, enlevez-le en même temps que la peau, en renversant ces parties de dehors en dedans.

L'*adducteur* du petit doigt se voit dans toute son étendue à la partie interne de l'éminence hypothénar, quand on a enlevé la peau, le palmaire cutané et l'expansion aponévrotique mince qui le recouvrent.

Son *court fléchisseur* est situé plus près du mil'eu de la main, mais à peu près sur le même plan que l'adducteur, dont il est séparé supérieurement par une cloison celluleuse facile à trouver. L'opposant est placé sous ces deux muscles, il est donc nécessaire de les couper en travers et de renverser leurs lambeaux en sens opposés pour le mettre à découvert.

Les muscles inter-osseux dorsaux et palmaires, ainsi que les lombricaux sont faciles à disséquer et à distinguer les uns des autres. Enlevez les tégumens du dos de la main; renversez en bas les tendons des extenseurs des doigts; enlevez de même la portion de peau qui couvre encore le milieu de la paume de la main; renversez de haut en bas l'aponévrose palmaire et les tendons des fléchisseurs sublime et profond : vous trouverez entre ces derniers les muscles lombricaux. Coupez, entre les têtes des os du métacarpe, le ligament transversal antérieur de ces os; écartez-les un peu les uns des autres, et enlevez la petite quantité de tissu cellulaire qui sépare les muscles inter-osseux afin de découvrir chacun de ces muscles dans toute son étendue.

### Des Muscles des membres abdominaux.

Albinus a rapporté ces muscles à cinq classes, en les considérant spécialement sous le rapport de leur situation. La 1.re de ces classes comprend les muscles qui forment la fesse; la 2.e, les muscles qui environnent le fémur; la 3.e, les muscles de la

jambe, la 4.ᵉ et la 5.ᵉ, les muscles des faces dorsale
et plantaire du pied. Cette classification, exclusivement anatomique, est celle que doit adopter.
l'élève qui dissèque, s'il veut voir tous les muscles sur le même sujet.

## Des Muscles de la Fesse.

**A.** *Le grand Fessier* (Winsl., Sabat., Boy.,
Bich., Port.).

*Synonymes.* Primus femur moventium : *Vésal.* = Primus musculus femur movens : *Columb.*
= Primus omnium maximus, sui lateris clunem
efformans : *Arant.* = Maximus et extimus gloutius : *Riol.* = Extendentium primus, glutæus
major : *Cowp.* = Glutæus maximus : *Dougl.* =
Gluteus magnus : *Albin.* = Glutæus magnus :
*Sœmmer.* = Sacro-fémoral. = Ilii-sacro-fémoral :
*Dumas.*

*Limites.* Supérieurement, une ligne oblique
tirée du point de réunion des quatre cinquièmes
antérieurs de la crête de l'os des îles avec le cinquième postérieur, à quatre travers de doigt du
grand trochanter ; supérieurement, une deuxième
ligne oblique étendue de la partie inférieure du coccyx à la partie supérieure de la ligne âpre du fémur ;
en avant, une troisième ligne oblique étendue
entre les extrémités antérieures des deux précédentes ; en arrière, le cinquième postérieur de la

crête de l'os des îles, la partie moyenne du sacrum, les parties latérales du coccyx.

## B. *Le moyen Fessier* (Winsl., Sabat., Boy., Bich., Port.).

*Synonymes.* Secundus femur moventium : *Vésal.* = Secundus femoris musculus : *Columb.* = Secundus et medius gloutius : *Riol.* = Extendentium secundus, glutæus medius : *Spigel.* = Glutæus medius : *Cowp.*, *Dougl.*, *Sœmmer.* = Gluteus medius : *Albin.* = Grand ilio-trochantérien : *Chauss.* = Ilio-trochanterien : *Dumas.*

*Limites.* Supérieurement, les trois quarts antérieurs de la lèvre externe de l'os des îles ; inférieurement, le bord supérieur du grand trochanter.

## C. *Le petit Fessier* (Winsl., Sabat., Boy., Bich., Port.).

*Synonymes.* Tertius femur moventium : *Vésal.* = Tertius femoris musculus : *Columb.* = Tertius intimus gloutius : *Riol.* = Extendentium tertius, glutœus minor : *Spigel.* = Glutœus minor : *Cowp.* = Glutæus minimus : *Dougl.* = Gluteus minor : *Albin.*, *Sœmmer.* = Petit ilio-trochantérien : *Chauss.* = Ilio-ischii-trochantérien : *Dumas.*

*Limites.* Supérieurement la ligne courbe inférieure de l'os des îles ; inférieurement, le bord antérieur du grand trochanter.

D. *Le Pyramidal* (Winsl., Sab., Boy., Bich., Port.).

*Synonymes.* Quartus femur moventium : *Vésal.*
= Quartus femoris musculus : *Columb.* = Primus
et superior quadrigeminus, iliacus externus : *Riol.*
= Circumagentium primus, iliacus externus, py-
riformis : *Spigel.* =Pyriformis seu iliacus externus :
*Cowp.* = Pyriformis : *Albin.*, *Sœmmer.* = Pyri-
forme : *Winsl.* = Sacro-trochantérien : *Chauss.*
= Sacro-ili-trochantérien : *Dumas.*

*Limites.* En dedans, les empreintes raboteuses
situées entre les trous sacrés antérieurs, une petite portion de l'os des îles et de la face antérieure
du grand ligament sacro-sciatique ; en dehors, la
partie supérieure de la face interne du grand trochanter ; inférieurement, le jumeau supérieur.

E. *Les Jumeaux* (Sabat., Boy., Bich.).

*Synonymes.* Carneæ portiones, decimo femur
moventium musculo attensæ : *Vésal.* = Marsupium : *Columb.*, *Spigel.* = Secundus et tertius
quadrigeminus : *Riol.* = Marsupium : *Cowp.* =
Gemini : *Dougl.*, *Albin.*, *Sœmmer.* = Petits jumeaux : *Winsl.*= Muscle capsulaire de la capsule
du tendon de l'obturateur interne : *Port.*= Ischio-
trochantérien : *Chauss.* = Ischio-spini-trochan-
térien : *Dumas.*

*Limites du supérieur.* En dedans, la face externe de l'épine sciatique ; en dehors, la partie supérieure de la face interne du grand trochanter.

*Limites de l'inférieur.* En dedans, la partie supérieure et postérieure de la tubérosité de l'ischion ; en dedans, la partie inférieure de la face interne du grand trochanter ; inférieurement, le carré.

F. *L'Obturateur interne* (Winsl., Sabat., Bich., Port.).

*Synonymes.* Decimus femur moventium : *Vésal.* = Decimus femoris musculus : *Columb.* = Circumagentium tertius, obturator internus : *Spigel.* = Marsupialis seu bursalis : *Cowp.* = Marsupialis seu obturator internus : *Dougl.* = Obturator internus : *Riol., Morgagn., Albin., Sœmmer.* = Sous-pubio-trochantérien interne : *Chauss.* = Intra-pelvio-trochantérien : *Dumas.*

*Limites.* En dedans, la partie supérieure et interne du trou obturateur (trou sous-pubien : *Chauss.*), l'aponévrose qui ferme en partie ce trou, la portion de l'os des îles comprise entre ce trou, et l'échancrure sciatique ; en dehors, la partie moyenne de la face interne du grand trochanter.

G. *Le Carré* (Winsl., Sabat., Boy., Port).

*Synonymes.* Pars quinti femur moventium : *Vé-sal.* = *Pars* octavi femoris musculi : *Columb.* = Undecimus movens femur : *Fallop., Arant.* = Quartus quadrigeminus quadratus : *Riol.* = Circumagentium quartus : *Spigel.* = Quadratus femoris : *Cowp., Albin., Sœmmer.* = Carré crural : *Bich.* = Ischio-sous-trochantérien : *Chauss.* = Tuber-ischio-trochantérien : *Dumas.*

*Limites.* En dedans, le bord externe de la tubérosité de l'ischion ; en dehors, la partie inférieure du bord postérieur du grand trochanter.

### Préparation des Muscles de la Fesse.

Couchez le sujet sur le ventre ; faites fléchir légèrement les cuisses sur le bassin ; placez un billot assez volumineux sous les os pubis, et tournez en dedans la pointe du pied appartenant à la même extrémité que les muscles que vous allez disséquer ; les fibres du grand fessier se trouveront tendues dans cette situation du cadavre. Incisez alors profondément la peau et le tissu cellulaire sous-cutané, suivant le trajet des lignes que j'ai indiquées comme limites de ce muscle ; enlevez en même temps la peau, la graisse abondante et une aponévrose mince qui le recouvrent, et renversez ces parties de haut en bas, d'avant en arrière, en faisant suivre au scalpel la direction des

fibres charnues qui sont obliques d'arrière en avant
et de dedans en dehors. Découvrez avec soin,
dans toute leur étendue, les aponévroses d'où ces
fibres charnues tirent leur origine en haut et en
arrière, ainsi que le tendon aplati ou plutôt l'aponévrose épaisse au moyen de laquelle le grand fessier va s'insérer au fémur, et dont la partie supérieure se prolonge le long du bord antérieur de ce
muscle.

Après avoir reconnu la disposition de la surface
cutanée et des bords du grand fessier, coupez-le
en travers, du milieu de son bord antérieur à la
partie moyenne de son bord postérieur; renversez complétement les deux lambeaux en sens
opposés, et enlevez avec eux une assez grande
quantité de tissu cellulaire qui couvre les muscles
profonds de la fesse. En exécutant cette partie de
la préparation, laissez intact le grand nerf sciatique; conservez les troncs vasculaires principaux
qui l'accompagnent; évitez de couper le grand
ligament sacro-sciatique, à la face postérieure duquel le grand fessier s'insère; observez la disposition de la capsule synoviale située entre l'aponévrose de ce muscle et la face externe du grand
trochanter, et faites toujours suivre au scalpel la
direction des fibres des muscles que vous mettez
à découvert afin de ne point les endommager.

On apperçoit la moitié postérieure du *moyen*
*fessier* dès qu'on a renversé en haut et en arrière

la partie supérieure du grand fessier. Pour découvrir sa portion antérieure, disséquez, d'arrière en avant, et jusqu'au niveau d'une ligne tirée de la partie antérieure de la crête de l'os des îles à la partie supérieure et antérieure du grand trochanter, la peau comprise entre les trois quarts antérieurs de cette crête et cette apophyse; sous ce lambeau de tégumens vous trouverez la partie supérieure externe de l'aponévrose fascia-lata que vous renverserez d'arrière en avant jusqu'au bord postérieur du muscle du même nom.

Vous appercevrez dans presque toute son étendue, le *petit fessier* quand vous aurez coupé en travers le muscle précédent vers sa partie moyenne et renversé la moitié supérieure en haut, l'inférieure en bas. Le bord postérieur du petit fessier est caché sous le pyramidal, dont vous le séparerez facilement en commençant à le faire près du grand trochanter où les tendons de ces deux muscles sont distincts l'un de l'autre.

Lorsque vous aurez étudié le petit fessier dans sa situation naturelle, divisez-le en travers afin de voir ses rapports avec la capsule de l'articulation coxo-fémorale et avec le tendon courbe du droit antérieur de la cuisse.

Le muscle *pyramidal*, les *jumeaux*, l'*obturateur interne*, le *carré*, sont découverts depuis l'échancrure sciatique jusqu'au grand trochanter, lorsque l'on a renversé assez bas la moitié inférieure du

grand fessier; on les distinguera facilement les uns
des autres, en consultant les articles dans lesquels leurs limites sont indiquées. Mais les bords
de ces muscles sont encore unis entre eux par
une petite quantité de tissu cellulaire qu'il est nécessaire d'enlever; et comme la base du pyramidal
et celle de l'obturateur interne sont contenues dans
l'excavation du bassin, il faut emporter, pour les
voir, les viscères qui sont contenus dans cette cavité, ainsi que les muscles qui forment sa paroi
inférieure. Il serait plus commode, pour exécuter
cette partie de la préparation, de scier le bassin
d'avant en arrière; mais on ne peut le faire sans
inconvénient, qu'après avoir disséqué les muscles
de la cuisse.

## Muscles de la Cuisse.

### Face postérieure.

A. *Le Biceps* (Winsl., Sabat., Boy.).

*Synonymes,* Quartus tibiam moventium : *Vésal.*
= Quintus tibiæ musculus : *Columb.* = Flecten-
tium *tibiam* quintus, biceps : *Spigel.* = Biceps :
*Riol.*, *Cowp.*, *Dougl.* = Biceps cruris : *Albin.* =
Biceps femoris : *Sœmmer.* = Biceps crural : *Bich.*,
*Port.* = Ischio-fémoro-péronier : *Chauss.*, *Dumas.*

*Limites.* Supérieurement, la partie externe de
la face postérieure de la tubérosité de l'ischion et
la partie supérieure externe de la ligne âpre du

fémur ; inférieurement, l'extrémité supérieure du péroné.

## B. *Le Demi-tendineux* (Boy., Bich, Port.).

*Synonymes.* Tertius tibiam moventium : *Vésal.* == Tertius tibiæ musculus : *Columb.* == Flecten- tium *tibiam* tertius, semi-nervosus : *Spigel.* == Seminervosus : *Riol., Stenon., Dougl.* == Semi- nervosus seu semi-tendinosus : *Cowp.* == Semi-ten- dinosus : *Albin., Sœmmer.* == Demi-nerveux : *Winsl., Sabat.* == Ischio-prétibial : *Chauss.* == Ischio-crêti-tibial : *Dumas.*

*Limites.* En haut, la partie postérieure de la tu- bérosité de l'ischion ; en bas, la partie interne de la tubérosité du tibia ; en dehors, la longue por- tion du biceps avec lequel le demi-tendineux est confondu dans l'étendue de trois à quatre pouces.

## C. *Le Demi-Membraneux* (Winsl., Sabat., Boy., Port.).

*Synonymes.* Quintus tibiam moventium : *Vé- sal.* == Quartus tibiæ musculus : *Columb.* == Flec- tentium *tibiam* quartus, semi-membraneus : *Spi- gel.* == Semi-membranosus : *Riol., Stenon, Cowp., Dougl., Albin., Sœmmer.* == Demi-aponévrotique : *Bich.* == Ischio-popliti-tibial : *Chauss., Dumas.*

*Limites.* Supérieurement, la portion de la face postérieure de la tubérosité de l'ischion qui est située au-devant des insertions du biceps et du demi-tendineux ; inférieurement, le côté postérieur de la tubérosité interne du tibia ; en dehors, le nerf grand sciatique.

## *Préparation des Muscles de la face postérieure de la Cuisse.*

Incisez les tégumens depuis le milieu de l'espace qui sépare la tubérosité de l'ischion du grand trochanter, jusqu'à la partie moyenne d'une ligne qui s'étendrait en arrière de la tête du péroné à la partie inférieure de la tubérosité interne du tibia ; disséquez la peau de chaque côté de cette incision sur toute la face postérieure de la cuisse et derrière l'articulation du genou ; observez la disposition de la portion postérieure de l'aponévrose *fascia - lata*, fendez cette aponévrose suivant le trajet de l'incision pratiquée aux tégumens, et renversez en sens opposés les deux lambeaux de cette membrane ; enlevez ensuite une assez grande quantité de tissu cellulaire qui sépare inférieurement le biceps du demi-tendineux et du demi-membraneux ; évitez alors de couper les troncs nerveux et vasculaires principaux situés dans le voisinage de ces muscles ; terminez la préparation, en isolant avec soin leurs corps charnus de la graisse qui les environne, et en suivant leurs tendons inférieurs jusqu'à leur insertion aux os de la jambe. Le tendon du demi-membraneux fournit deux prolongemens profonds situés, l'un derrière les condyles du fémur, l'autre derrière le muscle poplité; il ne faudra essayer de les découvrir qu'après avoir disséqué les muscles de la jambe.

Après avoir étudié ces muscles, recouvrez-les avec la peau, ou ce qui vaut beaucoup mieux, employez à cet usage une pièce de linge.

## Des Muscles qui occupent les régions externe et antérieure de la Cuisse.

A. *Le Couturier* (Winsl., Sabat., Boy., Bich., Port.).

*Synonymes.* Primus tibiam moventium : *Vésal.* Primus tibiæ musculus : *Columb.* = Longus, sive sartorius : *Riol.* = Flectentium *tibiam* primus, sartorius, fascialis, fascia : *Spigel.* = Sartorius : *Cowp.*, *Dougl.*, *Albin.*, *Sœmmer.* = Ilio - prétibial : *Chauss.* = Ilio-crêti-tibial : *Dumas.*

*Limites.* Supérieurement, l'épine antérieure et supérieure de l'os des îles, et la moitié supérieure de l'échancrure située au-dessous de cette épine; inférieurement, la partie interne de la tubérosité du tibia.

B. *Le droit ou grêle Antérieur* (Winsl., Sabat., Boy., Port.).

*Synonymes.* Nonus tibiam moventium : *Vésal.* = Nonus tibiæ musculus : *Columb.* = Rectus gracilis : *Riol.* = Extendentium *tibiam* secundus; rectus : *Spigel.* = Rectus femoris : *Cowp.*, *Sœmmer.*

Rectus : *Dougl.* == Rectus cruris : *Albin.* == Droit antérieur crural : *Bich.* == Ilio-rotulien : *Chauss.*, *Dumas.*

*Limites.* Supérieurement, l'épine antérieure et inférieure de l'os des îles et la partie supérieure du bord de la cavité cotyloïde; inférieurement, la base de la rotule.

C. *Le Pectiné* (Winsl., Boy. Bich., Port.).

*Synonymes. Pars* octavi femur moventium : *Vésal.* == Septimus femoris musculus : *Columb.* == Flectentium *femur* quartus : *Spigel.* == Pectineus : *Riol., Cowp., Albin., Sabat., Sœmmer.* == Pectinalis : *Dougl.* == Sus-pubio-fémoral : *Chauss.* Pubio-fémoral : *Dumas.*

*Limites.* La portion du bord postérieur du corps du pubis, comprise entre l'épine de cet os et l'éminence ilio-pectiné; inférieurement, la ligne oblique qui s'étend du petit trochanter à la ligne âpre du fémur; en dehors le grand psoas.

D. *Le Triceps crural* (Sabat., Boy., Port.).

*Synonymes.* Crural : *Bich.* == Tri-fémoro-rotulien : *Chauss.* == Tri-femoro-tibi-rotulien : *Dumas.*

Ce muscle présente supérieurement trois parties bien distinctes, ce qui a engagé la plupart des anatomistes à le considérer comme une réunion de trois muscles qu'ils ont décrits séparément, et auxquels ils ont donné les dénominations suivantes : *vastus externus, vastus internus, cruralis :* *Albin., Sœmmer.* = Vastus externus, vastus internus, crureus seu femoreus : *Cowp.* = Vastus externus, vastus internus, crureus : *Riol., Dougl.* = Vaste externe, vaste interne, crural : *Winsl., Boy., Port.,* etc.

*Riolan, Cowper, Spigel, Sœmmerring* et *Winslow,* ont désigné sous le nom de *triceps crural* les trois adducteurs de la cuisse, comme nous l'indiquerons en donnant la synonymie de ces muscles.

*Limites.* Supérieurement, la base des trochanters, et entre ces éminences la partie antérieure de la base du col du fémur; inférieurement, la base et les bords de la rotule, ainsi que les tubérosités latérales du tibia; en arrière, les parties latérales de la ligne âpre du fémur.

### E. *Le Muscle du Fascia-Lata* (Sabat., Boy., Port.).

*Synonymes.* Pars carnea sexti tibiam moventium : *Vésal.* = Pars carnea sexti tibiæ musculi : *Columb.* = Membranosi : *Riol., Cowp., Dougl.* = Extendentium tibiam primi, membranosi, musculi lati tendinis : *Spigel.* = Tensor vaginæ femoris : *Albin.* = Fascia-lata femoris : *Sœmmer.* = Muscle aponévrotique, ou muscle de la bande large, ou muscle du fascia-lata : *Winsl.* = Ten-

seur aponévrotique crural : *Bich.* — Ilio-aponé-
vrosi-fémoral : *Chauss.*, *Dumas*.

*Limites.* Supérieurement, la face externe de
l'épine antérieure et supérieure de l'os des iles;
inférieurement, la ligne âpre du fémur.

*Préparation.* Placez le sujet sur le dos, étendez
les cuisses sur le bassin et fléchissez légèrement
les jambes pour tendre les muscles que vous allez
disséquer. Incisez la peau seulement, depuis l'épine
antérieure et supérieure de l'os des îles jusqu'à la
partie inférieure de la rotule. Cette incision faite,
disséquez les tégumens en dehors jusqu'au niveau
d'une ligne tirée du grand trochanter à la partie
externe et supérieure de la jambe ; et en dedans, jusqu'au niveau d'une seconde ligne prolongée entre
l'épine du pubis et la tubérosité interne du tibia. En
exécutant cette première partie de la préparation,
on met à découvert les régions externe et antérieure de l'aponévrose fémorale dont il est important d'étudier soigneusement la disposition.

Après avoir séparé les tégumens, de la face externe de l'aponévrose, incisez cette membrane suivant le trajet du muscle couturier, c'est-à-dire,
obliquement de haut en bas, de dehors en dedans, d'avant en arrière, depuis l'épine antérieure
et supérieure de l'os des îles jusqu'à la réunion des
deux tiers supérieurs de la cuisse avec son tiers
inférieur; au-delà de ce point, prolongez l'incision
en bas et en avant jusqu'à la partie interne de la

tubérosité antérieure du tibia. Disséquez ensuite
les deux lambeaux de l'aponévrose et renversez-
les en dedans et en dehors sur les tégumens; enlevez en même temps le tissu cellulaire sous-
aponévrotique; conservez les troncs nerveux et
vasculaires principaux, et si le sang s'écoule de
quelque veine ouverte, abstergez-le avec une
éponge et pratiquez la ligature du vaisseau. Ayez
d'ailleurs l'attention de faire toujours suivre au
scalpel la direction des fibres musculaires, et de
découvrir exactement les tendons jusqu'aux apophyses auxquelles ils s'insèrent. Lorsque vous
aurez découvert tous les muscles antérieurs et
externes de la cuisse, vous examinerez attentive-
ment leur ensemble avant de vous occuper de
l'étude et de la dissection de chacun d'eux en particulier.

Il est très-facile d'isoler tous ces muscles les
uns des autres; vous pourrez y procéder de la
manière suivante :

Après avoir étudié le couturier dans sa situation
naturelle, enlevez le tissu cellulaire qui l'unit aux
parties subjacentes et renversez-le en dehors, ou
coupez-le en travers à sa partie moyenne. Vous
couperez également en travers le droit antérieur
vers le milieu de la cuisse, et vous le séparerez
de la portion moyenne du triceps fémoral. Il est
un peu moins facile d'isoler le pectiné des muscles qui l'environnent, parce que son bord interne

est souvent caché par le second adducteur; après avoir trouvé la ligne de séparation de ces muscles, divisez le pectiné très-près de ses attaches supérieures pour le renverser en bas et en dedans avec la partie inférieure des muscles grand psoas et iliaque. Quant au muscle fascia-lata, il faut, pour le voir dans toute son étendue, disséquer de haut en bas et d'avant en arrière, le feuillet de l'aponévrose du même nom qui couvre sa face externe et suivre le feuillet profond de cette aponévrose jusqu'à son insertion à la ligne âpre du fémur.

## Muscles de la région interne de la Cuisse.

### A. *Le Droit ou Grêle interne* (Winsl., Sabat., Boy., Port.).

*Synonymes.* Secundus tibiam moventium : *Vésal.* = Secundus tibiæ musculus : *Columb.* = Posticus gracilis : *Riol.* = Flectentium *tibiam* secundus, gracilis : *Spigel.* = Gracilis : *Cowp., Dougl., Albin., Sœmmer.* = Droit interne crural : *Bich.* = Sous-pubio-prétibial : *Chauss.* = Sous-pubio-crêti-tibial : *Dumas.*

*Limites.* Supérieurement, la face antérieure du corps du pubis, la branche de cet os, celle de l'ischion; inférieurement, la partie interne et inférieure de la tubérosité antérieure du tibia.

**B.** *Le premier Adducteur de la Cuisse* (Sabat., Boy., Port.).

*Synonymes.* *Pars* octavi femur moventium : *Vésal.* = *Pars* septimi femoris musculi : *Columb.* = *Pars prima* quinti femur moventium : *Fallop.* = Primum caput tricipitis : *Riol.* = *Pars* Flectentium tertii, tricipitis : *Spigel.* = Pars tricipitis : *Cowp.* = Adductor femoris primus : *Dougl.* = Adductor longus femoris : *Albin.* = Pars tricipitis femoris : *Sœmmer.* = Premier muscle du triceps : *Winsl.* = Moyen adducteur : *Bich.* = Pubio-fémoral : *Chauss.* = Spini-pubio-fémoral : *Dumas.*

*Limites.* Supérieurement, la face antérieure du corps du pubis ; supérieurement, la partie moyenne de la ligne âpre du fémur.

**C.** *Le second Adducteur* (Sabat., Boy., Port.).

*Synonymes.* *Pars* quinti femur moventium : *Vésal.* = *Pars* octavi femoris musculi : *Columb.* = Secunda pars quinti femur moventium : *Fallop.* = Alterum caput tricipitis : *Riol.* = *Pars* flectentium tertii : *Spigel.* = *Pars* tricipitis : *Cowp.* = Adductor femoris secundus *Dougl.* = Adductor brevis femoris : *Albin.* = Pars tricipitis femoris : *Sœmmer.* = Second muscle du triceps : *Winsl.* = Petit adducteur : *Bich.* = Sous-pubio-fémoral : *Chauss., Dumas.*

*Limites.* Supérieurement, la face antérieure du

corps et de la branche du pubis; inférieurement, le tiers supérieur de la ligne âpre du fémur.

### D. *Le troisième Adducteur* (Sabat., Boy., Port.).

*Synonymes. Pars* quinti femur moventium : *Vésal.* = Pars octavi femoris musculi : *Columb.* = Tertia pars, *cum quartá* quinti moventium femur : *Fallop.* = Tertium caput tricipitis : *Riol.* = *Pars* flectentium tertii, tricipitis : *Spigel.* = Pars tricipitis : *Cowp.* = Adductor femoris tertius *cum quarto* : *Dougl.* = Adductor magnus femoris : *Albin.* = Pars tricipitis femoris : *Sœmmer.* = Troisième muscle du triceps : *Winsl.* = Grand adducteur : *Bich.* = Ischio-fémoral : *Chauss.* = Ischio-pubi-fémoral : *Dumas.*

*Limites.* Supérieurement, la branche du pubis, la branche de l'ischion, la partie externe de la tubérosité de cet os; inférieurement, la tubérosité du condyle interne du fémur; en dehors, la ligne âpre du fémur, et l'empreinte raboteuse qui s'étend de cette ligne au grand trochanter.

### E. *L'Obturateur externe* (Winsl., Sabat., Boy. Bich., Port.).

*Synonymes.* Nonus femur moventium : *Vésal.* = Nonus femoris musculus : *Columb.* = Duodecimus : *Arant.* = Circumagentium secundus seu obturator externus : *Spigel.* = *Riol., Cowp., Dougl.,*

*Albin.*, *Sœmmer.* == Sous-pubio-trochantérien externe : *Chauss.* == Extra-pelvio-pubi-trochantérien : *Dumas.*

*Limites.* En dedans, la partie antérieure du contour du trou obturateur ou sous-pubien ; en dehors, la partie inférieure de la face interne du grand trochanter.

### *Préparation des Muscles de la région interne de la Cuisse.*

Placez le membre de telle manière que sa face interne soit légèrement inclinée en avant ; disséquez d'avant en arrière et depuis le pubis jusqu'au tibia, la bande de tégumens qui couvre encore cette région ; renversez sur la peau la portion de l'aponévrose fémorale que vous venez de mettre à découvert, et observez avec soin sa disposition.

L'aponévrose disséquée, on peut voir le grêle interne dans toute son étendue. Il faut examiner sa situation absolue avant de disséquer le tissu cellulaire qui l'unit aux muscles voisins ; isolez ensuite ce muscle d'avant en arrière, et coupez-le en travers à sa partie moyenne pour renverser ses deux bouts en sens opposés.

Le *premier adducteur* se trouve alors découvert en avant et en dedans. Son bord externe doit aussi déjà avoir été séparé du bord correspondant du muscle pectiné ; cherchez une couche de tissu cellulaire qui sépare son bord interne du

second et du troisième adducteur; introduisez dans
cette cloison celluleuse le manche d'un scalpel
pour soulever les fibres charnues que vous couperez en travers à un pouce environ au-dessous
du pubis; la profondeur de cette incision transversale sera d'autant plus considérable, que les
muscles du sujet seront plus volumineux; vous
serez d'ailleurs certain d'avoir divisé le muscle
dans toute son épaisseur quand vous rencontrerez
un cordon nerveux assez considérable : ce cordon
est la branche antérieure du nerf obturateur qui
passe entre les deux premiers adducteurs. Renversez ensuite la partie inférieure du premier adducteur de haut en bas, de dedans en dehors, jusqu'à
l'endroit où il est intimement uni au grand adducteur.

Le *second adducteur*, plus court que le précédent, s'insère plus haut à la ligne âpre du fémur;
il est souvent divisé en deux portions dans toute
sa longueur, ce qui peut embarrasser les élèves
qui le disséquent pour la première fois. On voit
sa face antérieure dans toute son étendue quand
on a renversé en bas le pectiné et le premier adducteur qui la recouvrent. Une cloison celluleuse
sépare son bord interne et sa face postérieure de
la partie supérieure du troisième adducteur, c'est
dans l'épaisseur de cette couche de tissu cellulaire qu'on trouve la branche postérieure du nerf
obturateur le long de laquelle on enfoncera le

manche d'un scalpel, de bas en haut, de dedans en dehors, avant de couper le muscle en travers pour le renverser en bas et en dedans sur le triceps fémoral.

Pour disséquer facilement le *troisième adducteur*, portez d'abord la cuisse dans l'abduction; enlevez le tissu cellulaire que vous avez laissé sur ses fibres charnues en préparant les muscles entre lesquels il se trouve situé; découvrez surtout avec soin son tendon inférieur et l'aponévrose qui se détache de son bord externe, couvre l'artère fémorale et va s'unir au muscle triceps; après avoir vu les rapports de sa face antérieure avec les deux premiers adducteurs, le couturier, les vaisseaux fémoraux, retournez la cuisse pour examiner ses connexions avec les muscles et les nerfs de la partie postérieure de ce membre.

Pour voir distinctement et dans toute son étendue l'*obturateur externe*, il faut enlever antérieurement, la partie inférieure du psoas, le pectiné, les adducteurs; retourner ensuite le membre, couper en travers le carré et renverser les deux bouts de ce muscle en sens opposés.

Après avoir étudié les muscles de la cuisse, divisez le bassin d'avant en arrière en deux parties égales, et disséquez la base du pyramidal et de l'obturateur interne. Coupez ensuite les muscles qui environnent le fémur à quatre travers de doigt au-dessus de ses tubérosités, et sciez cet os à la même hauteur avant de commencer la préparation des muscles de la jambe.

## Des Muscles de la face antérieure de la Jambe.

**A. Le Jambier antérieur** (Winsl., Sabat., Boy., Bich., Port.).

*Synonymes.* Sextus pedem moventium : *Vésal.* = Primus musculus anterioris pedis : *Columb.* = Tibieus anticus : *Riol.* = Flectentium *pedem* primus, tibiæus anticus, catenæ musculus : *Spigel.* = Tibialis anticus : *Cowp., Dougl., Albin., Sœmmer.* = Tibio-sus-tarsien : *Chauss.* = Tibio-sus-métatarsien : *Dumas.*

*Limites.* Supérieurement, la partie antérieure de la tubérosité externe du tibia; inférieurement, le premier os cunéiforme; en dedans, la face interne du tibia ; en dehors et en haut, le long extenseur des orteils, et plus bas, l'extenseur propre du gros orteil.

**B. L'Extenseur propre du gros Orteil** (Sabat., Boy., Bich., Port.).

*Synonymes.* Decimus quintus pedis digitos moventium : *Vésal.* = Tertius musculus anterioris pedis : *Columb.* = Extensor pollicis : *Riol.* = Pollicis tensor : *Spigel.* = Extensor pollicis longus : *Cowp.* = Extensor longus : *Dougl.* = Extensor

proprius pollicis pedis : *Albin.* == Extensor proprius hallucis : *Sœmmer.* == Grand extenseur du
pouce du pied : *Winsl.* == Péronéo-sus-phalangettien du pouce : *Chauss.* == Peroneo-sus-phalan-
ginien du pouce : *Dumas.*

*Limites.* Supérieurement, le péroné et le ligament inter-osseux, un peu au-dessus de la partie
moyenne de la jambe ; inférieurement, l'extrémité
postérieure de la dernière phalange du gros orteil ;
en dehors, l'extenseur commun des orteils.

C. *Le long extenseur commun des Orteils*
(Winsl., Sabat., Boy., Bich., Port.).

*Synonymes.* Decimus quartus pedis digitos moventium : *Vésal.* == Secundus musculus, anterioris pedis : *Columb.* == Longus digitûm tensor, sive
Cnimodactyleus : *Riol.* == Digitorum tertium internodium extendens : *Spigel.* == Extensor digitorum
pedis longus : *Cowp.*, *Albin.*, *Sœmmer.* == Extensor longus : *Dougl.* == Grand extenseur : *Bich.*
== Péronéo-sus-phalangettien commun : *Chauss.*
== Peroneo-tibi-sus-phalangettien commun : *Dumas.*

*Limites.* Supérieurement, la tubérosité externe
du tibia et la partie supérieure et interne du péroné ; inférieurement, l'extrémité postérieure des
secondes et troisièmes phalanges des quatre derniers orteils ; en dehors, les trois muscles péroniers.

**D.** *Le Péronier antérieur* ( Boy., Port.).

*Synonymes.* Nonus pedem moventium : *Vésal.*
= Musculus pedis qui tertius decimus annumera-
tur : *Columb.* = *Pars* extensoris digitorum pedis
longi : *Cowp.*, *Dougl.* = Quintus tendo extensoris
longi digitorum pedis : *Morgagn.* = Peroneus, tertius : *Albin.*, *Sœmmer.* = Petit péronier : *Winsl.*
= Court péronier : *Sabat.* = Petit péronier : *Bich.*
Petit péronéo-sus-métatarsien : *Chauss.*, *Dumas.*

*Limites.* Supérieurement, le tiers inférieur du
bord antérieur et de la face interne du péroné ;
inférieurement, l'extrémité postérieure du cinquième os du métatarse.

### *Préparation des Muscles de la face antérieure de la Jambe.*

Incisez d'abord la peau du sommet de la rotule
à la partie moyenne de la crête du tibia ; prolongez
l'incision obliquement en arrière et en dedans vers
le côté antérieur de la malléole interne, et jusqu'au
bord interne du pied, continuez-la ensuite horizontalement jusqu'à l'extrémité du gros orteil. Disséquez les tégumens de la jambe de haut en bas et
de dedans en dehors jusqu'au niveau du bord antérieur du péroné, et renversez ceux de la face
dorsale du pied sur son bord externe.

Après avoir disséqué la peau, comme je viens
de l'indiquer, examinez la disposition d'une apo-

névrose très-mince qui couvre le dos du pied; coupez cette membrane en travers vers la partie postérieure du tarse; séparez-la d'arrière en avant des parties sur lesquelles elle est appliquée. Incisez ensuite l'aponévrose de la jambe le long de la crête du tibia; coupez-la en travers un peu au-dessus des malléoles, afin de conserver intact le ligament annulaire sous lequel passent les tendons, et dis-séquez cette membrane de dedans en dehors, et de bas en haut, jusqu'à la partie inférieure du tiers supérieur de la jambe; plus haut, elle est intime-ment unie aux fibres charnues qui s'insèrent à la surface interne, et ne doit point en être séparée. Il ne reste plus après cela qu'à isoler de bas en haut les tendons et les corps charnus des muscles antérieurs de la jambe, pour terminer leur pré-paration. On distinguera facilement ces muscles les uns des autres en se rappelant leurs limites.

## *Des Muscles de la face externe de la Jambe.*

A *Le long Péronier latéral* (Sabat., Boy., Port.).

*Synonymes.* Septimus pedem moventium : *Vé-sal.* = Quartus anterioris pedis musculus : *Co-lumb.* = Peroneus posticus : *Riol.* = Obliquè mo-ventium *pedem* secundus, abducens, peronæus primus, fibulæus : *Spigel.* = Peroneus primus : *Cowp.* = Peronæus primus seu posticus : *Dougl.*

= Peroneus longus : *Albin.*, *Sœmmer.* = Long
péronier, communément dit péronier postérieur :
*Winsl.* = Grand péronier : *Bich.* = Péronéo-
sous-tarsien : *Chauss.* = Tibi-peroneo-tarsien :
*Dumas.*

*Limites.* Ce muscle s'étend d'abord de la partie
supérieure externe du péroné à la partie postérieure de la malléole externe; au-delà de cette
éminence il se dirige vers le cuboïde, passe sous
cet os et se porte vers le côté externe et inférieur
de l'extrémité postérieure du premier os du métatarse, en passant au-dessus de la plupart des muscles de la plante du pied.

B. *Le court Péronier latéral* (Boy., Port.).

*Synonymes.* Octavus pedem moventium : *Vé-*
*sal.* = Quintus anterioris pedis musculus : *Columb.*
= Peroneus anticus : *Riol.* = Flectentium *pedem*
secundus, peronæus secundus, semi-fibulæus :
*Spigel.* = Peroneus secundus : *Cowp.* = Peronæus
secundus seu anticus : *Dougl.* = Peroneus brevis :
*Albin.*, *Sœmmer.* = Petit péronier, communément dit péronier antérieur : *Winsl.* = Moyen
péronier : *Sabat.*, *Bich.* = Grand péronéo-sus-
métatarsien : *Chauss.*, *Dumas.*

*Limites.* Supérieurement, le tiers moyen de la
face externe du péroné; inférieurement, le côté
supérieur de l'extrémité postérieure du cinquième

os du métatarse. Le tendon de ce muscle se réfléchit sous la malléole externe comme celui du grand péronier latéral.

### Préparation des Muscles de la face externe de la Jambe.

Continuez de disséquer la peau de haut en bas et d'avant en arrière, jusqu'au niveau de la partie postérieure du péroné; détachez de bas en haut la portion d'aponévrose qui correspond au côté externe de cet os, et sous laquelle se trouvent placés les péroniers latéraux au plus long desquels elle adhère supérieurement. Incisez derrière la malléole externe une bande fibreuse qui retient les tendons de ces muscles; séparez ces tendons l'un de l'autre; suivez celui du court péronier latéral jusqu'à son insertion au cinquième os du métatarse, et attendez, pour découvrir celui du long péronier, que vous ayez disséqué les muscles du pied au-dessus desquels il est placé.

### Des Muscles de la face postérieure de la Jambe.

A. Les Jumeaux ou Gastrocnémiens (Winsl., Sabat., Boy., Bich., Port.).

Synonymes. Primus pedem moventium, cum secundo : Vesal. = Primus pedis extremi musculus, cum secundo : Columb. = Primus movens

pedem, *cum secundo* : *Fallop.* = Gemelli, gas-
trocnemii, internus et externus : *Riol.* = Extendentium pedem primus, gasterocnemius externus, gemellus externus : *Spigel.* = Gasterocnemius : *De Marchet., Stenon.* = Gasterocnemius
externus, gemellus : *Cowp.* = *The two outermost
heads*, id est, *duo capita exteriora* extensoris tarsi
suralis, vel extensoris magni : *Dougl.* = Gastroc-
nemii : *Heist.* = Gemellus : *Albin.* = *Pars* musculi suræ, *vulgò dicta* Gemellus : *Sœmmer.* =
Grands jumeaux : *Winsl.* = Bifémoro-calcanien :
*Chauss., Dumas.*

*Limites.* Supérieurement, la partie postérieure
et supérieure des condyles du fémur; inférieurement, la face postérieure du calcaneum.

### B. *Le Plantaire ou Jambier grêle* (Winsl., Sabat., Boy., Bich.).

*Synonymes.* Tertius pedem moventium : *Vésal.*
= Tertius tibiæ musculus : *Columb.* = Extensor
tarsi minor, *vulgò* plantaris : *Dougl.* = Plantaris :
*Riol., Morgagn., Cowp., Albin., Sœmmer.* =
= Plantaire : *Port.* = Petit fémoro-calcanien :
*Chauss., Dumas.*

*Limites.* Supérieurement, la partie postérieure
du condyle externe du fémur; inférieurement, la
partie interne supérieure de la face postérieure
du calcaneum.

C. *Le Soléaire* (Winsl., Sabat., Boy., Bich., Port.).

*Synonymes.* Quartus pedem moventium : *Vésal.* = Quartus tibiæ musculus : *Columb.* = Extendentium *pedem* secundus, gasterocnemius internus : *Cowp.* = *The two innermost heads*, id est, *duo capita interiora* extensoris tarsi suralis, vel extensoris magni : *Dougl.* = Soleus : *Riol.*, *Albin.* = *Pars* musculi suræ, *vulgò dicta* Soleus : *Sœmmer.* = Tibio-calcanien : *Chauss.* = Tibio-peronei-calcanien : *Dumas.*

*Limites.* Supérieurement, la partie postérieure et supérieure du péroné, la ligne oblique du tibia, le tiers moyen du bord interne de cet os; inférieurement, la partie inférieure de la face postérieure du calcanéum.

D. *Le Poplité* (Winsl., Sabat., Boy., Bich., Port.).

*Synonymes.* Musculus in poplite occultatus : *Vésal.* = Decimus tibiæ musculus : *Columb.* = Obliquè movens, *tibiam*, suppopliteus : *Spigel.* = Poplitæus : *Dougl.* = Popliteus : *Riol.*, *Cowp.*, *Albin.*, *Sœmmer.* = Jarretier : *Winsl.* = Fémoro-popliti-tibial : *Chauss.*, *Dumas.*

*Limites.* En haut et en dehors, la tubérosité du condyle externe du fémur; en bas et en dedans, le quart supérieur du bord interne et la ligne oblique du tibia.

## E. *Long Fléchisseur commun des Orteils* (Winsl., Sabat., Boy., Port.).

*Synonymes.* Secundus pedis digitos moventium : *Vésal.* = Sextus tibiæ musculus : *Columb.* = Longus digitûm, Flexor, sive perodactyleus : *Riol.* = Digitorum tertii internodii flexor, perforans : *Spigel.* = Perforans : *Cowp.* = Perforans seu flexor profundus : *Dougl.* = Flexor longus digitorum pedis : *Albin., Sœmmer.* = Perforant du pied : *Winsl.* = Grand fléchisseur des orteils : *Bich.* = Tibio phalangettien commun : *Chauss., Dumas.*

Les anatomistes que nous venons de citer, *Winslow, Boyer, Bichat, Portal* exceptés, ont considéré comme une portion de ce muscle son accessoire situé à la plante du pied.

*Limites.* Supérieurement, la partie interne de la face postérieure du tibia, au-dessous de la ligne oblique de cet os; inférieurement, la partie postérieure et inférieure des dernières phalanges des quatre derniers orteils; en dehors et profondément, le jambier postérieur.

## F. *Le long Fléchisseur du gros Orteil* (Winsl., Sabat., Boy., Port.).

*Synonymes.* Tertius pedis digitos moventium : *Vésal.* = Septimus tibiæ musculus : *Columb.* = Pollicis flexor : *Riol.* = Flexor longus : *Dougl.* =

Flexor pollicis longus : *Cowp.*, *Albin.* = Flexor longus hallucis : *Sœmmerr.* = Grand fléchisseur du gros orteil : *Bich.* = Péronéo-sous-phalangettien du pouce : *Chauss.* = Péronéo-phalanginien du gros orteil : *Dumas.*

*Limites.* Supérieurement, les trois quarts inférieurs de la face postérieure du péroné; inférieurement, la partie postérieure et inférieure de la dernière phalange du gros orteil.

G. *Le Jambier postérieur* ( Winsl., Sabat., Boy., Bich., Port., etc.).

*Synonymes.* Quintus pedem moventium : *Vésal.* = Quintus tibiæ musculus : *Columb.* = Quintus movens pedem : *Fallop.* = Tibieus posticus : *Riol.* = Oblique moventium *pedem* primus, adducens pedem, nauticus, tibiæus posticus : *Spigel.* = Tibialis posticus : *Cowp.*, *Dougl.*, *Heist.*, *Albin.*, *Sœmmer.* = Tibio-sous-tarsien : *Chauss.* = Tibio-tarsien : *Dumas.*

*Limites.* Supérieurement, la face postérieure du tibia et du péroné, et le ligament inter-osseux; inférieurement, la partie interne et inférieure de la tubérosité du scaphoïde.

*Préparation des Muscles de la région postérieure de la Jambe.*

Disséquez les tégumens, des condyles du fémur à la partie postérieure et inférieure du calcanéum,

et du bord postérieur du péroné au bord interne
du tibia. Disséquez ensuite, de la même manière,
la portion d'aponévrose que vous aurez découverte, et comparez-la, sous le rapport de son épaisseur et de ses connexions, aux portions de la
même membrane qui couvrent les muscles antérieurs et externes de la jambe. Cela fait, enlevez
le tissu cellulaire qui sépare supérieurement les
deux jumeaux, et conservez les troncs nerveux
et vasculaires principaux qui sont situés dans leur
intervalle.

Quand vous aurez une idée exacte de la situation et de la forme de chacun de ces muscles,
coupez-les en travers à deux pouces environ de
l'insertion de leurs fibres charnues à la partie supérieure du tendon d'Achille; renversez en sens
opposés les lambeaux produits pour cette section
transversale, et évitez de couper le tendon très-
mince du plantaire grêle qui descend obliquement
de dehors en dedans sous le lambeau supérieur.
Disséquez avec soin ce lambeau jusqu'à ses insertions au fémur, afin de bien voir les rapports des
tendons qui le terminent avec les ligamens et la
capsule synoviale de l'articulation fémoro-tibiale.
Lorsque vous aurez disséqué les jumeaux, comme
je viens de l'indiquer, vous aurez préparé presque
complétement le *plantaire grêle* et le *soléaire*, il
vous faudra seulement isoler, vers la partie inférieure de la jambe, le tendon du plantaire grêle

du bord interne du tendon commun aux jumeaux et au soléaire, et découvrir exactement l'arcade aponévrotique que ce dernier présente vers le milieu de son bord supérieur et au-dessous de laquelle passent les vaisseaux poplités. La forme, la situation, les connexions de la face postérieure du soléaire connues, coupez le tendon d'Achille à un pouce du calcanéum ; disséquez le lambeau supérieur de bas en haut ; observez ses connexions avec les muscles, les vaisseaux, les nerfs profonds de la jambe ; ses insertions au tibia, au péroné et aux cloisons aponévrotiques qui le séparent des muscles péroniers latéraux ; enfin, fendez ce lambeau suivant sa longueur pour découvrir les aponévroses contenues dans son épaisseur, et qui donnent insertion à un grand nombre de fibres charnues. Disséquez ensuite, de haut en bas, l'extrémité inférieure du tendon d'Achille, et examinez la disposition de la capsule synoviale interposée entre ce tendon et la partie supérieure de la face postérieure du calcanéum.

Le *poplité* est aussi facile à préparer que les précédens. Enlevez complétement les jumeaux ; renversez de haut en bas les nerfs, les vaisseaux poplités, le plantaire grêle et l'aponévrose mince qui couvrent sa face postérieure ; coupez ensuite son tendon au-dessous du condyle externe du fémur et renversez en sens opposés les parties supérieure et inférieure de ce muscle.

Le *long fléchisseur commun des orteils* et le *long fléchisseur du gros orteil* sont situés sur le même plan et sous le soléaire, le premier derrière le tibia, le second derrière le péroné; entre eux et derrière le ligament inter-osseux, se trouve placé plus profondément le jambier postérieur. La face postérieure de ces muscles est couverte inférieurement par une aponévrose continue à celle qui enveloppe la jambe et qu'il faut enlever de haut en bas, en conservant, si faire se peut, les vaisseaux tibiaux postérieurs. Ces trois muscles sont unis intimement entre eux près de leur extrémité supérieure; mais vers la partie inférieure de la jambe, ils sont séparés par des cloisons celluleuses assez épaisses. C'est par cet endroit que l'on commencera à les séparer, et pour y parvenir plus facilement, on étendra fortement le pied sur la jambe : si après cela l'on éprouve encore trop de difficulté, il faudra fendre les gaînes fibreuses qui retiennent les tendons de ces muscles derrière l'astragale et la malléole interne, afin de pouvoir les écarter les uns des autres.

Les tendons des trois muscles profonds de la jambe, après s'être réflechis derrière la malléole et l'astragale, gagnent la face plantaire du pied; il ne faut les suivre dans cette seconde partie de leur trajet qu'après avoir disséqué l'aponévrose plantaire, les muscles adducteur du gros orteil, abducteur du petit orteil et court fléchisseur commun des orteils.

## Des Muscles du Pied.

### Face dorsale.

#### Le Pédieux (Sabat., Boy., Port.).

*Synonymes.* Decimus sextus pedis digitos moventium : *Vésal.* = Postremus musculus pedis : *Columb.* = Brevis digitûm tensor, sive pedieus : *Riol.* = Extendens digitorum secundum articulum : *Spigel.* = Extensor pollicis brevis, *una cum* extensore digitorum brevi : *Cowp., Dougl.* = Extensor brevis digitorum pedis : *Morgagn., Albin.* = Extensor brevis digitorum pedis, *una cum* extensore proprio hallucis : *Sœmmer.* = Court extenseur commun des orteils : *Winsl., Port.* = Petit extenseur des orteils : *Bich.* = Calcaneosus-phalangettien commun : *Chauss., Dumas.*

*Limites.* En arrière, la partie antérieure de la face externe du calcaneum, le trousseau fibreux placé entre cet os et l'astragale ; en avant, la partie supérieure de la base de la première phalange du gros orteil ; les secondes et dernières phalanges des trois orteils suivans.

*Préparation.* On peut voir ce muscle dans toute son étendue quand on a enlevé les tégumens de la face dorsale du pied et renversé d'arrière en avant, une aponévrose mince et les tendons des muscles extenseurs des orteils auxquels il s'unit antérieurement et qui plus en arrière couvrent immédiatement son corps charnu.

## Des Muscles de la face plantaire du Pied.

### A. L'Adducteur du gros Orteil (Boy., Bich., Port.).

*Synonymes.* Decimus octavus pedis digitos moventium : *Vésal.*═Secundus pedis musculus digitis inserviens, pollicem ab aliis deducens : *Columb.* ═ Parvus musculus ad latus pollicis : *Fallop.* ═ Pollicem abducens : *Casser.* ═Abductor pollicis : *Riol., Cowp., Dougl., Albin., Sœmmer.* ═ Pollicem adducens : *Spigel.* ═ Portion interne du muscle *thenar* de *Winsl.* ═ Abducteur du pouce : *Sabat.* ═ Calcanéo-sous-phalangien du pouce : *Chauss.*═Calcanéo-phalangien du pouce : *Dumas.*

*Limites.* En arrière, la tubérosité interne de la face inférieure du calcanéum, le ligament qui de cet os se porte au tibia ; en avant, la partie inférieure et interne de l'extrémité postérieure du calcanéum ; en dehors, le court fléchisseur commun des orteils.

### B. Le court Fléchisseur commun des Orteils (Winsl., Sabat., Boy., Port.).

*Synonymes.* Primus pedis digitos moventium : *Vésal.*═Primus musculus pedis digitis inserviens :

*Columb.* = Brevis digitûm flexor, sive pedieus internus, vel pternodactyleus : *Riol.* = Flexor secundi internodii *digitorum* ; perforatus : *Spigel.* = Perforatus : *Cowp.* = Perforatus seu flexor sublimis : *Dougl.* = Flexor brevis digitorum pedis : *Albin.*, *Sœmmer.* = Perforé du pied : *Winsl.* = Petit fléchisseur des orteils : *Bich.* = Calcanéo-sous-phalanginien commun : *Chauss.*, *Dumas.*

*Limites.* En arrière, la partie postérieure de la face inférieure du calcanéum; en avant, la partie moyenne et inférieure des bords des secondes phalanges des quatre derniers orteils; en dehors, l'abducteur du petit orteil.

### C. *L'Abducteur du petit Orteil* (Sabat., Boy., Bich., Port.).

*Synonymes.* Decimus septimus pedis digitos moventium : *Vésal.* = Tertius musculus digitis pedis inserviens : *Columb.* = Parvus musculus ad latus minimi : *Fallop.* = Musculus minimo digito abducendo dicatus : *Casser.* = Minimum abducens : *Spigel.* = Abductor : *Dougl.* = Abductor minimi digiti *Riol.*, *Cowp.*, *Albin.*, *Sœmmer.* = Le métatarsien et le grand parathénar : *Winsl.* = Calcanéo-sous-phalangien du petit orteil : *Chauss.* = Calcanéo-phalangien du petit doigt : *Dumas.*

*Limites.* Postérieurement, la tubérosité externe de le face inférieure du calcanéum; antérieurement, l'extrémité postérieure du cinquième os du

métatarse et le côté externe de l'extrémité postérieure de la première phalange du petit orteil.

D. *L'Accessoire du long Fléchisseur commun
des Orteils* (Sabat., Boy., Port.).

*Synonymes. Pars* secundi pedis digitos moventium : *Vésal.* = *Pars* sexti tibiæ musculi : *Columb.* = *Pars* longi digitûm flexoris, sive pero-
dactylei : *Riol.* = *Pars* digitorum tertii internodii
flexoris, perforantis : *Spigel.* = *Pars* perforantis :
*Cowp.* = *Pars* perforantis seu flexoris profundi :
*Dougl.* = Accessoire du perforant : *Winsl.* =
Accessoire du grand fléchisseur : *Bich.*

*Chaussier* et *Dumas* n'en font pas mention ; ils
le considèrent probablement, ainsi que l'ont fait
la plupart des autres anatomistes, comme une portion du long fléchisseur commun des orteils.

*Limites.* En arrière, la partie de la face inférieure du calcanéum qui est placée au-devant des
insertions des muscles précédens ; en avant, le
bord externe et la face supérieure des tendons du
long fléchisseur commun des orteils.

E. *Les Lombricaux* (Sabat., Boy., Bich., Port.).

*Synonymes.* Decimus nonus, vigesimus, vigesimus primus, vigesimus secundus, pedis digitos
moventium : *Vésal.* = Quatuor musculi pedis digitis inservientes : *Columb.* = Extremi quatuor
musculi, quos inter motores digitorum pedis des-

cripsit Vesalius : *Fallop.* == Flexores quatuor primi internodii, lumbricales : *Spigel.* == Lumbricales : *Riol., Cowp., Dougl., Morgagn., Albin., Sœmmer.* == Lumbricaux des orteils : *Winsl.* == Les quatre planti-sous-phalangiens : *Chauss.* == Plantitendino-phalangiens : *Dumas.*

*Limites.* En arrière, les bords des tendons du long fléchisseur commun des orteils; en avant, la partie interne de l'extrémité postérieure des premières phalanges des quatre derniers orteils.

### F. *Le Transversal des Orteils* (Winsl., Sabat., Boy., Port.).

*Synonymes.* Decimus tertius digitorum pedis : *Bauhin.* == Musculus transversus : *Riol.* == Transversalis pedis : *Cowp., Dougl., Morgagn.* == Transversus pedis : *Albin., Sœmmer.* == Abducteur transverse du gros orteil : *Bich.* == Métatarsosous-phalanginien transversal du pouce : *Chauss.* == Métatarso-phalangien du pouce : *Dumas.*

*Limites.* En dehors, les ligamens situés sous les têtes des quatre derniers os du métatarse; en dedans, le côté externe de la base de la première phalange du gros orteil.

### G. *Le court Fléchisseur du gros Orteil* (Sabat., Boy., Port.).

*Synonymes. Unus ex* musculis primos articulos flectentibus, qui tertium musculum *pedis* in numero succedunt : *Vésal.* == *Unus ex* musculis sin-

gulis digitis pedis binos inservientibus : *Columb.*
= *Unus ex* parvis musculis, quorum quatuor collocantur in plantâ : *Fallop.* = Musculus flexioni
pollicis consecratus : *Casser.* = Inter-osseus :
*Spigel.* = Flexor pollicis brevis : *Cowp., Dougl.,
Albin.* = *Portion du* thénar de *Winsl.* = Flexor
brevis hallucis : *Sœmmer.* = Petit fléchisseur du
gros orteil : *Bich.* = Tarso-sous-phalangien du
pouce : *Chauss.* = Tarso-phalangien du pouce :
*Dumas.*

*Limites.* En arrière, la partie antérieure et inférieure du calcanéum, et les deux derniers os cunéiformes ; en avant, les parties latérales inférieures
de la base de la première phalange du gros orteil.

### H. *L'Abducteur du gros Orteil* (Boy., Port.).

*Synonymes. Unus* ex decem musculis primos
articulos flectentibus, qui tertium musculum *pedis*
in numero succedunt : *Vésal.* = *Unus ex* decem
musculis singulis digitis pedis binos inservientibus :
*Columb.* = *Unus ex* parvis musculis quorum quatuor collocantur in plantâ : *Fallop.* = Alius musculus transversus : *Riol.* = Inter-osseus : *Spigel.*
Adductor pollicis : *Cowp., Dougl., Albin.* = Portion de l'anti-thénar : *Winsl.* = Adductor hallucis :
*Sœmmer.* = Adducteur du pouce : *Sabat.* = Abducteur oblique du gros-orteil : *Bich.* = Meta-
tarso-sous-phalangien du pouce : *Chauss.* =
Tarso-métatarsi-phalangien du pouce : *Dumas.*

*Limites.* En arrière, la face inférieure du cuboïde, l'extrémité postérieure du troisième et du quatrième os du métatarse, et la gaîne fibreuse du tendon du long péronier latéral; en avant, la partie inférieure externe de la base de la première phalange du gros orteil, et l'un des os sésamoïdes placés près de l'articulation de cette phalange avec le premier os du métatarse.

## I. *Le court Fléchisseur du petit Orteil* (Sabat., Boy., Bich., Port.).

*Synonymes. Vésale, Columbus, Fallope,* ont indiqué collectivement et réuni sous la même dénomination, le court fléchisseur du pouce, son abducteur, les inter-osseux dorsaux et plantaires et le court fléchisseur du petit orteil (1).

Musculus minimum digitum extrorsum inflectens : *Casser.* = Inter-osseus : *Spigel.* = Flexor primi ossis minimi digiti : *Cowp.* = Flexor primi internodii minimi digiti : *Dougl.* = Flexor primi internodii minimi digiti proprius : *Cowp.* = Petit parathénar : *Winsl.* = Flexor brevis digiti minimi pedis : *Albin., Sœmmer.* = Tarso-sous-phalangien du petit orteil : *Chauss.* = Métatarso-phalangien du petit doigt : *Dumas.*

*Limites.* En arrière, la partie inférieure de l'extrémité postérieure du cinquième os du métatarse;

---

(1) *Voyez* les synonymes du muscle précédent.

en avant, la partie externe de la base de la première phalange du petit orteil.

## J. *Les Inter-Osseux dorsaux et plantaires* (Boy., Bich., Port.).

*Synonymes.* Inter-ossei externi : *Riol.*, *Albin.*, *Sœmmer.* = Inter-ossei : *Spigel.*, *Cowp.*, *Dougl.* = Inter-osseux supérieurs et inférieurs du pied : *Winsl.*, *Sabat.* =Métatarso-phalangiens latéraux : *Chauss.* = Sus - métatarso - latéri - phalangiens et sous-métatarso-lateri-phalangiens : *Dumas.*

Consultez, pour de plus amples détails, l'article précédent, et celui dans lequel sont indiqués les synonymes des muscles inter-osseux de la main.

*Limites.* Postérieurement, les parties latérales des os du métatarse ; antérieurement, les parties latérales et postérieures des premières phalanges des quatre derniers orteils.

### *Préparation des Muscles de la Face plantaire du Pied.*

Pour exécuter plus facilement cette préparation, coupez la jambe immédiatement au-dessus des malléoles, renversez le pied sur sa face dorsale, et fixez-le solidement sur la table après avoir fortement écarté les orteils les uns des autres. Enlevez, depuis le calcanéum jusqu'à l'extrémité des orteils, les tégumens et le tissu cellulaire sous-cutané afin de mettre à découvert l'aponévrose plantaire.

Isolez avec soin, les uns des autres, les bandes
fibreuses qui naissent du bord antérieur de cette
aponévrose, et qui après s'être divisées pour embrasser les tendons des muscles fléchisseurs vont
s'insérer à la partie antérieure des os du métatarse
et aux ligamens qui unissent ces os.

Après avoir découvert l'aponévrose plantaire,
disséquez cette membrane d'avant en arrière et de
dedans en dehors, pour mettre à nu les muscles
*adducteur du gros orteil, court fléchisseur com-
mun des orteils* et *abducteur du petit orteil*, à la
partie postérieure desquels cette aponévrose adhère
intimement, et entre lesquels elle envoie des prolongemens d'insertion. Pour parvenir à distinguer
les uns des autres ces trois muscles et ceux qui
sont situés plus profondément, consultez les articles dans lesquels leurs limites sont indiquées.

Lorsque vous aurez étudié la disposition de la
face superficielle de ces trois muscles, coupez-les
en travers avec précaution vers la partie moyenne
du pied; renversez le lambeau postérieur vers le
calcanéum, l'antérieur vers les orteils, et conservez dans leur situation naturelle les tendons du
jambier postérieur, du long fléchisseur du gros
orteil et ceux du long fléchisseur commun des orteils, à la face supérieure et au bord externe duquel son muscle *accessoire* vient s'insérer.

Après avoir étudié la disposition de ce dernier
muscle, renversez d'arrière en avant les tendons

du fléchisseur commun, pour isoler plus facilement les *lombricaux*, et mettre à découvert le *transversal des orteils*, la gaîne du long péronier latéral et les muscles situés profondément entre les os du métatarse.

Le *court fléchisseur du pouce*, son *abducteur oblique*, le *court fléchisseur du petit orteil*, les *inter-osseux-dorsaux* et *plantaires*, ramassés dans un espace étroit, ne sont séparés les uns des autres que par des couches très-minces de tissu cellulaire qu'il est nécessaire d'enlever. Cette préparation est plus longue que difficile. On peut abréger la préparation des muscles inter-osseux en luxant, soit en dehors soit en dedans, l'extrémité postérieure des os du métatarse, après avoir coupé en travers le muscle transversal des orteils et le ligament transversal antérieur du métatarse.

# PROCÉDÉS

*à employer pour conserver les préparations*
*de Muscles.*

———————

ON peut faire dessécher les préparations de muscles que l'on veut conserver; ou bien on peut, pour préserver ces préparations de la putréfaction et des insectes, les tenir plongées dans des liqueurs spiritueuses, acides, salines ou dans des huiles volatiles.

Le tissu musculaire, lorsqu'il est pénétré d'une grande quantité de graisse, de lymphe, de sang se putréfie en peu de jours, surtout lorsque l'atmosphère est humide et que sa température s'élève au-dessus du quinzième degré du thermomètre de Réaumur; c'est pourquoi, on ne doit s'occuper que pendant le printemps ou pendant l'hiver des préparations de muscles, et tâcher de se procurer, pour les faire, des cadavres d'individus adultes, maigres, chez lesquels ces organes soient bien prononcés, sans être trop volumineux. Les sujets morts à la suite d'hémorragie, de phthisie aiguë ou d'inflammation de quelque viscère, sont les meilleurs pour ces préparations qui réussissent d'autant mieux, toutes choses égales d'ailleurs, qu'on dissèque avec plus de propreté et de célérité.

Lorsqu'on veut faire dessécher une pièce de myologie, il faut prendre les précautions suivantes :

1.º Faire présenter aux muscles la surface évaporable la plus étendue possible.

2.º Extraire de ces muscles une partie du sang qui les pénètre et les colore, pour qu'ils aient moins de tendance à se putréfier, qu'ils se dessèchent plus promptement, plus uniformément, et qu'ils ne prennent point une couleur trop foncée en séchant.

3.º Disposer ces organes de telle manière que l'air puisse circuler facilement dans leurs intervalles.

4.º Maintenir, à un degré convenable, la température du lieu où s'opère la dessication.

5.º Préserver la pièce, pendant qu'elle séche, du contact de la poussière et des insectes.

6.º Empêcher que les parties ne perdent, en séchant, leur forme et leurs rapports naturels.

Pour faire présenter aux muscles la surface évaporable la plus étendue possible, il faut enlever exactement le tissu cellulaire qui les environne et celui qui occupe les interstices de leurs faisceaux; il faut, quand les muscles sont épais, faire dans leur épaisseur, des incisions parallèles à leurs fibres charnues; il est même nécessaire, quand ces organes présentent une très-grande épaisseur, de les amincir en enlevant une partie de leurs fibres du côté qui est le moins apparent à l'extérieur.

On enlève aux muscles une partie du sang qui les colore, en faisant dégorger la pièce, pendant quelques heures dans de l'eau de rivière, et si faire se peut, dans de l'eau courante; après quoi il faut absorber l'eau qui la pénètre, soit avec un linge blanc, soit avec une éponge.

Lorsqu'avant de disséquer le sujet on l'a préparé, comme je l'ai indiqué *page* 73, il n'est pas nécessaire de faire tremper la pièce dégorgée dans de l'eau acidulée ou dans une solution saline, pour empêcher que les insectes ne la rongent par la suite; mais si on ne l'a point fait, il est utile de mettre cette pièce, pendant cinq à six heures, dans une solution aqueuse de nitrate de potasse. Ce sel avive la couleur des muscles, et quand il est pur, il ne s'effleurit pas et n'attire point l'humidité de l'air, avantages que n'ont pas la plupart des autres sels neutres que l'on peut employer comme préservatifs.

Pour que l'air puisse circuler facilement entre les muscles disséqués, il faut placer la pièce dans un lieu bien aéré, et la suspendre entre deux cadres de bois assemblés entre eux; il faut de plus écarter les muscles les uns des autres, et les maintenir écartés, jusqu'à ce que leur dessication soit presque complétement achevée, soit en plaçant entre eux des éclisses de bois très-minces, soit en les soulevant avec des fils que l'on attachera à des épingles à grosse tête, ou à des petits clous plantés d'avance dans les montans des cadres.

Lorsqu'on veut faire dessécher des muscles larges qui forment plusieurs couches superposées les unes aux autres, tels, par exemples, que les muscles de l'os hyoïde, ceux de la fesse, etc., il ne faut pas se contenter de les soulever sans les séparer de leurs attaches, comme on le pratique pour les muscles longs des membres; il vaut mieux, ainsi que le conseille le professeur Duméril (1), les séparer adroitement de leur attache fixe, passer des fils dans leur extrémité devenue libre, et fixer ces fils, comme je l'ai indiqué plus haut, après avoir écarté suffisamment ces muscles et les avoir placés dans une direction qui se rapproche, autant que possible, de celle qui leur est naturelle.

Si la température de l'atmosphère n'est point assez élevée pour que la dessication de la pièce puisse se faire à l'air libre et à l'ombre, on aura recours à la chaleur artificielle que l'on pourra élever, sans aucun inconvénient, du vingt-cinquième au trentième degré du thermomètre de Réaumur, parce que les muscles ont moins de tendance à se raccornir que les ligamens et les autres tissus blancs; il est important cependant de ne point soumettre brusquement ces organes à une

(1) Essai sur les moyens d'étudier et de perfectionner l'art de l'anatomiste.

chaleur très-vive, parce qu'il pourrait se former
à leur surface une croûte dure qui s'opposerait à
l'évaporation des liquides contenus dans leur tissu.

On peut préserver facilement la pièce du contact
de la poussière et des insectes, en la couvrant
avec une espèce de cage en gaze commune ou
en canevas.

Il n'est pas aussi facile d'empêcher que les muscles, en se desséchant, ne perdent leur forme et
n'abandonnent leurs rapports naturels. Pour y parvenir on visitera la pièce chaque jour; on étendra
les muscles qui se seront courbés sur eux-mêmes
et on replacera, dans leur direction naturelle, ceux
qui l'auront perdue. M. Duméril indique un autre
procédé dont les résultats sont plus certains et qui
exige des soins moins assidus : « Lorsque la dessi-
« cation commence à s'opérer, on applique sur
« la longueur de chacun des muscles des lames
« minces de verre à vitre, et trempées d'abord
« dans l'essence de savon qu'on a laissé bien des-
« sécher à leur surface, comme un vernis. Des
« bouts de ruban de fil étroit, aux extrémités des-
« quels on fait coller de petits bouts de cire molle
« à sceller, servent à maintenir les lames de verre
« rapprochées, et à mouler ainsi le muscle en
« même temps qu'il se dessèche (1). »

La dessication terminée, on appliquera sur la

____

(1) Duméril, loc. cit.

pièce une couche de liqueur préservative, et ensuite une ou plusieurs couches de vernis (1).

Blancard (2) décrit succinctement une méthode de conserver les muscles par la voie de la dessication qui a beaucoup d'analogie avec celle que je viens d'indiquer; mais je la crois moins avantageuse sous plusieurs rapports. Je vais cependant la rapporter exactement en traduisant le texte de l'auteur. « Tous les muscles ayant été « disséqués, lavez-les dans de l'eau chaude jusqu'à « ce qu'ils ne rendent plus de sang, arrosez-les « ensuite avec de l'esprit de vin, afin que toute « l'humidité s'évapore; exposez ensuite le cadavre « à l'air et à une chaleur modérée, afin qu'il se « desséche peu à peu, puis appliquez chaque jour « sur les muscles de l'huile de térébenthine, jus- « qu'à ce qu'elle ait pénétré toutes les parties, afin « de les préserver de la putréfaction. L'huile étant « desséchée, séparez de temps en temps les mus- « cles les uns des autres, afin qu'ils ne se collent « point. Placez pendant ce temps le corps dans « sa situation naturelle et de telle manière que « l'on puisse apercevoir facilement les muscles « antérieurs et postérieurs. Lorsque les muscles

(1) *Voyez* page 67 et suiv.

(2) Steph. Blancardi, *Anatomia reformata*, etc., *accedit ejusdem authoris de Balsamatione nova methodus. Amstelodami*, 1687, pag. 283.

« seront desséchés appliquez sur eux du vernis
« fait avec l'huile de térébenthine et le mastic, afin
« qu'ils ne soient point altérés par le contact de
« l'air. Lorsque toutes ces choses auront été faites
« *avec prévoyance*, les cadavres pourront se con-
« server pendant plusieurs centaines d'années. »

Toutes les recherches que l'on a faites jusqu'à
présent pour trouver une liqueur dans laquelle les
muscles pussent se conserver sans aucune altération
ont été inutiles; aussi prépare-t-on presque toujours par la voie de la dessication ceux que l'on
veut placer dans les collections anatomiques. Mais
quelles que soient les précautions que l'on prenne,
ces organes se déforment toujours plus ou moins
en séchant; ils perdent d'ailleurs toute leur souplesse, et on ne peut gueres, à cause de cela, s'en
servir pour faire une démonstration; c'est pourquoi l'on est obligé, lorsqu'on veut conserver des
muscles qui doivent être employés à cet usage, de
les garder dans des liqueurs spiritueuses ou salines,
quoique toujours ils s'y altèrent plus ou moins
promptement.

L'alcool de vingt-deux à vingt-cinq degrés, sans
addition d'acide, mérite la préférence sur tous
les autres moyens de conservation. Les solutions
aqueuses saturées de nitrate de potasse, de muriate
d'ammoniaque, de nitrate de soude sont beaucoup
moins dispendieuses, mais elles se cristallisent sur
les parois des bocaux et sur la surface de la pièce;

elles se troublent et contractent au bout d'un temps plus ou moins long une odeur fétide ; elles se congellent quand la température de l'atmosphère est très-basse ; on est donc obligé de les renouveler assez fréquemment et de placer les bocaux qui les contiennent dans un lieu où l'on n'ait point à craindre qu'elles gèlent. La solution saturée de muriate suroxigéné de mercure a les mêmes inconvéniens, et en outre elle raccornit et blanchit les muscles qu'elle baigne. Les acides convertissent peu à peu ces organes en une pulpe inorganique et comme gélatineuse, de couleur différente, suivant la nature de l'acide employé. L'huile volatile de térébenthine ne les altère que lentement, quand ils ne sont pas pénétrés de graisse ; mais elle s'épaissit et laisse, comme les autres huiles volatiles, couler au fond du vase qui la contient les fluides qui suintent de la pièce, et finit par se corrompre. Il faut, quand elle est devenue épaisse la renouveler. On peut aussi la faire servir une seconde fois après l'avoir distillée.

Quelle que soit d'ailleurs la liqueur dans laquelle on veuille conserver une préparation de muscles, il faut, avant d'y plonger cette préparation, l'avoir fait dégorger dans de l'eau de rivière jusqu'à ce qu'elle ne la teigne plus en rouge.

# PRÉPARATION DES ARTÈRES.

LORSQU'EN étudiant l'anatomie on prétend suivre un ordre purement physiologique, on doit
disséquer les organes de la voix et ceux des sen-
sations immédiatement après avoir vu les muscles;
mais si l'on juge plus convenable d'adopter un
ordre qui dérive directement de l'anatomie, il faut
faire succéder à l'étude de la myologie la dissection des vaisseaux et commencer par celle des artères. Cette dernière méthode est suivie presque
généralement; elle est la plus avantageuse pour
les commençans, parce qu'ils doivent s'occuper de
l'étude des objets simples avant de passer à celle
des objets composés; parce qu'en disséquant les
artères immédiatement après les muscles, ils par-
viennent aisément à se rappeler avec exactitude
leurs rapports réciproques; parce qu'ils n'ont point
encore acquis assez d'habileté pour exécuter les
préparations délicates des organes des sens lorsqu'ils viennent de disséquer les muscles pour la
première fois; enfin, on peut encore indiquer
comme un avantage de cette méthode, qu'elle né-
cessite l'emploi d'un nombre de sujets moins considérable que celui dont on a besoin en suivant la
méthode physiologique.

## Des injections des Artères.

On peut disséquer assez facilement les troncs et même les divisions et les premières subdivisions des artères sans les avoir injectées; mais, il est très-difficile de suivre leurs dernières ramifications, sans les avoir préalablement remplies avec une liqueur colorée et solidifiable par le réfroidissement.

On ne se propose pas toujours le même but en faisant des injections; tantôt on ne veut qu'injecter les artères d'un certain calibre dont la connaissance est rigoureusement nécessaire pour l'exercice de la chirurgie; d'autres fois on cherche à faire pénétrer le liquide injecté jusque dans les artères capillaires, soit pour reconnaître la texture de certains organes, soit pour juger de la quantité et de la grosseur des artérioles qui établissent les communications entre des artères principales plus ou moins éloignées et suppléent ces vaisseaux lorsque leur continuité est interrompue ou qu'ils sont oblitérés dans une partie plus ou moins considérable de leur trajet.

Lorsqu'on ne veut pousser les injections que dans les premières subdivisions des artères, il n'est pas nécessaire de prendre beaucoup de précautions pour réussir. Il n'en est pas de même, quand on veut injecter les réseaux capillaires; c'est là une des parties les plus difficiles de l'art de l'anatomiste. On sait que Ruysch l'avait portée au dernier dégré de perfection; mais il a fait un secret de sa méthode. On ignore également quel moyen il employait pour conserver la souplesse et la transparence des parties qu'il avait préparées.

Pour parvenir à faire de belles injections, il faut prendre des précautions assez nombreuses. Je vais les indiquer successivement dans les paragraphes suivans.

§ I.er Presque tous les auteurs qui ont écrit sur l'art d'injecter, établissent en proposition générale, que plus le sujet que l'on injecte est jeune, plus aussi, toutes choses égales d'ailleurs, l'injection se porte loin. Pour moi, je pense, d'après mon expérience, que cette proposition a été trop généralisée, et qu'il faut, pour parvenir à faire de belles injections, choisir des sujets d'âge différent suivant le genre de recherches que l'on se propose de faire. Veut-on, par exemple, rendre apparens les vaisseaux des os, des dents, de la plupart des tissus membraneux, du corps thyroïde, du thymus, des capsules surrénales, de l'oreille interne, il faut injecter des sujets très-jeunes. Veut-on démontrer les vaisseaux des mammelles, de l'utérus, des ovaires, des testicules, des vésicules séminales, il sera convenable de choisir des sujets de quinze à vingt-cinq ans. Se propose-t-on de préparer les artères des glandes, des ganglions lymphatiques et nerveux, des nerfs, du cerveau, des muscles, on peut injecter des cadavres d'enfans, d'adolescens, de jeunes adultes; mais c'est à ces cadavres d'adolescens ou d'adultes que je donne la préférence, parce que leurs artères sont beaucoup plus grosses, qu'elles ont beaucoup de capacité relativement à l'épaisseur de leurs parois, et qu'elles sont séparées, les uns des autres, par des intervalles assez considérables. Ces dispositions permettent de disséquer avec facilité les ramifications de ces vaisseaux, soit qu'elles se terminent dans les parenchymes, soit qu'elles servent de moyens de communication à des branches principales plus ou moins éloignées.

On ne doit pas d'ailleurs, en injectant les artères, se proposer constamment de faire de belles injections, mais plutôt des injections utiles; et je pense pour cette raison, que celui qui étudie l'anatomie doit injecter des sujets de tous les âges, afin d'acquérir des connaissances exactes sur le nombre, sur le volume, sur la distribution des artères, parce que ces vaisseaux présentent, sous ces divers rapports, des modifications importantes aux différentes époques de la vie. Il est vrai qu'en injectant des cadavres de vieillards il arrive assez souvent que les artères de l'abdomen devenues trop fragiles, se déchirent et laissent épancher l'injection; mais, on peut prévenir cet inconvénient, en prenant quelques précautions que j'indiquerai bientôt.

Il ne suffit pas que le sujet que l'on injecte soit

peu avancé en âge, pour que l'injection réussisse; il faut encore que les artères so ent vides, et que leurs tuniques soient dans un état parfait d'intégrité. On trouve ordinairement ces conditions réunies dans les cadavres d'individus dont la mort a été occasionnée par une fièvre hectique, une hémorrhagie par exhalation, une phthisie, une inflammation chronique. Dans ces deux derniers cas à la vérité, les vaisseaux de l'organe malade ne sont pas toujours très-distincts; le plus souvent ils sont tellement confondus avec les tissus qui les environnent, qu'on ne peut parvenir à les disséquer.

On peut se servir avec avantage pour faire des injections partielles de sujets morts à la suite de blessures, et surtout de ceux qui sont morts d'hémorrhagie occasionnée par l'ouverture d'un ou de plusieurs vaisseaux..

Les cadavres chargés de graisse, ceux qui sont fortement infiltrés, ceux dont les artères sont ossifiées, ceux des sujets morts d'asphyxie, d'apoplexie, de scorbut, de fièvre putride avec pétéchies doivent être absolument rejetés.

§ II. Lorsqu'on a fait choix d'un sujet convenable, il faut le préparer à recevoir l'injection. *Gasp. Bartholin* (1) et *Alex. Monro* (2) recommandent

(1) *Administrationum anatomicarum specimen.*

(2) Essai sur l'art d'injecter les vaisseaux des animaux in-

de faire macérer, pendant quelque temps, dans de l'eau chaude le cadavre ou la partie que l'on veut injecter, afin de ramollir les vaisseaux et de rendre plus fluide le sang qu'ils peuvent encore contenir. Cette préparation produit encore d'autres effets avantageux : les gaz contenus dans les artères sont raréfiés et les dilatent; les parois artérielles s'échauffent, et à l'instant où l'on pousse l'injection elles ne peuvent lui soutirer qu'une petite portion de son calorique, d'où il résulte qu'elle peut pénétrer avec facilité jusque dans les ramifications capillaires.

*Monro* donne aussi le précepte important d'ouvrir d'abord le vaisseau par lequel on doit injecter et de presser avec les mains et dans tous les sens, toutes les parties du cadavre pendant qu'il est plongé dans le bain, afin de faire sortir le sang contenu dans les artères. Quand on se propose d'injecter par l'aorte, il faut en retirer avec les doigts ou aspirer avec la seringue les concrétions fibrineuses et les caillots qui s'opposent à l'issue du sang encore liquide.

On injecte ordinairement le sujet tandis qu'il est plongé dans le bain; mais on peut, sans inconvénient, l'en retirer pour faire l'injection, pourvu que la température du lieu dans lequel on opère

---

séré parmi les essais et observations de médecine de la Société d'Edinbourg, trad. par Demeurs, tom. I.

soit assez élevée. L'injection faite, je plonge de nouveau le cadavre dans de l'eau tiède, et je l'y laisse séjourner pendant un quart d'heure au moins. Pendant ce temps les parois des grosses artères distendues reviennent sur elles-mêmes en vertu de leur élasticité, et forcent le liquide qui les distend à pénétrer dans les réseaux vasculaires les plus déliés.

*J. N. Weiss* (1), *G. Bartholin* (2), *Hales* (2) et plusieurs autres anatomistes avaient coutume, pour vider exactement les vaisseaux, d'injecter par les artères de l'eau tiède jusqu'à ce qu'elle revînt claire par les veines, et de pousser ensuite de l'air afin de faire sortir toute l'eau employée pour faire cette lotion. Cette méthode présente plusieurs inconvéniens. L'eau transude à travers les parois des vaisseaux ou s'échappe par leurs orifices et s'infiltre dans le tissu cellulaire; une quantité plus ou moins considérable de ce liquide reste dans les artères, lors même qu'on cherche à l'en chasser en y poussant de l'air; cette portion d'eau ne peut se mêler aux matières grasses que l'on emploie dans la plupart des injections et elle interrompt en plusieurs endroits la continuité des cylindres que ces matières doivent former dans les

---

(1)*De adminiculo aquæ in administratione anatomica.* Altdorf, 1733.

(2) Loc. citat.

(3) *Hæmastatique*, trad. par Sauvages. Genèv. 1744.

vaisseaux : c'est pour ces raisons que *Monro* (1) conseille de renoncer à cette préparation. Pour moi je pense néanmoins qu'il ne faut pas la rejeter absolument, et qu'elle peut être très-utile lorsque l'injection que l'on emploie est miscible à l'eau et que l'on n'a pas dessein de faire dessécher la pièce injectée. Comme les vaisseaux retrécis et fragiles des vieillards sont difficilement perméables aux injections, je pense aussi qu'il est toujours convenable, quelle que soit la matière avec laquelle on veuille les remplir, d'y pousser pendant que le sujet est plongé dans l'eau tiède, une assez grande quantité d'air afin de les dilater lentement et de prévenir leur rupture. Ce fluide élastique revient par les veines, ou bien on lui donne issue immédiatement avant d'injecter, en ouvrant le robinet du tube par lequel on l'a introduit.

§ III. On distingue les injections en *générales* et en *partielles*. Les premières sont les plus usitées dans les amphithéâtres ; elles sont faciles à faire, et souvent, quoique faites à la hâte, elles réussissent mieux que les injections partielles pour lesquelles on a pris les précautions les plus minutieuses.

Il faut noter que lors même que l'on prétend faire une injection générale, il se trouve toujours quelques vaisseaux dans lesquels le liquide ne peut pénétrer, parce que leur communication est com-

(4) Loc. citat.

plétement ou incomplétement interrompue avec l'artère dans lequel on introduit le tube. Ainsi, par exemple, quand on engage cet instrument, de bas en haut, dans la crosse de l'aorte, on n'injecte point les artères du cœur; et quand on l'introduit, suivant la même direction, dans la partie supérieure de l'artère fémorale, l'injection ne pénètre que difficilement dans les branches inférieures de ce vaisseau.

Lorsqu'on se propose d'injecter tout le cadavre, on peut pousser l'injection par la crosse de l'aorte, par l'une des carotides primitives, ou par la partie supérieure de l'artère fémorale.

On injecte ordinairement par la partie inférieure de la crosse de l'aorte : 1.° parce qu'on peut y introduire un tube volumineux par lequel une quantité considérable de liquide doit s'écouler dans un temps très-court; 2.° parce que l'injection poussée par cette portion de l'aorte pénètre avec facilité dans les divisions et les subdivisions de cette artère qui, pour la plupart, naissent les unes des autres sous des angles aigus dont le sommet est tourné du côté du cœur; 3.° parce que les injections faites par l'aorte sont toujours plus *générales* que celles que l'on peut faire par la carotide primitive ou par la partie supérieure de l'artère fémorale, malgré les anastomoses nombreuses des artères de la tête et de la cuisse,

§ IV. On a décrit différens procédés pour décou-

vrir l'aorte près de son origine et la séparer de l'artère pulmonaire. Je me bornerai à indiquer celui
que je suis habituellement, parce qu'il est d'une
exécution très-facile et que ses avantages ne sont
contre-balancés par aucun inconvénient : le sujet
étant couché horizontalement sur le dos ou bien
étant légèrement soulevé de terre par un billot
placé sous la partie supérieure du dos, incisez sur
le trajet de la ligne médiane la peau qui recouvre
le sternum, en commençant l'incision au niveau
du cartilage de la seconde côte et la terminant vis-
à-vis de celui de la cinquième; écartez les bords
de la division, et avec un fort scalpel ou avec un
ciseau, coupez très-près du sternum les cartilages
de la troisième et de la quatrième côte; coupez
aussi le sternum en travers au-dessous du cartilage
de la seconde côte, et au-dessus de celui de la cinquième; enlevez la portion de cet os comprise entre ces deux sections et avec elle, ou immédiatement après elle, une lame épaisse de tissu fibreux
qui revêt sa partie postérieure; enfoncez ensuite
avec précaution la pointe du scalpel dans le péricarde, et incisez cette membrane de dedans en
dehors et de bas en haut, jusqu'à sa partie supérieure; inclinez alors le cadavre sur le côté pour
faire écouler la sérosité contenue dans les plèvres
et dans le péricarde; la sérosité écoulée, renversez
le sujet sur le dos, et vous plaçant en face, introduisez l'index de la main droite entre l'aorte et

l'artère pulmonaire, en tournant la paume de cette main vers le côté droit du sujet; séparez lentement ces deux vaisseaux en déchirant le feuillet interne du péricarde qui se réfléchit de l'un sur l'autre. Le doigt introduit de cette manière glisse au-devant de l'artère pulmonaire et s'engage derrière l'aorte. Ces deux vaisseaux étant séparés, faites passer derrière l'aorte, soit avec le doigt, soit avec une aiguille courbe et mousse, deux rubans formés de plusieurs fils cirés. Ces rubans serviront d'abord à soulever l'artère pendant qu'on pratiquera à sa partie antérieure et immédiatement au-dessus du cœur une incision longitudinale destinée à recevoir le tube; ils serviront ensuite à fixer solidement l'aorte sur lui, pendant que l'on poussera l'injection.

Lorsqu'on a dessein d'injecter les artères du cœur, en même temps que les autres branches de l'aorte, il faut pousser l'injection par l'une des artères carotides primitives ou par la partie supérieure de l'artère fémorale; mais il sera nécessaire, dans ces deux cas, pour empêcher l'injection de s'écouler au dehors en refluant, de lier le vaisseau entre l'incision qu'on y aura faite et son extrémité la plus éloignée du cœur.

§ V. Le choix du vaisseau qui doit recevoir le tube dans les injections partielles est déterminé par le genre de recherches que l'on se propose de faire. On ne fait guère ces sortes d'injections que quand on veut démontrer les vaisseaux de quelque organe important, et quelquefois on injecte sur la même pièce les artères, les veines, les lymphatiques et les autres canaux qui peuvent exister dans son parenchyme. Ces injections sont difficiles, et on ne les fait bien que lorsqu'on connaît exactement la situation et la direction des vaisseaux que l'on veut remplir, et qu'on a acquis, en s'exerçant, un certain degré d'habileté à les faire. L'auteur de l'*Anthropotomie* (1) fait, relativement aux injections partielles, deux remarques importantes : c'est qu'il faut lier tous les vaisseaux par lesquels on n'a pas intention de faire passer l'injection, et qu'il vaut toujours mieux injecter les parties sans les détacher du sujet, que de les en séparer avant l'opération, parce qu'il pourrait arriver qu'on ne liât pas exactement tous les vaisseaux que l'on aurait coupés.

§ VI. Les substances que l'on peut employer pour remplir les vaisseaux sanguins sont très-nombreuses. Plusieurs anatomistes ont injecté de l'air ou de l'eau pure; d'autres se sont servi avec plus d'avantage de liqueurs colorées, mais sans y ajouter aucune substance susceptible d'acquérir de la solidité en refroidissant. Ces liqueurs ténues pénètrent avec facilité dans les vaisseaux les plus fins; souvent même

_____

(1) Anthropotomie ou l'Art de disséquer. Paris, MDCCL, tom. 2.

elles refluent par les veines ou s'échappent par les conduits excréteurs des glandes et par les orifices des exhalans. Les injections de ce genre sont utiles pour démontrer le réseau capillaire des membranes diaphanes et libres par une de leurs surfaces : on peut également s'en servir pour démontrer les vaisseaux de la substance du cerveau. Mais elles présentent deux inconvéniens auxquels il est très-difficile de remédier : on ne peut disséquer les tissus injectés sans que l'injection ne s'écoule ; et si on veut conserver ces tissus sans les séparer des parties voisines, les vaisseaux se désemplissent au bout de quelque temps, soit qu'on fasse sécher la pièce, soit qu'on la plonge dans une liqueur antiseptique.

L'esprit-de-vin coloré avec la racine d'orcanette ou avec du carmin peut servir ainsi que l'encre noire ordinaire pour ces injections. Mais ces liquides font racornir les vaisseaux quand on n'a pas l'attention de les étendre dans une certaine quantité d'eau. *R. de Graaf* (1) préparait une injection bleue très-pénétrante avec l'ammoniaque, dans laquelle il faisait dissoudre une petite quantité de limaille de cuivre. Il se servait aussi fréquemment d'eau colorée avec l'indigo ou avec la gomme gutte, et quelquefois il mêlait ces deux liquides pour en obtenir un troisième de couleur verte.

_____

(1) *De usu siphonis in anatomia.*

On emploie plus fréquemment les huiles volatiles et surtout celle de térébenthine. Cependant on doit, ainsi que le fait observer M. *Duméril*, préférer à cause de l'odeur, pour les petites pièces, l'huile de citron ou celle qui dans les officines des droguistes est connue sous le nom d'huile d'aspic. On peut colorer ces huiles avec le vermillon, le minium, le verd-de-gris, le bleu de Prusse ou le noir d'ivoire; mais il faut d'abord broyer exactement ces substances avec une huile fixe, afin qu'elles restent ensuite exactement suspendues dans les huiles volatiles.

§ VII. Les liquides susceptibles de passer à l'état solide par la soustraction d'une petite quantité de calorique, sont, dans le plus grand nombre des cas, préférables pour les injections à ceux dont je viens de parler. On en conçoit trop facilement les raisons pour qu'il soit besoin de les énumérer.

Ces liquides sont de différente nature; *Nicolaï* (1) a conseillé de se servir d'une solution d'icthyocolle dans de l'eau; *Rouhault* (2) a fait avec cette substance et de la colle de gants fondues ensemble dans de l'eau, des injections très-belles. M. *Duméril* (3) donne la préférence à l'icthyocolle « parce qu'elle se fond à la chaleur de la main » et que cependant elle se coagule à une tempé-

---

(1) *De directione vasorum.*
(2) Acad. roy. des sciences, année 1718.
(3) Loc. cit.

« rature de 25 ou 26 degrés du thermomètre de
« Réaumur. »

Voici, suivant ce savant professeur, quelle est
la manière de préparer cette injection : faites fondre au bain-marie une partie d'icthyocolle dans
deux parties d'eau, ajoutez ensuite deux parties
d'alcool que vous aurez fait tiédir auparavant.
Pour colorer cette matière gélatineuse et toutes
celles de même nature, préférez aux oxides métalliques, qui se précipitent trop promptement et
dont la couleur est sujette à s'altérer dans les matières animales, les couleurs broyées à la gomme
et dont on se sert pour la peinture en miniature
ou à la gouache, telles que le carmin et les lacques
carminées, ou bien le bleu de Prusse broyé au
vinaigre. On peut aussi se procurer facilement des
matières colorantes noires, blanches, jaunes, vertes, etc., préparées comme les précédentes. On emploie ordinairement les rouges quand on injecte
les artères; les noires et les bleues pour les injections des veines; les blanches, les jaunes, les vertes, pour celles des gros troncs lymphatiques, des
canaux excréteurs, etc.

*Haller* (1) prétend que les injections avec l'icthyocolle s'infiltrent dans le tissu cellulaire et
s'échappent des vaisseaux; *Monro* (2) convient

_____

(1) *Method. stud. de Anatom.*
(2) Loc. cit.

que les injections gélatineuses pénètrent avec facilité dans les artères les plus petites, parce qu'elles
se coagulent lentement, et qu'elles sont susceptibles de se mêler aux liquides contenus dans les
vaisseaux; mais, suivant cet anatomiste, il ne faut
pas les employer pour remplir les gros troncs vasculaires, surtout lorsqu'on se propose de conserver la pièce injectée par la voie de la dessication,
parce qu'il faudrait trop de temps pour que la gélatine prît de la consistance dans ces vaisseaux, et
parce que ceux-ci se flétriraient à mesure que l'eau
dans laquelle on aurait étendu la colle s'évaporerait.

On peut remédier à l'un de ces inconvéniens,
et faire passer assez promptement les injections
gélatineuses à l'état solide, en faisant macérer la
pièce injectée dans de l'alcool, dans une décoction
de poudre de tan ou de noix de galle, ou bien encore dans une solution aqueuse saturée de muriate
sur-oxigéné de mercure; mais il est important
d'être prévenu que la gélatine solidifiée par ces différens procédés devient très-cassante.

§ VIII. On peut injecter les veines et les artères
avec du plâtre très-fin délayé dans de l'eau pure, ou
mieux encore dans une solution aqueuse de colle-
forte ou de gomme, afin de rendre la suspension
du plâtre plus exacte et plus durable. On se sert
de couleurs broyées à la gomme pour colorer les
injections de cette nature, et on peut les pousser
dans les vaisseaux sans les avoir préalablement fait

chauffer. Ces injections sont peu employées pour les raisons suivantes : le plâtre qui n'est que suspendu dans l'eau se précipite promptement lors même que l'on a fait fondre dans cette eau de la colle ou de la gomme; les vaisseaux remplis de cette injection deviennent très-fragiles dès qu'elle a pris de la solidité; enfin, on est toujours obligé de faire des essais plus ou moins nombreux pour trouver les proportions les plus convenables des matières qui doivent entrer dans la composition du mélange, parce que tous les plâtres ne sont pas susceptibles d'absorber la même quantité d'eau.

§ IX. Les injections composées avec les huiles volatiles, les graisses, la cire, les résines, sont bien plus souvent employées. Ces différentes substances se mélangent intimement, et acquièrent de la fluidité par l'intermède d'une chaleur modérée. Lorsque ces injections *grasses* ont été bien préparées et qu'elles sont poussées dans les vaisseaux avec les précautions convenables, elles peuvent pénétrer dans les réseaux capillaires presqu'aussi facilement que les plus ténues de celles dont j'ai fait mention jusqu'à présent. On peut, à volonté, faire varier leur consistance et leur degré de souplesse; elles prennent très-peu de retrait, et ne s'infiltrent point dans le tissu cellulaire; elles s'impreignent exactement des matières avec lesquelles on les colore. Les pièces injectées avec des mélanges colorés d'huile volatile, de graisse, de cire, de résine, sont faciles

à disséquer; elles peuvent être préparées par corrosion. On peut aussi les conserver aisément, soit
en les faisant dessécher, soit en les plongeant dans
différentes liqueurs. Tous ces avantages sont incontestables et ne sont contre-balancés que par
quelques inconvéniens légers, que l'on peut d'ailleurs prévenir et qui résultent de ce que ces injections *grasses* ne sont pas susceptibles de se mêler
aux liquides contenus dans les vaisseaux, et de ce
qu'elles passent en peu de temps à l'état solide par
la soustraction du calorique qui les fluidifie.

On prépare les injections grasses de différentes
manières, suivant l'espèce et le calibre des vaisseaux que l'on se propose de remplir; suivant que
la pièce doit servir fraîche à des démonstrations
ou qu'on se propose de la conserver; suivant la
température du lieu dans lequel on opère, et suivant la préparation que l'on a fait subir au cadavre;
enfin, suivant la nature des substances que l'on
veut employer, et la manière dont on se propose
de conserver les parties injectées.

Lorsqu'on veut injecter les capillaires, qu'il fait
un froid rigoureux et qu'on ne peut échauffer le
sujet en le plongeant dans un bain tiède, il faut
préparer l'injection de telle manière qu'elle présente plus de fluidité et qu'elle passe plus lentement à l'état solide. On lui donne ces qualités en
ajoutant à la cire et à la graisse une assez grande
quantité de térébenthine, d'huile fixe et d'huile

volatile. Veut-on, au contraire, donner à cette injection une consistance plus grande, on augmente la proportion de la cire et du suif et l'on diminue celle des huiles.

§ X. Quand on veut remplir sur un même sujet les petits et les grands vaisseaux, il est très-avantageux, ainsi que le recommandent *Monro* (1) et M. *Duméril* (2), de préparer deux injections : l'une ténue, très-pénétrante, lentement solidifiable, pour les capillaires ; l'autre plus consistante et susceptible de passer en très-peu de temps à l'état solide, pour les gros troncs.

§ XI. On colore ordinairement en rouge les injections destinées pour les artères, et en bleu ou en noir celles que l'on doit introduire dans les veines, afin d'imiter jusqu'à un certain point la couleur du liquide contenu dans ces deux genres de vaisseaux. Mais lorsque l'on ne veut injecter que les artères ou les veines sur la même pièce et que cette pièce doit servir dans l'état frais à des démonstrations publiques, l'injection noire ou bleue est toujours préférable à la rouge, parce qu'elle tranche beaucoup plus sur la couleur des muscles encore pénétrés de sang liquide ; au contraire, la rouge tranche bien plus que la noire sur la couleur de ces organes dans les pièces desséchées. Les injec-

(1) Loc. cit.
(2) Loc. cit.

tions vertes, jaunes et blanches ne sont guère employées, comme je l'ai dit précédemment, que pour remplir les canaux excréteurs et les gros troncs lymphatiques.

§ XII. Il existe un certain nombre de données générales relatives aux substances que l'on peut employer dans les injections grasses et qu'il est important de connaître pour bien composer les mélanges que l'on doit injecter.

La cire ne se fond qu'à quarante-cinq degrés du thermomètre de Réaumur. Mêlée à des graisses, à de l'huile fixe, elle peut rester en fusion à une température beaucoup plus basse. Elle rend les injections promptement solidifiables, leur donne de la dureté, les rend cassantes, et leur fait prendre beaucoup de retrait en refroidissant. Cette substance ne doit entrer dans la composition des mélanges que dans la proportion d'un sixième ou d'un cinquième au plus ; elle se combine facilement avec les oxides métalliques et avec plusieurs matières colorantes végétales. Toutes les fois qu'on l'emploie il est nécessaire d'échauffer le sujet en le plongeant dans un bain tiède. La cire blanche ou cire vierge peut seule servir pour les belles injections blanches, rouges, vertes, bleues, peu foncées; mais on peut employer la cire jaune ou brute qui est moins chère, pour les injections jaunes et bleues foncées, ainsi que pour les noires.

Le suif se fond à trente-quatre degrés du thermomètre de Réaumur; il se combine facilement avec les oxides métalliques et avec la matière colorante de plusieurs substances végétales. Mais les injections qui ne sont faites qu'avec du suif coloré sont très-fragiles en hiver, et très-molles en été. D'ailleurs, elles ont toujours un aspect terne et désagréable.

La poix blanche et les autres résines sont d'une grande utilité dans les injections pour ramollir la cire et le suif, les rendre moins cassans, moins promptement solidifiables, et pour préserver les pièces injectées des vers et des insectes. On ne se sert guère que de la poix blanche et de la térébenthine.

La poix blanche se fond à peu près au même degré de température que la cire. Lorsqu'on fait fondre cette résine sur un feu ardent, elle bouillonne et monte avec rapidité dans le vase qui la contient. Elle bouillonne encore plus fort quand on la fait fondre avec le suif; quelquefois même le mélange s'enflamme. On prévient cet accident, qui pourrait avoir des suites fâcheuses, en faisant fondre d'abord la poix et en n'y ajoutant le suif que quand elle a cessé de bouillonner.

La poix ne doit être associée au suif que dans la proportion d'un quart ou d'un tiers au plus. On ne s'en sert que pour les injections communes, parce qu'elle altère plus ou moins les couleurs que l'on emploie dans les injections fines. La térébenthine doit la remplacer dans ces dernières; mais comme elle contient beaucoup d'huile volatile, il ne faut l'ajouter au mélange de cire et de suif qu'à l'instant où l'on y verse les matières colorantes.

La térébenthine ramollit le suif et la cire bien plus que ne le fait la poix; il n'en faut à peu près que la moitié pour produire le même résultat.

Les huiles fixes sont aussi employées pour ramollir les mélanges; mais elles le sont surtout pour tenir en suspension permanente les matières colorantes minérales avec lesquelles on les unit par le moyen de la porphyrisation.

Les huiles volatiles et les vernis sont également susceptibles de se charger de plusieurs matières colorantes et sont très-utiles pour faire des injections très-pénétrantes. On étend assez souvent ces liqueurs, après les avoir colorées, dans la cire et le suif fondus pour leur donner de la couleur, rendre l'injection moins cassante et donner aux vaiseaux le même aspect que s'ils avaient été peints et vernis.

§ XIII. Les substances entre lesquelles on peut choisir pour colorer les injections grasses sont très-nombreuses. Je vais indiquer celles que l'on emploie le plus communément, et le mode de préparation qui convient à chacune d'elles. Quant à la dose, il est impossible de la déterminer d'une manière générale, parce que ces substances n'ont pas toutes la même pesanteur spécifique, et qu'elles ne sont pas également diffusibles.

Le noir de fumée est très-bon pour les injections communes; on le délaye dans de l'huile fixe ou dans de l'essence de térébenthine.

On obtient du vermillon, pour les belles injections des artères, une couleur rouge assez vive; il faut le broyer avec de l'huile fixe.

*Hales* (1) et *Monro* (2) conseillent de le délayer dans de l'essence de térébenthine; mais sa suspension n'y est que momentanée.

Le minium donne une couleur rouge moins belle et moins durable que celle du vermillon. Il doit être préparé de la même manière.

Les lacques carminées bien préparées, fournissent, suivant M. *Duméril* (3), une couleur rouge très-vive, très-durable, analogue à celle du sang artériel. On doit les broyer avec l'essence de térébenthine ou avec le *vernis gras*.

On prépare les injections bleues avec le bleu de Prusse et avec l'indigo. On peut broyer ces substances avec une huile fixe ou avec une huile volatile.

Le verd de gris ordinaire et mieux encore le verd de gris cristallisé (4), sert à colorer les mélanges en vert. Il faut le préparer avec une huile fixe, de même que l'ocre jaune et l'orpiment, avec

(1) Loc. cit.
(2) *Idem*.
(3) *Idem*.
(4) *Idem*.

lesquels on donne la couleur jaune, et le blanc de zinc ou le blanc d'écailles d'huîtres qui servent à colorer en blanc.

La plupart de ces matières colorantes sont susceptibles de s'altérer quand elles sont exposées à l'action d'une chaleur très-forte. Il faut donc, lorsqu'on veut faire de belles injections, les préparer au bain-marie ou sur un feu très-doux; mais dans ce cas il faut remuer continuellement le mélange avec une spatule de bois, afin d'empêcher que les matières colorantes ne se précipitent et ne se décomposent sur les parois de la bassine.

§ XIV. Je pourrais me dispenser, après avoir exposé ces considérations générales, d'indiquer des formules d'injections, d'autant plus que leur composition doit varier, ainsi que je l'ai dit, suivant plusieurs circonstances; je vais cependant le faire, en faveur des élèves qui n'ont encore fait aucun essai par eux-mêmes.

### Injection ténue commune.

Essence de térébenthine.
Noir de fumée *q. s.* pour donner à l'essence la consistance d'une bouillie claire.

Pour que cette injection acquière quelque solidité dans les vaisseaux, on peut y ajouter un quart de suif fondu.

*Injection consistante commune.*

Suif en branche . . . . . . . . 2 livres.
Poix blanche . . . . . . . . . $\frac{1}{2}$ livre.

Faites d'abord fondre la poix ; ajoutez le suif quand elle aura cessé de bouillonner. Lorsque le mélange sera chaud, retirez-le du feu pour le passer à travers un linge ou un tamis ; ajoutez ensuite quatre onces d'essence de térébenthine dans laquelle vous aurez délayé une assez grande quantité de noir de fumée pour lui donner la consistance de bouillie.

*Injection solide pour les pièces que l'on veut conserver par dessication.*

Suif . . . . . . . . . . . . 2 livres.
Cire blanche . . . . . . . . $\frac{1}{2}$ livre.

Faites fondre ces substances et ajoutez, quand elles seront fondues :

Térébenthine liquide . . . . . 4 onces.
Et matière colorante *q. s.* étendue dans un véhicule convenable.

Une partie de cette matière colorante ainsi suspendue, sera employée, avec ou sans addition de suif, comme injection fine pour remplir les capillaires.

§ XV. Je passe maintenant à l'examen des conditions principales que doivent présenter les seringues et les tubes avec lesquels on fait les injections des vaisseaux sanguins.

§ XVI. On peut se servir de seringues de cuivre, d'étain, d'argent, de verre. Celles que l'on emploie le plus ordinairement sont de cuivre jaune. On préfère ce métal à l'étain, parce qu'il est plus dur, et moins dilatable par la chaleur. Les seringues d'argent sont trop dispendieuses et celles de verre trop fragiles. Ces dernières, à cause de leur légèreté, sont cependant utiles lorsqu'on veut injecter des vaisseaux très-délicats et dans lesquels on ne veut point introduire une matière très-chaude (1).

La capacité des seringues doit être proportionnée à celle des vaisseaux que l'on veut remplir. Il faut pour cette raison que celui de ces instrumens avec lequel on veut injecter des sujets adultes contienne au moins un litre.

Le piston de la seringue remplira exactement la portion du cylindre à laquelle il correspondra, et cependant glissera facilement dans sa cavité, sans quoi l'injection refluerait derrière le piston, ou il faudrait employer beaucoup de force pour la faire passer dans les vaisseaux.

Le canon de la seringue doit s'ouvrir et se fermer à volonté par le moyen d'un robinet. Il est avantageux que le canon porte aussi, près de son extrémité libre, une petite saillie cylindrique regardant en haut, et destinée à être engagée dans

_____

(1) Dumér., Loc. cit.

une entaillure en équerre faite au côté correspondant des tubes, afin que les deux instrumens ne
puissent pas s'abandonner à l'instant où l'on pousse
l'injection.

Il faut que les grosses seringues soient garnies, à
leur partie moyenne, d'une bride de métal à laquelle seront fixées latéralement deux poignées en
bois, au moyen desquelles on pourra tenir l'instrument avec solidité et sans être exposé à se
brûler.

On fait ordinairement les tubes en cuivre jaune
comme les seringues. Il faut que, par leur extrémité supérieure, ils s'adaptent exactement au canon
de la seringue, et que leur extrémité inférieure
soit plus ou moins volumineuse suivant l'aire des
vaisseaux que l'on doit injecter. Le tube le plus
volumineux des grandes seringues peut présenter,
à sa partie inférieure, huit à neuf lignes de diamètre. Il est avantageux d'avoir deux tubes de
cette grandeur lorsqu'on est obligé de faire plusieurs injections dans une même séance, afin de
ne point perdre de temps en attendant, pour retirer cet instrument de l'aorte, que le liquide injecté soit devenu solide dans les gros vaisseaux.
Un tube de quatre lignes de diamètre, et six à huit
autres successivement plus petits, compléteront
cette partie de l'appareil pour les injections. Les
plus volumineux de ces tubes seront garnis d'un
robinet. Cette pièce est peu utile pour les petits

tubes; elle a d'ailleurs l'inconvénient de les rendre trop lourds : mais il faut qu'ils portent, sur les côtés de leur orifice supérieur, deux petites anses transversales pour y arrêter la ligature. Les grands tubes doivent présenter, près de leur orifice inférieur, un anneau saillant derrière lequel on puisse arrêter solidement le vaisseau par le moyen d'une ligature. Il vaut mieux que cet anneau soit marqué en creux, sur les tubes destinés pour les petits vaisseaux.

Les tubes de métal conviennent parfaitement pour injecter les artères et les veines qui ont plus d'une ligne de diamètre et qui ne sont pas situées très-profondément; mais leur emploi expose à plusieurs inconvéniens dans les injections de vaisseaux plus petits, surtout lorsqu'ils ne sont pas situés près de la périphérie du corps. Ces inconvéniens résultent du poids des tubes, de leur inflexibilité, et de ce qu'ils sont trop bons conducteurs du calorique. *G. Bartholin* (1) avait imaginé de substituer aux petits tubes de métal des tuyaux de cuir cousus avec soin, et soutenus à l'intérieur par un fil de laiton roulé en spirale. Les tubes construits suivant ce procédé sont préférables à ceux de métal, mais ils sont difficiles à nettoyer, et ils se racornissent à la température de l'eau bouil-

_____

(1) Loc. cit.

lante. M. *Duméril* (1) en a proposé d'autres qui
ne présentent pas ces inconvéniens et dont la construction est encore plus facile. Ce sont des bouts
de cannules ou des sondes en gomme élastique, de
deux à trois pouces de longueur, et à l'extrémité
desquels on fixe deux viroles en métal. De ces
viroles, l'une doit être construite de manière à
s'ajuster exactement sur le canon de la seringue;
l'autre doit représenter un cône allongé et plus ou
moins volumineux, qui puisse être introduit facilement dans les vaisseaux. Cette dernière doit être
marquée extérieurement d'un anneau en creux,
afin qu'on puisse y arrêter l'artère ou la veine que
l'on veut injecter.

Lorsqu'on n'a qu'une seringue moyenne, il est
utile, ainsi que le recommandent *Bartholin* (2)
et *Monro* (3), de faire souder sur l'un des côtés
du tube du plus grand diamètre, une branche
courbe garnie d'une soupape ou d'un robinet, afin
de pouvoir, en injectant des sujets adultes, re-
charger très-promptement la seringue, et pousser
la seconde dose d'injection avant que la première
se soit refroidie dans les vaisseaux.

Immédiatement après que l'on s'est servi d'une

(1) Loc. cit.
(2) Loc. cit.
(3) Loc. cit.

seringue et d'un tube, il faut les laver à l'eau chaude et les essuyer soigneusement pour empêcher qu'ils ne s'oxident et qu'ils n'altèrent la couleur des injections pour lesquelles on les emploiera dans la suite.

§ XVII. Il ne me reste plus maintenant qu'à exposer la manière d'injecter ; et je vais décrire le procédé opératoire en prenant pour exemple une injection par la crosse de l'aorte : il sera facile de juger quelles modifications il faudra apporter à ce procédé en injectant d'autres vaisseaux.

Le sujet ayant été échauffé dans un bain tiède, laissez-le dans ce bain, ou placez-le soit sur le sol, soit sur une table étroite et peu élevée, de telle manière que le tronc repose sur un plan horizontal, ou sur un plan légèrement incliné de haut en bas et de la tête vers les pieds. Quelques-uns mettent un billot sous les parties supérieures du tronc, afin d'injecter plus facilement ; mais je crois avoir observé, que dans la position que prend alors le cadavre, les artères du ventre se rompent plus souvent. Etendez les articulations des membres ; écartez légèrement du tronc les membres supérieurs, et rapprochez l'un de l'autre les inférieurs. Engagez ensuite le tube dans l'aorte que vous aurez ouverte, comme je l'ai indiqué précédemment ; passez derrière le tube et le vaisseau, si déjà vous ne l'avez fait, deux ligatures composées de fils cirés, longues de quinze à dix-huit pouces, et d'autant plus larges

que vous présumerez que l'aorte est plus fragile.
Placez ces ligatures dans une direction parfaitement perpendiculaire au vaisseau; serrez-les successivement sans secousses, et fixez les par deux
nœuds simples faits l'un sur l'autre. Ramenez en
arrière les deux bouts de la ligature postérieure
pour les arrêter sur le robinet ou sur les anses
du tube. Cet instrument fixé, entourez-le avec
une éponge ou avec un linge imbibé d'eau chaude.

Remplissez alors la seringue d'injection *ténue*
tiède; expulsez l'air que l'instrument peut avoir
aspiré avec l'injection; fermez le robinet; essuyez
le canon de la seringue afin de pouvoir l'engager
exactement dans le tube, et donnez, autant que
possible, à ces deux instrumens réunis, la même
direction que celle du vaisseau.

Tenez la seringue immobile dans cette situation en l'embrassant immédiatement avec les deux
mains après l'avoir enveloppée avec un linge, ou
bien soutenez-la par le moyen des poignées de la
bride; faites ouvrir les robinets et appuyez sur le
piston avec la poitrine; continuez de pousser jusqu'à ce que vous éprouviez une légère résistance;
à l'instant où vous la sentirez, retirez lentement
le piston en arrière pour aspirer l'injection ténue
qui est restée dans les gros troncs; faites ensuite
fermer les deux robinets, retirez la seringue pour
la vider et la remplir promptement avec de l'injection *consistante* assez chaude pour qu'en y plon-

geant le doigt on ressente une vive chaleur, sans cependant être brûlé; poussez cette injection dans les vaisseaux avec les mêmes précautions, mais avec plus de force que l'injection ténue, afin de faire passer cette dernière dans les capillaires les plus déliés.

J'ai très-souvent réussi en suivant ce procédé, qui a été conseillé par *Monro* (1); mais il m'est aussi arrivé plusieurs fois de n'avoir point fait pénétrer l'injection ténue assez loin; une partie en était restée dans les artères moyennes et s'échappait à l'instant où je les disséquais. On a surtout à craindre cet inconvénient lorsqu'on injecte des cadavres de vieillards, parce qu'on ne peut pas pousser avec force l'injection solide sans s'exposer à rompre les artères du ventre; c'est pourquoi je pense que, dans ce cas surtout, il ne faut point employer autant d'injection ténue que le recommande *Monro*, mais qu'il vaut bien mieux, ainsi que le prescrit M. *Duméril* (2), n'en injecter qu'une petite quantité, et qu'il est utile de lui donner une légère consistance en y ajoutant une petite quantité de suif fondu.

L'injection faite, fermez les deux robinets, dégagez la seringue et placez de nouveau le cadavre dans le bain tiède si vous l'en avez retiré pour l'injecter. Au bout d'un quart-d'heure, retirez l'en

---

(1) Loc. cit.
(2) Loc. cit.

pour la dernière fois, et laissez refroidir l'injection
avant de commencer à disséquer les vaisseaux.

*Considérations générales relatives à la manière
de disséquer et d'étudier les artères.*

§ I.er On a coutume dans les cours publics de
commencer l'exposition de l'artériologie par la
description de l'aorte, et de décrire ensuite les autres artères, en suivant l'ordre dans lequel elles
naissent de ce grand vaisseau. Cette méthode ne
présente que des avantages en *anatomie théorique;* mais en *anatomie pratique,* elle a plusieurs
inconvéniens qui empêchent qu'on ne s'astreigne
à la suivre rigoureusement, surtout lorsqu'on se
propose d'étudier toute l'artériologie sur le même
sujet. Si on veut ne point s'en écarter, il arrive
nécessairement que l'on coupe les artères qui sont
superficielles et qui naissent loin du cœur, en
mettant à découvert celles qui sont situées plus
profondément dans la même région et dont l'origine est plus voisine de l'organe central de la cir-
culation. Il arrive aussi que les viscères contenus
dans l'abdomen se trouvent altérés par la putréfaction avant qu'on ait pu s'occuper de la dissection de leurs vaisseaux. Pour obvier à ces inconvéniens, je pense qu'il est utile de préparer les
artères dans l'ordre suivant : la tégumenteuse du
bas ventre, branche de l'artère fémorale; le rameau supérieur de la honteuse externe fournie

par le même tronc; l'épigastrique et la partie inférieure ou abdominale de la mammaire interne;
le tronc cœliaque et ses trois branches; les artères mésentériques; (et après avoir enlevé le foie,
la rate, l'estomac, les intestins, comme je l'ai indiqué *pag*. 96) le tronc de l'aorte abdominale; les
diaphragmatiques inférieures; les capsulaires; les
rénales; les spermatiques; les lombaires; la crosse
de l'aorte; la carotide primitive; la carotide externe, ses branches antérieures, postérieures,
supérieures et sa branche interne; la carotide interne; la vertébrale; l'opthalmique; la sous-clavière; l'axillaire; (et après avoir séparé du tronc
les membres supérieurs) l'aorte pectorale et ses
branches; les artères du bassin, et enfin celles de
la partie inférieure des membres.

Quoique je conseille de suivre cet ordre en disséquant, cependant, en décrivant les préparations
des artères, j'adopterai à peu près l'ordre que l'on
suit quand on en fait la démonstration, pour ne
point être obligé de tronquer les tables d'origine
de ces vaisseaux.

§ II. La dissection des artères présente peu de
difficultés pour les élèves qui ont étudié soigneusement la myologie et qui, en disséquant les muscles, se sont attachés, comme je l'ai recommandé,
(*pag*. 79) à conserver les rapports de ces organes
avec les vaisseaux et les nerfs principaux. La préparation de la plupart des artères ne doit être

pour eux qu'une répétition des préparations qu'ils ont déjà exécutées. Si, lorsqu'on met les muscles à découvert, il est important de conserver leurs rapports avec les parties qui sont situées dans leur voisinage, il importe encore plus, quand on dissèque les artères, de ne point enlever les muscles, les nerfs, les veines, avant d'avoir examiné soigneusement leurs connexions avec les vaisseaux qui sont le sujet spécial de la préparation. Je pense même qu'il est avantageux, lorsque toutefois cette préparation ne doit pas en devenir trop difficile et trop confuse, de laisser en place toutes ces parties. Je pourrais facilement prouver, en exposant ici les rapports de l'anatomie avec la pathologie et avec la médecine opératoire, qu'il n'est aucune manière de disséquer les artères plus utile que celle que je conseille; mais je n'ai pas besoin de chercher des preuves hors de l'anatomie; les traités les plus estimés qu'on a publiés récemment sur cette science, m'en fournissent une qui me paraît suffisante. Ces traités me présentent, dans toutes leurs parties, une description exacte des connexions réciproques des organes et même des tissus qui entrent dans la composition du corps. Les planches jointes au texte de quelques-uns de ces ouvrages représentent aussi l'ensemble de ces connexions. Or il serait ridicule de penser que les auteurs eussent rédigé leurs ouvrages en suivant cette méthode, s'ils n'eus-

sent été persuadés que l'une des principales fins
que l'on doit se proposer en étudiant l'anatomie,
est d'acquérir la connaissance précise de la situation relative de tous les organes. Comment acquérir cette connaissance, et surtout comment parvenir à en conserver un souvenir durable, si on
se hâte, en disséquant, de détruire les rapports
qu'ont entre elles les parties! Je ne reviendrai plus
sur cette observation importante. Que ceux qui,
persuadés de l'utilité de l'anatomie, se proposent
d'apprendre exactement cette science, n'oublient
pas cependant que la remarque que je viens de
faire est tout aussi applicable à la dissection des
veines, des nerfs, des viscères, qu'à celle des muscles et des artères.

§ III. La situation absolue et la situation relative des artères, ne sont pas les seuls objets qui
doivent fixer l'attention de celui qui dissèque ces
vaisseaux. Il est encore très-important pour lui
d'observer avec soin :

1.° Les angles qu'ils forment à leur origine ;

2.° Leurs courbures invariables et variables ;

3.° Leur capacité absolue ;

4.° Leur capacité comparée au volume et à la
densité des parties dans lesquelles ils vont se distribuer ;

5.° Leurs anastomoses prochaines et éloignées ;

6.° Les variétés qu'ils offrent dans leur origine,
leur situation, leur distribution.

L'élève répétera ces diverses observations sur des sujets adultes de sexe différent. Elles lui serviront de terme de comparaison dans les observations qu'il fera ensuite sur les jeunes sujets et sur les vieillards.

La *structure externe* des artères étant connue, le jeune anatomiste étudiera ces vaisseaux sous le rapport de leur structure interne et de leurs propriétés *physiques* et de *tissu*. Il ne pourra, dans ce genre de recherches et dans toutes celles qu'il fera sur les divers *tissus*, prendre un meilleur guide que l'*Anatomie générale* de *Bichat*.

## Préparation des Artères en particulier.

### De l'Aorte (1) (Winsl., Sabat; Boy., Bich., Port. etc.)

*Synonymes.* Arteria magna : *Vésal.* ═ αορτὴ *seu* arteriarum omnium mater : *Columb.* ═ Aorta seu arteria magna : *Riol., T. Barthol., Cowp., Heist., Haller, Murray, Sœmmer.*

*Dissection.* Pour mettre à découvert complétement l'origine et la crosse de l'aorte (arcus aortæ : *Haller.* ═ Courbure sous-sternale : *Chauss.*) et conserver intactes, d'un côté, les artères externes et internes des parois thoraciques, il faut enlever

---

(1) *Voyez* pour la préparation de l'artère pulmonaire et du canal artériel, l'article où la préparation des poumons est indiquée.

les trois quarts supérieurs du sternum, et les cartilages des quatre ou cinq premières côtes du côté droit, après avoir séparé de leur face postérieure l'artère mammaire interne qui y correspond.

Procédez à cette préparation de la manière suivante : incisez d'abord, sur le trajet du bord gauche du sternum, les parties molles qui couvrent cet os; disséquez-les de gauche à droite jusqu'au niveau de l'extrémité postérieure des cartilages des cinq premières côtes droites; coupez en travers, avec précaution, les ligamens des articulations sterno-claviculaires, la partie inférieure de la portion sternale du sterno-mastoïdien et des muscles qui de l'os hyoïde descendent au sternum; engagez la main derrière la partie supérieure de cet os pour le tirer en avant, afin de pouvoir le scier d'abord près de son bord gauche dans les trois quarts de sa longueur, et ensuite en travers au-dessous de cette section longitudinale; le sternum étant scié, enlevez, en dédolant, les muscles qui occupent la partie antérieure des intervalles inter-costaux supérieurs du côté droit, afin de mettre à découvert la mammaire interne de ce côté; séparez cette dernière des cartilages avec le manche du scalpel; coupez les cartilages près de leur extrémité postérieure, et séparez-les du tronc avec la portion du sternum à laquelle ils adhèrent; enlevez le thymus ou le tissu cellulaire qui le remplace; ouvrez ensuite largement le péricarde, et vous découvrirez la veine cave, l'aorte, l'artère pulmonaire situées de droite à gauche et d'avant en arrière, dans l'ordre que je viens d'indiquer.

Isolez ces vaisseaux les uns des autres sans les déplacer; observez avec soin leurs rapports réciproques et leurs rapports avec les parties importantes qui sont situées dans leur voisinage, et procédez à la dissection des artères cardiaques avant de rechercher quel est le mode d'union de l'aorte avec le cœur.

## Des Artères cardiaques ou coronaires du Cœur (Winsl., Sabat., Boy., Bich., Port. etc. (1).

*Synonymes.* Coronales arteriæ : *Vésal.* = Coronalis arteria, aliquando gemina : *Columb.* = Coronariæ : *Riol.* = Coronaria modò simplex modò gemina : *T. Barthol.* = Coronariæ cordis : *Cowp.*, *Heist.*, *Haller*, *Sœmmer.* = Les cardiaques : *Chauss.*

*Préparation.* Il n'est pas très-difficile de disséquer ces artères sans les avoir remplies d'injection; mais si on veut les injecter sur le sujet qui a servi pour l'injection générale poussée par l'aorte, il faut introduire, de dedans en dehors, un petit tube dans leur orifice aortique.

---

(1) *Sabatier* et *Boyer* distinguent ces artères en droite et en gauche; *Bichat* les distingue en antérieure et en postérieure; *Portal*, en droite et antérieure, et en gauche et postérieure.

On trouve facilement l'origine de la *coronaire droite* en enlevant, avec le feuillet séreux du péricarde, le tissu cellulaire graisseux abondant qui occupe un enfoncement assez considérable situé entre l'origine de l'aorte, le côté droit de l'artère pulmonaire, le ventricule et l'oreillette du même côté du cœur. L'origine de l'artère mise à découvert, il est très-aisé de suivre, en la disséquant de son tronc vers ses rameaux, les branches qu'elle fournit à l'artère pulmonaire, au tissu cellulaire de la base du cœur (ramus adiposus : *Vieussens, Haller*), au ventricule droit, à l'oreillette droite, et dans le sillon longitudinal de la face plane du cœur.

Le *coronaire gauche* naît plus haut que la droite, au côté gauche de l'artère pulmonaire. Pour la mettre facilement à découvert à son origine, je coupe ce dernier vaisseau un peu au-dessous de sa division et je le renverse à droite ; j'enlève ensuite le tissu cellulaire qui entoure le tronc de la coronaire que je prépare, et je la poursuis de son tronc vers ses branches sur la face antérieure, sur le bord convexe et sur la face postérieure du cœur et dans les parois du ventricule gauche, de l'oreillette gauche ainsi que dans l'épaisseur de la cloison des ventricules.

Après avoir étudié le mode de distribution des artères cardiaques, fendez l'aorte en long au niveau de leur origine, afin de vous assurer du rapport de leurs orifices avec les valvules sigmoï= des aortiques.

Cela fait, dépouillez exactement la portion de l'aorte voisine du ventricule, du tissu graisseux qui l'environne; prolongez l'incision faite à l'artère dans l'épaisseur du ventricule; enlevez les valvules sigmoïdes et examinez les parties ainsi préparées à contre jour; vous distinguerez facilement les trois festons par lesquels commence la tunique fibreuse de l'aorte entièrement séparés des fibres charnues du cœur.

### Des Artères qui naissent de la partie supérieure de la Crosse de l'aorte (1).

Ces artères, au nombre de trois, naissent de droite à gauche dans l'ordre suivant :

*Le tronc commun de la sous-clavière de la carotide primitive droite;*

*La carotide primitive gauche;*

*La sous-clavière gauche.*

### Du Tronc commun de la Sous-Clavière et de la Carotide primitive droite (Winsl., Boy., Port.)

*Synonymes.* Radix carotidis dextræ et subclaviæ : *Haller.* == Arteria innominata : *Murray.* ==

---

(1) Les anatomistes ont nommé collectivement ces trois artères : *aorte ascendante; tronc ascendant de l'aorte; tronc ascendant trifide de l'aorte.*

Arteria anonyma seu truncus communis carotidis et sub-claviæ dextræ : *Sœmmer.* Tronc innominé : *Bich.* == Tronc brachio-céphalique : *Chauss.* == *Vésale, Columbus* et *T. Bartholin* décrivent ce vaisseau comme origine de la carotide droite et ne lui donnent pas de nom particulier. *Riolan* le considère comme appartenant plus spécialement à la sous-clavière, et M. *Sabatier* adopte la même opinion.

*Préparation.* Après avoir fait aux parois de la poitrine les coupes que j'ai indiquées précédemment, il ne reste plus qu'à isoler le tronc brachio-céphalique des muscles et des veines qui passent au-devant de lui, sans enlever cependant ces parties. Le rapport de ce vaisseau avec la trachée-artère doit aussi fixer l'attention de celui qui dissèque.

*Des Artères Carotides primitives* (Sabat., Boy., Bich., Port.).

*Synonymes.* Soporales : *Vésal.* == Χαρωτιδες seu soporariæ : *Columb.* == Carotides : *Riol., T. Barthol., Heist.* == Carotides communes : *Winsl.* == Carotidis truncus communis : *Haller.* == Carotis communis : *Murray, Sœmmer.* == Troncs céphaliques : *Chauss.*

*Préparation.* Incisez les tégumens et le muscle peaucier sur le trajet de la ligne médiane, depuis le bord supérieur du cartilage thyroïde jusqu'à la partie inférieure du cou; faites aux mêmes parties une incision transversale au niveau de l'extrémité supérieure de la première, et prolongez-la du bord antérieur d'un muscle sterno-mastoïdien au bord semblable du sterno-mastoïdien opposé. Disséquez chacun des lambeaux de dedans en dehors; renversez dans la même direction la moitié inférieure du muscle sterno-mastoïdien, après l'avoir disséquée; soulevez de dehors en dedans les muscles qui couvrent la trachée artère, et conservez avec soin les rapports de la carotide avec la veine jugulaire interne, le nerf pneumo-gastrique ou de la huitième paire, le grand sympathique, le corps thyroïde, l'artère thyroïdienne inférieure, et les veines sous-clavières.

On peut aussi découvrir facilement la carotide primitive en faisant, depuis la partie supérieure du larynx jusqu'à la partie inférieure du cou, une incision à la peau et au peaucier parallèle au bord antérieur du sterno-mastoïdien, et en écartant ensuite les deux bords de cette incision.

La carotide primitive fournit, en se divisant :

La *carotide externe;*
La *carotide interne.*

*De la Carotide externe* (Winsl., Sabat., Boy., Bich., Port.).

*Synonymes.* Exterior graciliorque ramus divisionis *carotidis : Vésal., T. Barth.* == Ramus externus carotidis : *Riol.* = Trunci arteriarum temporalium a carotidibus orientes : *Cowp.* = Carotis externa : *Heister., Albin., Sœmmer.* = Carotis superficialis : *Haller.* = Carotis externa seu superficialis : *Murray.* = La faciale : *Chauss.*

*Columbus* décrit assez exactement les rameaux de la carotide externe, mais il ne la considère point elle-même comme une artère particulière.

*Préparation.* Incisez la peau et le peaucier depuis la partie antérieure du conduit auditif externe jusqu'au niveau de l'extrémité supérieure de la carotide interne. Disséquez le lambeau postérieur jusqu'au bord postérieur du sterno-mastoïdien, et l'antérieur jusqu'au devant de la glande parotide et de l'angle de la mâchoire. Conservez au-dessous de cet os, dans leur situation naturelle, les muscles digastrique, stylo-hyoïdien et le nerf grand hypo-glosse. Renversez ensuite la glande parotide de bas en haut et d'avant en arrière, en ménageant, autant que possible, les artérioles qui s'y distribuent, et en évitant surtout de couper le tronc de l'auriculaire postérieure qui naît souvent de la carotide externe dans l'épaisseur de cette glande, ainsi que celui de la transversale de la face qui offre assez fréquemment la même disposition.

La carotide externe donne naissance de bas en hant :

En avant . . . . . { à la thyroïdienne supérieure;
à la linguale;
à la maxillaire externe.

En arrière . . . { à l'occipitale;
à l'auriculaire postérieure.

En dedans. . . . { à la pharyngienne inférieure.

Dans tous les sens { à des rameaux innominés.

En se divisant su- { à la temporale;
périeurement. { à la maxillaire interne.

*De la Thyroïdienne supérieure* (Sabat., Boy., Bich., Port., Chauss.).

*Synonymes.* Artère laryngée ou gutturale supérieure : *Winsl.* = Arteria thyreoïdea supérior : *Haller, Murray, Sœmmer.*

Les auteurs qui ont écrit avant ceux que nous venons de citer indiquent presque tous cette artère; mais ils ne lui donnent point de nom particulier, non plus qu'aux autres branches de la carotide externe.

*Préparation.* Cette artère est la plus inférieure des branches qui naissent de la partie antérieure de la carotide externe. Pour la mettre à découvert dans toute son étendue, il faut couper en travers, vers leur partie moyenne, l'omo-hyoïdien, le sterno-hyoïdien, le thyro-hyoïdien, et renverser en sens opposé les parties inférieures et supérieures de ces muscles. Cela fait, il faut encore fendre le cartilage thyroïde à sa partie moyenne antérieure, pour suivre les divisions du rameau *laryngé* qui pénètrent dans le larynx.

*De la Labiale* (1) *ou Maxillaire externe* (Boy.).

*Synonymes.* Maxillaire externe : *Winsl., Port.* = Labialis : *Haller.* = Labialis seu maxillaris externa seu angularis seu facialis : *Murray.* = Facialis anterior labialis vel maxillaris vel angularis externa : *Sœmmer.* = Labiale : *Sabat.* = Faciale : *Bich.* = Palato-labiale : *Chauss.*

*Préparation.* Placez un billot sous la partie postérieure du cou ; inclinez la tête du côté opposé à l'artère que vous voulez découvrir ; disséquez dans toute leur étendue le digastrique et le stylo-hyoïdien ; coupez ces muscles près de leurs insertions supérieures et abaissez-les sur l'os hyoïde ; renversez ensuite sur la partie inférieure du mylo-hyoïdien la portion superficielle de la glande sous-maxillaire. Cela fait, vous pourrez apercevoir la portion de l'artère labiale, comprise entre la carotide externe et le bord inférieur de la mâ-

---

(1) Deux motifs m'engagent à indiquer la préparation de la maxillaire externe avant celle de la linguale : 1.° les rameaux cervicaux de la maxillaire externe sont plus superficiels que ceux de la linguale ; 2.° la section du corps de la mâchoire nécessaire pour suivre l'artère linguale, rendrait difficile la dissection des muscles dans lesquels une partie des rameaux faciaux de la maxillaire externe va se distribuer.

choîre, ainsi que les branches suivantes qu'elle
donne dans ce trajet :

A. La *palatine inférieure* (palatina ascendens :
*Haller*) que la labiale donne à quelques lignes de
son origine. Ce rameau naît quelquefois de la carotide externe. Il est d'abord placé entre les muscles stylo-glosse et stylo-pharyngien ; vous pré-
parerez ses dernières divisions avec les branches
de la maxillaire interne avec lesquelles elles s'anastomosent.

B. La *tonsillaire* (ramus. tonsillaris, princeps
tonsillæ arteria : *Haller*) qui monte le long de
l'insertion du stylo-glosse à la langue, et va se distribuer à cet organe, et surtout à l'amygdale.

C. Plusieurs petits rameaux qui se distribuent
dans les muscles sous-maxillaires, au périoste de
l'os maxillaire, à l'os maxillaire lui-même.

D. Un faisceau de rameaux pour la glande sous-
maxillaire.

E. La *submentale* (submentalis arteria : *Hall.*)
qui suit la partie antérieure du bord supérieur du
mylo-hyoïdien.

Ces rameaux mis à découvert, il faut suivre le
tronc de l'artère dans son trajet devant ou sur le
bord antérieur du muscle masséter, derrière la
commissure des lèvres, et de là jusqu'au grand
angle de l'œil.

Pour exécuter convenablement cette préparation, il est nécessaire de disséquer proprement

tous les muscles du côté de la face sur lequel on opère, en même temps que l'on s'occupe de mettre à découvert le tronc de l'artère, les nombreux rameaux qu'elle fournit, et les anastomoses multiples de ces rameaux qui naissent de bas en haut, dans l'ordre suivant.

En avant :

A. La *musculaire ou les musculaires de la lèvre inférieure* (muscularis labri inferioris : *Hall.*).

B. La *coronaire inférieure* (coronaria labri inferioris : *Hall.*) qui naît ordinairement au niveau de la commissure des lèvres, et quelquefois un peu au-dessous, et du même tronc que la précédente.

C. La *coronaire de la lèvre supérieure* (coronaria labri superioris : *Hall.*)

D. L'*artère de la cloison du nez* (ramus ad septum narium : *Hall.*) qui naît de la coronaire supérieure.

E. Les *artères inférieures latérales du nez* (nasales arteriæ laterales : *Hall.*).

F. Les *dorsales du nez* (dorsalis nasi : *Hall.*).

G. Plusieurs rameaux cutanés et musculaires innominés.

En arrière :

Des rameaux moins nombreux et moins considérables pour les muscles peaucier, masséter, zygomatiques, canin, élévateurs de la lèvre supérieure, et d'autres pour la glande parotide et son canal excréteur.

## De la Linguale (Sabat., Boy., Bich., Porf., Chauss.).

*Synonymes.* Inferior linguæ : *Cowp.* = Sublinguale ou ranine : *Winsl.* = Arteria lingualis : *Hall.*, *Sœmmer.* = Lingualis seu sublingualis : *Murr.*

Pour mettre à découvert cette artère, qui naît ordinairement entre la thyroïdienne supérieure et la labiale, il faut, après avoir disséqué cette dernière, comme je viens de l'indiquer, couper les insertions du muscle mylo-hyoïdien à l'os hyoïde et le renverser sur l'os maxillaire inférieur; scier ensuite ce dernier os à sa partie moyenne, ou de chaque côté, à trois lignes environ de sa symphyse; écarter l'une de l'autre les parties latérales de son corps; entraîner la langue hors de la bouche et la fixer par le moyen d'une érigne accrochée sur le front. On terminera cette préparation en enlevant avec précaution la partie externe du bord inférieur de l'hyo-glosse, et en écartant du génioglosse, l'hyo-glosse, le stylo-glosse et le lingual.

Cette artère donne, avant de s'être engagée sous l'hyo-glosse :

A. *Plusieurs rameaux musculaires.*

B. Sous l'hyo-glosse, *d'autres rameaux musculaires innominés.*

C. Près de l'insertion du stylo-glosse à la langue, la *dorsale* de la langue (dorsalis linguæ :

*Hall.*) qui se porte en haut et en dehors vers la base de la langue et l'épiglotte.

D. Vers le bord antérieur de l'hyo-glosse deux branches, la *sublinguale* (sublingualis : *Hall.*) qui suit la partie postérieure du bord supérieur du mylo-hyoïdien ; = et la *ranine* (ranina, seu truncus profundus lingualis : *Hall.*) qui n'est que la continuation du tronc de l'artère.

### De l'Artère auriculaire postérieure (1)
### (Sabat., Boy.)

*Synonymes.* Seconde branche externe ou postérieure de la carotide externe : *Winsl.* = Auricularis posterior : *Hall.*, *Sœmmer.* = Auricularis posterior seu stylo-mastoïdea : *Murr.* = Auriculaire : *Bich.* = Auriculaire externe : *Port.* = Auriculaire postérieure : *Chauss.*

*Préparation.* On met ordinairement à découvert l'origine de l'auriculaire en préparant le tronc de la carotide externe. S'il arrivait qu'on eût coupé le tronc de cette petite artère, ou qu'on ne pût le trouver dans l'épaisseur de la parotide, il faudrait la disséquer de ses rameaux vers son origine, et pour cela renverser le pavillon de l'oreille en avant et enlever la peau qui le revêt en arrière, ainsi que celle qui recouvre les muscles voisins de l'a-

---

(1) Il faut disséquer, avant l'occipitale, l'auriculaire qui est plus superficielle.

pophyse mastoïde. On arriveroit bientôt, en suivant de haut en bas les rameaux que l'on aurait découverts par cette dissection, jusqu'au tronc de l'artère placé entre l'apophyse mastoïde et la partie postérieure du conduit auditif externe.

L'auriculaire donne plusieurs rameaux à la parotide, aux muscles situés dans son voisinage, à la peau et aux fibro-cartilages de l'oreille. Elle fournit en outre l'artère *stylo-mastoïdienne* (stylo-mastoïdea ; *Hall.*) qui pénètre dans l'oreille interne par l'aquéduc de *Fallope*, et qu'on essayera de suivre avec la gouge et le maillet, après avoir achevé de disséquer les artères de la tête.

*De l'Occipitale* (Winsl., Sabat., Boy., Bich., Port., Chauss.).

*Synonymes.* Occipitalis ; *Cowp., Heist., Hall., Murr., Sœmmer.*

*Préparation.* Cette artère naît de la partie postérieure de la carotide externe au-dessous de la parotide, et ordinairement vis-à-vis de la linguale. Pour la découvrir près de son origine, et dans son trajet entre l'apophyse mastoïde et l'apophyse transverse de la première vertèbre du cou, il faut séparer successivement de l'apophyse mastoïde et de la ligne courbe supérieure de l'occipital, l'extrémité supérieure du sterno-mastoïdien, du splénius de la tête et du petit complexus, et renverser sur la partie postérieure et supérieure du cou ces muscles disséqués proprement. On peut aussi exécuter cette partie de la préparation en coupant avec un ciseau ou avec une petite scie, la base de l'apophyse mastoïde et en la renversant, comme je viens de l'indiquer, avec les muscles qui s'y insèrent. Il faut ensuite couper la base de l'apophyse styloïde et la renverser en bas et en devant avec les muscles qui s'y attachent.

Lorsque l'occipitale s'est dégagée de dessous le splénius, elle se place sous les tégumens de la tête qu'il suffit d'enlever de dehors en dedans jusqu'à la ligne médiane, et de bas en haut jusqu'au niveau de la partie supérieure de l'oreille, pour mettre à découvert ses différens rameaux et leurs anastomoses.

L'occipitale donne des rameaux nombreux aux muscles et aux tégumens entre lesquels elle est située ou qui sont situés dans son voisinage; on peut les distinguer en ascendans, en postérieurs ou superficiels, en antérieurs ou profonds. On les suivra successivement. Quelques-uns des derniers pénètrent dans le crâne par les trous condylien postérieur, mastoïdien, pariétal, et sont assez difficiles à suivre à cause de leur ténuité; il faut employer pour les découvrir la gouge et le maillet.

*De l'Artère pharyngienne inférieure* (Sabat., Boy., Bich., Port., Chauss.).

*Synonymes.* Maxillaire inférieure : *Winsl.* =

Pharyngea seu pharyngea ascendens : *Hall.* ; *Murr.* = Pharyngea : *Sœmmer.*

*Préparation.* La pharyngienne inférieure qui naît profondément de la carotide externe à peu près au niveau de la labiale, se voit dans la plus grande partie de son étendue, entre la carotide externe et l'interne, quand on a préparé l'occipitale comme je viens de l'indiquer. Mais pour mettre à découvert les rameaux que cette artère fournit à la dure mère, à la trompe d'*Eustache*, il faut fendre la tête et le pharynx, d'avant en arrière, sur le trajet de la ligne médiane. On exécute, sans inconvénient, cette partie de la préparation après avoir disséqué la maxillaire interne et les artères du cerveau.

## *De l'Artère temporale* (Winsl., Sabat., Boy., Port., Bich., Chauss.).

*Synonymes.* Arteria temporalis : *Cowp.*, *Hall.*, *Sœmmer.* = Temporalis superficialis : *Murr.*

Les anatomistes antérieurs à ceux que je viens d'indiquer, décrivent presque tous la temporale, mais sans lui donner de dénomination.

*Préparation.* Cette artère naît en dehors de la partie supérieure de la carotide externe. Il suffit pour la découvrir, après avoir renversé la parotide comme je l'ai indiqué, d'enlever les tégumens de la tête, de bas en haut jusqu'à la ligne médiane, et d'avant en arrière depuis l'arcade orbitaire supérieure jusqu'à la partie postérieure du pariétal.

Elle donne :

A. Des rameaux à la parotide, à l'articulation de la mâchoire, au conduit auditif, au masséter.

B. La *transversale de la face* (transversalis faciei) qui passe sur le masséter.

C. La *temporale moyenne* (temporalis media seu profondior : *Hall.*) qui naît au-dessous de l'os de la pommette et traverse l'aponévrose externe du crotaphyte, immédiatement au-dessus de cet os.

D. Les *artères auriculaires antérieures.*

Elle se divise ensuite en deux branches, l'une antérieure (temporalis frontalis seu interna, seu anterior : *Hall.*); l'autre postérieure (temporalis occipitalis, seu externa, seu posterior : *Hall.*).

*De l'Artère maxillaire interne* (Winsl., Sabat., Boy., Bich., Port.).

*Synonymes.* Maxillaris interna : *Hall.*, *Murr.*, *Sœmmer.* == Gutturo-maxillaire : *Chauss.*

*Vésale,* ainsi que le fait remarquer *Columbus,* n'a point indiqué cette artère. == *Columb.*, *Riol.*, *T. Barthol.* et *Heist.* en décrivent les rameaux qui vont se rendre aux dents.

*Préparation.* Avant de commencer la préparation de cette artère, il faut ouvrir le crâne, après avoir renversé jusqu'au niveau des oreilles toutes les parties molles qui le recouvrent, et en extraire la masse encéphalique, en prenant les précautions convenables pour ne point l'endommager (1). On peut, aussitôt après avoir fait cette opération, étudier les artères du cerveau, ou ce qui vaut encore mieux, faire macérer cet organe, pour le rendre plus dur, dans une solution de sublimé, jusqu'à ce qu'on ait étudié la maxillaire interne.

Pour découvrir la maxillaire interne dans toute l'étendue de son trajet, pour suivre, depuis leur origine jusqu'à leur terminaison, les rameaux nombreux qu'elle fournit, et pour conserver sur la même pièce, avec leurs rapports principaux, cette artère et ses divisions, il faut faire plusieurs coupes à la mâchoire inférieure, à la base du crâne, à l'os maxillaire supérieur et disséquer les muscles temporal, masséter, ptérygoïdiens, d'une manière qui diffère, sous quelques rapports, de celle que j'ai décrite précédemment. Cette préparation se compose donc d'une série assez nombreuse d'opérations; je vais les indiquer dans l'ordre suivant lequel elles doivent être exécutées.

1.° Avant de scier le crâne horizontalement à la réunion de la voûte à la base, la masse encéphalique en ayant été retirée, mettez à découvert, si déjà vous ne l'avez fait, la face externe des muscles temporal et masséter, en conservant les vaisseaux

---

(1) Consultez le chapitre qui traite de la dissection du cerveau.

qui couvrent ces muscles, et coupez en travers l'aponévrose externe du temporal immédiatement au-dessus de l'arcade zygomatique.

2.° Avec une petite scie, ou bien avec un ciseau bien affilé sur lequel vous frapperez avec ménagement, coupez cette arcade à sa jonction avec la portion écailleuse de l'os temporal, et sur le trajet d'une ligne prolongée de l'angle supérieur à l'angle inférieur de l'os de la pommette.

3.° Renversez en bas et en arrière l'arcade zygomatique, et avec elle, le tiers supérieur du muscle masséter. Evitez alors de couper l'artériole que la maxillaire interne lui fournit, et qui se trouve, avec le nerf massétérin, entre le bord postérieur du tendon du crotaphyte et la partie antérieure du col du condyle de la mâchoire.

4.° Détachez de haut en bas le crotaphyte de la fosse temporale, et de la crête qui la sépare de la fosse zygomatique. Pour ne point casser ou couper les artères temporales profondes, détachez le périoste en même temps que le muscle.

5.° Divisez la mâchoire avec la scie immédiatement au-devant du bord antérieur du muscle masséter, ou bien sur le trajet de sa symphyse (1).

_____

(1) Ce dernier procédé est préférable quand on se propose de faire la préparation sans couper aucune artère. Lorsqu'on scie la mâchoire au-devant du masséter, on coupe la dentaire inférieure dans le canal qui la contient; ce petit inconvénient est compensé par la facilité avec laquelle on peut ensuite

6.° Passez le doigt indicateur de la main gauche, ou une petite plaque de bois, si le doigt ne peut y être introduit, entre la partie postérieure du col du condyle de la mâchoire et le tronc de la maxillaire interne. Repoussez en avant avec le pouce de la même main, l'artère profonde du masséter et le nerf qui lui sert de soutien, et sciez, d'arrière en avant, ce col du condyle au niveau de la partie la plus inférieure de l'échancrure sigmoïde de la branche de la mâchoire.

7.° Sciez l'apophyse coronoïde d'avant en arrière, à la même hauteur et avec autant de précaution (1).

8.° Séparez lentement, avec la main ou avec le manche d'un scalpel, la dure-mère de la surface interne des os du crâne, d'arrière en avant, depuis la crête interne de l'occipital jusqu'à celle du frontal; et de dehors en dedans, jusqu'au niveau du trou sphéno-épineux.

Sciez, ou mieux encore coupez avec un ciseau les os de la base du crâne depuis la partie anté-

---

renverser en dehors la branche de la mâchoire et disséquer la plupart des rameaux que la maxillaire interne fournit dans la première partie de son trajet.

(1) Il est convenable de ne point faire ces deux coupes lorsqu'on se propose de conserver la pièce préparée. On n'y a recours que pour rendre la préparation plus courte et plus facile. Si cependant ou les avait faites, et qu'on voulût conserver la partie, il faudrait, sa dissection étant achevée, réunir avec du fil de laiton les portions d'os séparées par la scie.

rieure de la base du rocher jusqu'au trou sous-épineux, et de l'extrémité externe des petites ailes du sphénoïde jusqu'à ce même trou. Enlevez ensuite la portion d'os comprise entre ces deux coupes, en la renversant lentement de dedans en dehors, et en coupant près de leur insertion les fibres du ptérygoïdien externe qui s'attachent à la partie interne et inférieure de la grande aile du sphénoïde.

10.° Soulevez l'apophyse coronoïde, tirez légèrement en dehors la partie supérieure de la branche de la mâchoire, et renversez la de devant en arrière jusqu'à ramener sa face interne presque directement en avant, après en avoir séparé la partie antérieure et inférieure du ptérygoïdien interne.

11.° Toutes ces préparations préliminaires étant achevées, vous apercevrez le tronc de la maxillaire interne courbé en dedans et en bas sous le col du condyle de la mâchoire, et se portant ensuite en haut, en devant et en dedans entre le temporal et le ptérygoïdien externe (1), jusque vers la partie supérieure et superficielle de la base de ce dernier muscle.

---

(1) Au-delà *du condyle*, dit M. *Buisson*, l'un des continuateurs de l'*Anatomie descriptive* de *Bichat*, *la maxillaire interne* se recourbe pour se porter directement en dedans et s'enfoncer entre les deux ptérygoïdiens. La disposition qu'indique M. *Buisson*, ne se rencontre que rarement. On doit la considérer comme une variété. *Haller, Sabatier, Boyer, Sœmmerring* et *Portal*, disent que la maxillaire interne est située

Dans cette première partie de son trajet, la maxillaire interne donne successivement la méningée moyenne (*ramus meningeus : Hall.*); la maxillaire ou dentaire inférieure (*ramus maxillaris inferior : Hall.*); la temporale profonde postérieure (*Ramus temporalis profundus exterior : Hall.*); la massétérine (*ramus ad masseterem : Hall.*); plusieurs ptérygoïdiennes (*rami pterigoïdei maxillaris : Hall.*); et souvent très-près de son origine, ainsi que l'indique *Haller*, une auriculaire profonde et une tympanique qui pénètre dans la caisse du tympan par la fissure glénoïdale.

12.º Pour découvrir la *méningée moyenne* qui monte vers le crâne entre le ptérygoïdien externe et l'interne, il faut, avec une érigne, faire tirer en dehors et en avant le premier de ces muscles, ainsi que le condyle de la mâchoire auquel il se fixe,

---

devant le ptérygoïdien externe, ou, ce qui revient au même, qu'elle est placée entre ce muscle et le temporal. Je n'aurais point parlé de cette petite erreur de M. *Buisson*, si je n'y eusse été en quelque sorte forcé par mon sujet. En effet, on sent que lorsqu'il arrive que la maxillaire interne passe entre les deux ptérygoïdiens, la manière de la préparer ne doit pas être la même que celle que j'indique dans le texte. Il faut alors la disséquer de dedans en dehors, après avoir coupé le ptérygoïdien interne en travers près de son extrémité inférieure. On pourrait encore la disséquer de dehors en dedans, comme je recommande de le faire quand elle passe devant le ptérygoïdien externe; mais pour la mettre à découvert, il faudrait, dans ce cas, enlever ce muscle presque complétement.

afin de pouvoir enlever avec plus de facilité le tissu cellulaire et quelques nerfs qui se trouvent autour du tronc de la méningée et des rameaux qu'elle fournit souvent, hors du crâne, aux os et aux muscles situés dans son voisinage. Celles des ramifications de ce tronc qui se distribuent à la dure mère n'ont besoin d'aucune préparation. Il n'en est pas de même des ramuscules qui s'en séparent pour pénétrer dans l'hiatus de *Fallope*, et dans le conduit du muscle interne du marteau ; ils sont très-difficiles à suivre dans le rocher, à moins qu'on n'opère sur un sujet très-jeune ou qu'on n'ait fait ramollir dans de l'acide nitrique affaibli un temporal injecté, pris sur un sujet adulte. Quand on fait ramollir les os par le moyen d'un acide, il faut ensuite les faire macérer pendant quelque temps dans de l'eau courante, pour enlever totalement cet acide qui altérerait les instrumens.

13.° La *dentaire inférieure* est située le long de la face interne de la mâchoire, au côté externe du grand ptérygoïdien, devant le ligament sphéno-maxillaire, derrière le nerf dentaire inférieur. Enlevez, pour découvrir ce vaisseau, le ligament qui le couvre en arrière et un peu en dedans. La dentaire donne constamment, avant de s'engager dans le canal de la mâchoire, un rameau assez considérable, que l'on voit après avoir disséqué la membrane interne de la bouche le long du bord supérieur du mylo-hyoïdien. Pour suivre la den-

taire, les artérioles nombreuses qu'elle fournit
dans le canal sous-alvéolaire et l'origine de son
rameau *mentonier* qui sort par le trou du même
nom, et va se distribuer ensuite aux muscles de la
lèvre inférieure, il faut ouvrir ce canal de dehors
en dedans. On peut le faire avec un scalpel à lame
courte, étroite et épaisse, quand le sujet est jeune;
mais il faut recourir au ciseau ou au maillet, ou bien
faire ramollir l'un des côtés de la mâchoire dans de
l'acide nitrique, quand l'ossification est achevée.

14.° La *temporale profonde postérieure*, la *massétérine* et les *ptérygoïdiennes*, se présentent après
la dentaire. Pour les découvrir, il faut renverser en
bas et en avant la partie supérieure du temporal,
et enlever avec précaution le tissu cellulaire graisseux, les veines et les petits nerfs situés dans leur
voisinage. La massétérine naît souvent du même
tronc que la temporale postérieure; si on ne peut
la trouver près de son origine, on la cherchera
plus en dehors, derrière le tendon du crotaphyte.

15.° La maxillaire interne parvenue à la partie
supérieure externe de la base du petit ptérygoïdien, s'engage entre les fibres charnues de ce
muscle, ou dans l'espace celluleux qui sépare sa
portion qui s'insère à la grande aile du sphénoïde
de celle qui se fixe à l'aile externe de l'apophyse
ptérygoïde. C'est immédiatement avant de s'enfoncer dans le ptérygoïdien externe, ou pendant
qu'elle le traverse, que la maxillaire interne donne

la temporale profonde antérieure (*ramus tempo-ralis profundus interior* : *Hall.*); la *buccale* (ra-mus buccalis : *Hall.*); l'*alvéolaire* (ramus alveo-láris : *Hall.*); la *sous-orbitaire* (ramus infraorbi-talis : *Hall.*); et dans cette portion de son trajet, elle est encore plus flexueuse que près de son ori-gine; ce qui rend sa dissection plus difficile.

16.° Pour disséquer facilement la *temporale pro-fonde antérieure* et la *buccale*, qui naissent sou-vent d'un tronc commun, il faut tirer en arrière et en bas le temporal; si on ne trouve point la buc-cale à son origine, qui est très-variable, il faudra chercher cette artère sur la partie postérieure de la face externe du buccinateur après avoir introduit dans la bouche un corps propre à distendre les joues. Lorsqu'on a trouvé l'artère sur ce muscle, il est facile de la suivre de devant en arrière jusqu'à sa naissance, en coupant et en enlevant, si cela est nécessaire, les fibres du ptérygoïdien externe qui la cachent.

17.° L'*alvéolaire* se reconnaît facilement aux flexuosités nombreuses qu'elle présente sur l'os maxillaire au-dessous de la fente sphéno-maxil-laire. Il faut enlever avec le scalpel la lame externe de cet os, pour suivre les ramifications profondes qu'elle envoie aux dents postérieures.

18.° Enlevez, avec le ciseau et le maillet, toute la paroi externe de l'orbite pour découvrir la *sous-orbitaire* dans le canal du même nom, et poursuivez-la, de devant en arrière, jusqu'à son origine ; disséquez ensuite les muscles sus-maxillaires dans lesquels sa branche superficielle se distribue ; ouvrez la partie supérieure externe du sinus de l'os maxillaire, et enlevez la table antérieure de cet os au-dessus des dents antérieures, pour mettre à découvert les divisions déliées et nombreuses de sa branche profonde.

19.° La maxillaire interne, parvenue dans le sommet de la fosse zygomatique, fournit en bas la *palatine supérieure* (ramus palatinus seu palatina superior : *Hall.*) ; en arrière, la *vidienne*, ou *ptérygoïdienne* (ramulus ductus pterygoïdei : *Hall.*) ; la *ptérygo-palatine* ou *pharyngienne supérieure* (ramus pharyngeus supremus : *Hall.*) ; enfin, elle se termine en prenant le nom de *sphéno-palatine* (nazales arteriæ : *Hall.*), et en pénétrant dans les fosses nasales par le trou sphéno-palatin.

20.° Pour mettre à découvert, près de leur origine, ces quatre derniers rameaux de la maxillaire interne, enlevez le tissu cellulaire graisseux qui occupe l'entrée du sommet de la fosse zygomatique ; emportez environ le tiers supérieur de la base du ptérygoïdien externe ; élargissez l'entrée de l'excavation dans laquelle ces quatre vaisseaux prennent naissance, en coupant avec un ciseau étroit et bien affilé la partie antérieure et supérieure de l'aile externe de l'apophyse ptérygoïde, ainsi que le bord saillant des grandes ailes du sphénoïde qui contribue à former la fente orbitaire inférieure. L'entrée du sommet de la fosse zygomatique ayant été élargie, coupez le nerf maxillaire supérieur à sa sortie du crâne, et emportez le tronc de ce nerf, ses divisions et les veines qui cachent les artères qui sont situées dans leur voisinage.

21.° Suivez le tronc de la *palatine supérieure*, et pour y parvenir ouvrez le canal palatin postérieur en devant et en dehors, dans les trois quarts supérieurs de son étendue, en coupant avec le ciseau le bord antérieur de l'aile externe de l'apophyse ptérygoïde, jusqu'au niveau de la partie supérieure de la tubérosité de l'os du palais. Vous disséquerez plus tard les divisions inférieures de ce vaisseau.

22.° Pour mettre à découvert le tronc de la *vidienne*, ouvrez le canal vidien suivant sa longueur et par sa partie supérieure, en enlevant dans l'intérieur du crâne, par couches successives, soit avec un ciseau, soit avec une gouge, la portion du sphénoïde qui est située au-dessous et en dehors de la gouttière qui contient le sinus caverneux; sciez ensuite la tête, de devant en arrière, de manière à laisser la cloison des fosses nasales, du côté de la préparation. Détachez de la surface découverte de cette cloison, la membrane qui la revêt. Coupez, avec le ciseau, le vomer ainsi que la lame perpendiculaire de l'ethmoïde le long de la voûte et du plancher des fosses nasales. Enlevez ces os avec des pinces, et observez, sur la partie membraneuse de la cloison qui reste encore en place, les artères qui s'y distribuent et qui viennent de la sphéno-palatine et de l'ethmoïdale antérieure. Coupez cette membrane le long de son bord inférieur; renversez-la de manière à laisser à découvert la paroi externe de la fosse nasale que vous ouvrez, et cherchez, au-dessus de l'extrémité postérieure du cornet moyen, le tronc ou les deux branches principales de la sphéno-palatine que vous poursuivrez, jusqu'à leurs dernières ramifications, dans la membrane pituitaire et les os qu'elle revêt.

23.° La *sphéno-palatine* étant disséquée, détachez avec précaution, de dedans en dehors, la membrane pituitaire de la face inférieure du corps du sphénoïde; vous trouverez presque toujours par ce procédé, le rameau *ptérygo-palatin* à sa sortie du canal du même nom, vers le milieu du bord supérieur de l'aile interne de l'apophyse ptérygoïde. Le tronc du vaisseau découvert, suivez ses ramifications, celles de la vidienne qui sont situées plus en dehors, ainsi que les branches supérieures de la pharyngienne inférieure, dans le pharynx et les parties voisines.

24.° Il ne reste plus pour achever la préparation de la maxillaire interne, qu'à disséquer les rameaux nombreux que la palatine fournit aux parties contenues dans la bouche. On mettra à dé-

couvert la branche principale de ce vaisseau en
divisant la membrane palatine à la réunion de la
voûte du palais avec le bord alvéolaire, depuis
l'extrémité postérieure de ce bord jusqu'au niveau
de la partie antérieure de l'articulation des os maxillaires.

*De la Carotide interne* (Winsl., Sabat., Boy.,
Bich., Port.).

*Synonymes.* Ramus grandior idemque interior
carotidis : *Vésal.* = Carotis : *Columb.* = Ramus
interior carotidis : *Riol.* = Carotis interna : *Cowp.,*
*Heist., Albin., Hall., Murr., Sœmmer.* = La
cérébrale antérieure : *Chauss.*

*Préparation.* La maxillaire interne ayant été
étudiée, enlevez la mâchoire inférieure, ses muscles élévateurs, la langue, l'os hyoïde et la portion du pharynx qui est située au-dessus du cartilage thyroïde (1). Disséquez l'artère jusqu'à la

(1) Si l'on voulait disséquer la carotide interne sur un sujet
employé spécialement pour cette préparation, au lieu d'enlever la mâchoire, on se contenterait, après avoir scié l'arcade zygomatique à ses deux extrémités, de la désarticuler du
côté correspondant à l'artère, afin de pouvoir entraîner sa
branche en avant et du côté opposé; on couperait ensuite
l'apophyse styloïde près de sa base et on la renverserait avec
les muscles qui s'y insèrent, sur la partie antérieure du cou.
Il faudrait aussi faire à la base du crâne une coupe un peu
différente de celle qu'en pratique pour la maxillaire interne.
Le premier trait de scie suivrait le bord antérieur et infé-

base du crâne, en conservant ses rapports avec
la veine jugulaire, la huitième paire, le grand sympathique. Ouvrez, avec le ciseau, le canal carotidien en dehors. Incisez la dure-mère le long de la
paroi externe du sinus caverneux (ce sinus est placé
sur les parties latérales du corps du sphénoïde).
Observez les différentes courbures que la carotide présente depuis son entrée dans le canal carotidien jusque sous l'apophyse clinoïde antérieure,
les petites branches qu'elle donne dans ce trajet,
ainsi que la disposition de plusieurs filets nerveux
qui l'accompagnent et communiquent avec le ganglion cervical supérieur du grand sympathique (1).

Après avoir traversé la dure-mère et fourni
l'ophthalmique (dont j'indiquerai bientôt la préparation), la carotide donne trois branches principales : 1.° la *communicante de Willis* (art. communicans, seu quæ circulum Willisii facit : *Hall.*),
laquelle se dirige en arrière et en dedans vers la protubérance annulaire ; 2.° *l'artère du corps calleux*
(anterior carotidis internæ ramus, sive arteria
corporis callosi : *Hall.* = La *lobaire antérieure* ;

rieur du rocher dans toute son étendue, le second s'étendrait
de l'extrémité antérieure du premier à l'extrémité externe
des apophyses d'*Ingrassias*.

(1) Après avoir disséqué cette portion de la carotide interne, préparez la portion cervicale de la vertébrale, afin
de pouvoir suivre ces deux vaisseaux en même temps dans le
cerveau.

*Chauss.*). Celle-ci se porte en devant et en dedans vers la partie postérieure du sillon qui sépare les lobes antérieurs du cerveau; 3.° enfin, la *lobaire* ou *cérébrale moyenne* (*Chauss.*) que le professeur *Boyer* nomme *branche postérieure ou externe de la carotide* (ramus posterior internæ carotidis : *Hall.*), et qui se porte en avant et en dehors entre le lobe antérieur et le lobe moyen du cerveau.

Le tronc de la carotide fournit encore dans le crâne plusieurs rameaux moins considérables aux parties situées dans son voisinage, et entre autres les artères du plexus choroïde (les *choroïdiennes*: *Chauss.*). L'élève suivra facilement ces différens vaisseaux, et les examinera d'abord à la surface du cerveau; après quoi il les poursuivra dans le tissu et dans les cavités de cet organe en se servant plutôt du manche que de la lame de son scalpel. Il observera avec soin leurs anastomoses qui sont aussi remarquables par leur nombre que par le volume des branches qui les forment.

### De l'Artère Ophthalmique (Sabat.; Boy., Bich., Port.).

*Synonymes.* Ramus ex carotide ad oculum : *Vésal., Columb.* = Rameau de la carotide externe qui passe par le trou optique : *Winsl.* = Arteria ophthalmica : *Hall., Murr., Sœmmer.* = L'orbitaire : *Chauss.*

Cette artère située d'abord au côté externe et

inférieur du nerf optique, remonte sur ce nerf, passe à son côté interne, et se porte ensuite vers l'angle interne de l'orbite.

L'ophthalmique donne dans son trajet les branches suivantes.

A. La *lacrymale* (art. lacrumalis : *Hall.*) Elle se distribue à l'abducteur de l'œil, au droit inférieur, au périoste de l'orbite, à la glande lacrymale, à l'os de la pommette, au temporal et aux paupières.

B. La *centrale de la rétine* (arteria centralis retinæ : *Hall.*) perce obliquement les enveloppes du nerf optique plus ou moins loin de la partie postérieure du globe de l'œil, va se ramifier sur la face concave de la rétine, et fournit quelques ramuscules au corps vitré, et peut-être au crystallin.

C. La *sus-orbitaire* (supra-orbitalis, seu supra-orbitaria : *Hall.*) placée dans l'orbite, entre le périoste de cette cavité et le releveur de la paupière supérieure, fournit des rameaux à ce muscle, au droit supérieur, au grand oblique, au périoste, à la sclérotique, se divise sur le front ou dans l'orbite en deux rameaux, l'un interne, l'autre externe qui donnent eux-mêmes des ramuscules nombreux.

D. Les *ciliaires* (arter. ciliares : *Hall.*); leur nombre varie de deux à six. Toutes ne naissent pas immédiatement de l'ophthalmique. Près de la partie postérieure du globe de l'œil, elles se distinguent en *courtes* ou *postérieures* (ciliar. breves vel posteriores : *Hall.* = Les uvéales : *Chauss.*), et en *ciliaires longues* (ciliares longæ : *Hall.* = Les iriennes : *Chauss.*). Les premières sont les plus nombreuses ; après s'être divisées en un grand nombre de rameaux et avoir formé un cercle autour du nerf optique, elles percent la sclérotique très-près de ce nerf et vont se distribuer à la choroïde et aux procès ciliaires. Les secondes sont ordinairement au nombre de deux ; elles traversent la sclérotique une ligne au-devant des ciliaires courtes et vont se rendre à la face antérieure de l'iris où elles forment plusieurs cercles par les anastomoses de leurs rameaux.

E Les *ciliaires antérieures* (ciliares anteriores : *Hall.*) sont encore spécialement destinées pour l'iris ; elles ne naissent pas immédiatement de l'ophthalmique, mais le plus ordinairement de ses rameaux musculaires. Leur nombre varie de six à douze ; elles donnent des ramuscules déliés à la conjonctive, à la sclérotique et percent cette membrane à quelques lignes de sa réunion avec la cornée.

F. La *musculaire inférieure* (arter. oculi inferior, sive muscularis inferior : *Hall.*), est une branche constante qui se distribue au droit inférieur, au droit externe, au petit oblique, etc.

G. La *musculaire supérieure* n'existe pas constamment, elle se trouve très-souvent remplacée par plusieurs rameaux qui se rendent dans le droit supérieur, le droit interne, le grand oblique de l'œil.

H. L'*ethmoïdale postérieure* (ethmoïdea posterior) ne naît pas toujours de l'ophthalmique, elle traverse le canal orbitaire interne postérieur et va se distribuer à la dure-mère.

I. L'*ethmoïdale antérieure* (ethmoïdea anterior: *Hall.*); celle-ci naît constamment de l'ophthalmique, traverse le canal orbitaire interne antérieur, se distribue à la dure-mère, et fournit pour la membrane pituitaire des ramuscules nombreux qui s'engagent dans les trous de la lame cribleuse de l'ethmoïde.

J. Les *palpébrales supérieure et inférieure* (palpebrales una aut duæ : *Hall.*), fournies par l'ophthalmique près de la poulie cartilagineuse du grand oblique, sont destinées pour les paupières et pour les parties voisines du grand angle de l'œil.

L'ophthalmique après avoir fourni les palpébrales se divise en deux branches la *frontale* (art. frontalis : *Hall.*), la nasale (art. nasalis : *Hall.*) lesquelles fournissent un grand nombre de rameaux, les uns superficiels, les autres profonds (1).

_____

(1) L'ophthalmique est une des artères qui présente le plus de variétés sous le rapport de la situation de son tronc, et surtout sous le rapport du nombre des rameaux qu'elle fournit

*Préparation* (1). Séparez de l'os frontal, jusqu'au-dessous de l'arcade orbitaire supérieure, les
tégumens, la partie antérieure de l'occipito-frontal, le surcilier, et ouvrez l'orbite par sa partie supérieure, comme je l'ai indiqué (*pag.* 114); cependant, comme il arrive quelquefois que le rameau interne de l'artère sus-orbitaire traverse le
conduit du même nom, il faudra, pour en faire
sortir ce petit vaisseau, ouvrir ce canal à sa partie
inférieure avant de scier l'arcade orbitaire.

La paroi supérieure de l'orbite étant enlevée, incisez de devant en arrière le périoste qui la tapissait;
renversez les lambeaux de cette membrane en sens
opposé ; coupez avec précaution la partie supérieure de l'aponévrose d'insertion postérieure de
l'abducteur de l'œil; tirez légèrement en haut et
en dedans le nerf optique et vous découvrirez le

et du point d'origine de ces rameaux, ce qui contribue beaucoup à rendre leur étude difficile. Je n'ai indiqué que celles
de ces variétés qui se présentent le plus souvent. On trouvera,
à ce sujet, des détails plus étendus dans le 7.e *Fascicule* de
*Haller.*

(1) On peut injecter partiellement l'ophthalmique en poussant l'injection par le tronc de la carotide interne, après avoir
lié ce vaisseau un peu au-dessus de l'ophthalmique; mais on
réussit en général beaucoup mieux en injectant par le tronc
de la carotide primitive, parce que l'injection pénètre alors
dans les artères orbitaires par leur tronc principal et par leurs
branches qui s'anastomosent avec les artères de la face.

tronc de l'ophthalmique, ainsi que l'origine de la lacrymale que vous suivrez facilement en faisant tirer en devant la glande du même nom, pendant qu'avec un scalpel étroit vous isolerez le vaisseau du tissu cellulaire graisseux qui l'environne. Faites ensuite tirer la glande en dedans, afin de pouvoir disséquer avec plus de facilité le rameau de la lacrymale qui se distribue au périoste de l'orbite et celui qui traverse l'os de la pommette; terminez la préparation de cette artère, en mettant à découvert les branches qu'elle fournit aux paupières. Après avoir disséqué et étudié l'artère lacrymale; séparez avec le ciseau la paroi externe de l'orbite de la paroi inférieure de cette cavité, pour procéder plus commodément à la préparation des autres branches de l'ophthalmique.

Cette préparation doit être faite en deux temps: dans le premier, on enlèvera exactement tout le tissu cellulaire contenu dans l'intérieur de l'orbite; on suivra, jusqu'à leurs dernières ramifications, la *sus-orbitaire*, les *musculaires*, les *éthmoïdales*, les *palpébrales*, la *nasale*, la *frontale*; on mettra à découvert la centrale de la rétine jusqu'à son entrée dans le nerf optique, et les *ciliaires* jusqu'à l'endroit où elles percent la sclérotique. Les pinces ordinaires suffiront pour ouvrir les canaux orbitaires internes. Il faudrait scier la base du crâne de devant en arrière, si on ne l'avait point encore fait, pour voir la branche que l'ethmoïdale antérieure donne à la membrane pituitaire.

Cette dissection étant achevée, consultez la table d'origine et de distribution des branches de l'ophthalmique pour reconnaître chacune d'elles, et étudiez toutes celles qui seront apparentes.

Dans le second temps de la préparation, il faudra mettre à découvert les artères contenues dans l'œil. Pour y parvenir coupez les muscles moteurs de cet organe près de leur insertion antérieure; conservez le plus de longueur possible aux artères ciliaires, en dehors de la sclérotique; enlevez ensuite l'œil et avec lui le nerf optique, et placez-les dans un vase large et peu profond rempli d'eau limpide; fendez avec des ciseaux très-fins la sclérotique depuis la cornée jusqu'au nerf optique, incisez-la ensuite près de son union avec la cornée afin de pouvoir l'étendre : vous apercevrez alors, en arrière, la portion des ciliaires courtes qui est située entre la sclérotique et la choroïde, et en avant, les ciliaires longues, les ciliaires antérieures et le cercle ciliaire. Coupez ensuite la cornée transparente près de sa réunion avec la sclérotique, afin de voir les artères de l'iris qui proviennent des ciliaires longues et des ciliaires antérieures; incisez, d'avant en arrière, la choroïde, écartez-la de la rétine, et vous découvrirez la terminaison des ciliaires postérieures.

Incisez la rétine de la même manière, écartez-la

avec beaucoup de précaution du corps vitré, et vous apercevrez ses petites artères dont vous suivrez le tronc dans le nerf optique après en avoir fendu les enveloppes membraneuses.

*De la Sous-Clavière* (Winsl., Sabat., Boy., Bich., Port., etc.).

*Synonymes.* Arteria subclavia ; *Vésal,, Riol., Cowp., Heist., Hall., Murr., Sœmmer.*, etc. = Axillaris: *Columb.* = Truncus subclavius : *T. Barthol.* = *Portion* sous-clavière du *tronc brachial : Chauss.*

*Limites.* La droite naît du tronc brachio-céphalique; la gauche de la crosse de l'aorte; toutes deux se terminent, en se continuant avec l'axillaire, sur la face supérieure de la première côte, entre les deux scalènes.

Chaque sous-clavière donne supérieurement *la vertébrale* et *la tyroïdienne inférieure;* en dehors, *la cervicale transverse* et *la scapulaire inférieure;* inférieurement, *la mammaire interne, l'intercostale supérieure, la cervicale profonde,* et plusieurs rameaux qui n'ont point reçu de noms particuliers.

*Préparation du tronc de la sous-clavière.*

L'ouverture que l'on a faite à la poitrine pour disséquer la crosse de l'aorte et le tronc brachio-céphalique (*pag.* 317), a mis aussi à découvert la partie inférieure des sous-clavières. Découvrez leur portion supérieure en renversant en haut l'extrémité inférieure des muscles sterno-hyoï- diens, sterno-thyroïdiens, sterno-mastoïdiens. Sé- parez ensuite de la clavicule la moitié du bord supérieur du grand pectoral; détruisez aussi les attaches internes de ce muscle et renversez-en la portion détachée sur la mamelle; coupez le sous- clavier le long de son insertion à la première côte, et faites tirer l'extrémité sternale de la clavicule en avant, afin de pouvoir disséquer la partie infé- rieure des scalènes, et enlever le tissu cellulaire abondant qui environne les sous-clavières et l'ori- gine de leurs branches.

*La Vertébrale* (Winsl., Sabat., Boy., Bich., Port.).

*Synonymes.* Ramus per transversos cervicis ver- tebrarum processus : *Vésal., Columb.* = Verte- bralis seu cervicalis : *T. Barthol.* = Vertebralis : *Cowp., Heist., Hall., Murr., Sœmmer.* = Céré- brale postérieure : *Chauss.*

Cette artère est de toutes les branches de la sous- clavière la plus difficile à préparer. Située, près de son origine, entre le scalène antérieur et le long du cou, elle remonte jusqu'à l'occipital en traver- sant ordinairement les trous des apophyses trans- verses des six premières vertèbres cervicales; cette artère pénètre ensuite dans le crâne derrière le condyle de l'occipital, et se termine au niveau de la partie postérieure de la protubérance annulaire en s'anastomosant avec celle du côté opposé, pour donner naissance au tronc basilaire.

Avant d'ouvrir l'espèce de canal osseux que cette artère traverse en s'avançant vers la tête, il faut disséquer proprement la portion cervicale du trapèze, le splénius de la tête, les deux complexus, et les renverser sur la partie opposée du cou, en ménageant, autant que possible, les artères qu'ils reçoivent de différens troncs. Il faut aussi disséquer les muscles qui s'attachent aux apophyses transverses et les laisser en place. On disséquera encore les muscles droits postérieurs et obliques de la tête, et on renversera le grand droit et l'oblique supérieur sur l'occipital. Cela fait, on enlevera les inter-transversaires cervicaux antérieurs, et on coupera avec un petit ciseau ou avec une gouge la partie antérieure des apophyses transverses jusqu'à la troisième vertèbre cervicale inclusivement, et la partie externe des apophyses transverses de l'axis et de l'atlas.

La vertébrale donne dans son trajet, le long du cou, de nombreux rameaux musculaires et des rameaux qui pénètrent dans le canal vertébral. On ne disséquera ces derniers qu'avec les autres artères de la moëlle de l'épine, après avoir vu toutes les artères du tronc (1).

_____

(1) La manière de procéder à l'ouverture du canal vertébral

La vertébrale, en pénétrant dans le crâne, fournit des rameaux à la *dure-mère* (rami meningei posteriores : *Hall.* = L'occipito-méningienne : *Chauss.*)

Parvenue dans le crâne, elle donne, avant de s'anastomoser avec la vertébrale du côté opposé, plusieurs petits rameaux qui n'ont pas reçu de noms et de plus les trois branches suivantes.

A. La *spinale postérieure* (art. spinalis posterior : *Hall.* = Médiane postérieure du rachis : *Chauss.*), est une branche rétrograde qui se porte sur la face postérieure de la moelle.

B. L'*artère inférieure du cervelet* (art. infer. cerebelli : *Hall.* = Grande cérébelleuse inférieure : *Chauss.*)

C. La *spinale antérieure* (spinal. anter. : *Hall.* = Médiane antérieure du rachis : *Chauss.*)

D. Le *tronc basilaire* (art. basilaris aut cervicalis : *Hall.* = Artère méso-céphalique : *Chauss.*) formé par la réunion des deux vertébrales, donne sous la protubérance annulaire plusieurs rameaux transverses, et souvent une petite *cérébelleuse inférieure* (*Chauss.*) Ce tronc se termine en donnant naissance de chaque côté à l'*artère supérieure du cervelet* (art. superior cerebelli : *Hall.* = Cérébelleuse supérieure : *Chauss.*), et à l'*artère postérieure*

sera exposée à l'article de la préparation de la moelle de l'épine.

*du cerveau* (art. profunda cerebri : *Hall.* = Lobaire postérieure du cerveau : *Chauss.*) qui s'anastomose avec la carotide interne.

*La thyroïdienne inférieure* (Sabat., Boy., Bich., Port., Chauss.).

*Synonymes.* Artère trachéale : *Winsl.* = Thyreoïdea inferior : *Hall.*, *Sœmmer.* = Thyroïdea inferior, seu cervicalis anterior : *Murr.*

Cette artère se trouve à découvert quand on a disséqué le tronc de la sous-clavière, comme je l'ai indiqué. Elle donne, avant de parvenir au corps thyroïde, des rameaux aux muscles du cou, à l'œsophage, à la trachée-artère, aux glandes, aux ganglions nerveux, etc.

*La Scapulaire supérieure* (Boy., Bich., Port.).

*Synonymes.* Scapulaire externe : *Winsl.* = Scapularis superior : *Hall.* = Ramus superspinalis ex thyroïdea inferiore : *Murr.* = Arteria scapularis superficiei propior : *Sœmmer.* = La transversale de l'épaule : *Sabat.*

Cette artère naît assez souvent de la thyroïdienne inférieure ou d'un tronc qui lui est commun avec la cervicale transverse; mais on la trouve toujours sous la partie postérieure de la clavicule; elle passe ensuite sur le bord supérieur de l'omoplate et s'enfonce entre la face dorsale de cet os et les muscles qui s'y insèrent.

Pour découvrir ce vaisseau et ses rameaux nombreux, séparez le trapèze de la clavicule et de l'omoplate, et renversez-le vers le dos sans casser les branches artérielles qu'il reçoit de la scapulaire supérieure et de la cervicale transverse ; disséquez les muscles huméro - scapulaires externes ou postérieurs, coupez-les ensuite en travers près de l'angle antérieur de l'omoplate, et renversez avec précaution leurs lambeaux en sens opposé.

### La Cervicale transverse (Boy., Port.).

*Synonymes.* Cervicalis superior sive superficialis : *Hall.* = Transversalis colli : *Murr.* = Arteria scapularis superior, *vel* transversa, *vel* cervicalis superficialis : *Sœmmer.* = Cervicale superficielle : *Sabat.* = Cervico-scapulaire : *Chauss.* (1).

Le lieu d'origine de cette artère varie ; mais on rencontre constamment son tronc à quelque distance de la scapulaire supérieure qu'elle surpasse en grosseur, et au-dessus de laquelle elle est située. La cervicale transverse, parvenue près de l'angulaire, a déjà fourni un grand nombre de rameaux ; mais là elle se divise en deux branches, l'une supérieure plus petite, l'autre inférieure plus grosse ; celle-ci s'enfonce sous l'angulaire et le rhomboïde, et descend le long du bord spinal de l'omo-

---

(1) *Winslow* ne parle point de cette artère.

plate. Le trapèze ayant été renversé vers le dos, il faut encore soulever l'angulaire, couper le rhomboïde en travers à sa partie moyenne, et écarter ses lambeaux pour suivre cette branche inférieure et profonde. Les rameaux supérieurs de la cervicale transverse ont dû en grande partie être disséqués pendant la préparation de la scapulaire supérieure.

## La Mammaire interne (Winsl., Sabat., Boy., Port.).

*Synonymes.* Ramus sub latere pectoris : *Vésal.* = Duæ arteriæ parvæ, quæ sub sterno convertuntur : *Columb.* = Mammariæ : *Cowp., Barth., Hall.* = Mammaria interna : *Murr.* = Thoracique interne : *Bich.* = La sous-sternale : *Chauss.*

Elle descend obliquement en dedans depuis la partie antérieure et inférieure de la sous-clavière jusqu'à la partie postérieure du cartilage de la troisième côte ; mais depuis là jusqu'au diaphragme elle se dévie légèrement en dehors et se divise au-dessus de ce muscle en deux branches, l'une externe (ram. musculoso-phrenicus : *Hall.*); l'autre interne (ram. abdominalis mammariæ : *Hall.*), qui toutes deux deviennent abdominales. Depuis son origine jusqu'à sa division en deux branches, la mammaire interne donne des rameaux aux muscles et aux glandes du cou, au thymus, au médiastin, au péricarde, à l'œsophage, au triangulaire du sternum ; elle fournit dans chaque espace

inter-costal des rameaux musculo-cutanés externes et internes; elle donne aussi, constamment, une
diaphragmatique supérieure (*ram.* comes nervi
phrenici : *Hall.*), et une artériole qui fournit plusieurs ramifications derrière l'appendice xyphoïde
et descend souvent derrière la ligne blanche jusqu'à l'ombilic.

Il faut commencer par disséquer la mammaire
interne de l'extérieur à l'intérieur (1), et mettre
ensuite à découvert ses rameaux profonds en ouvrant la poitrine.

*Haller* (2) a représenté ce vaisseau vu par sa
partie antérieure; la clavicule sciée en-dedans du
deltoïde; la portion interne de cet os, la peau, les
deux muscles pectoraux antérieurs enlevés; les
muscles inter-costaux séparés des côtes; la plèvre
à nu; l'oblique externe et l'oblique interne de l'abdomen disséqués et renversés en dehors; le muscle droit disséqué et laissé en place entre le cartilage de la 7.ᵉ côte et le pubis.

Après avoir imité cette préparation, achevez de
séparer du sternum les cartilages des côtes droites;

_____

(1) Il ne faut disséquer la mammaire interne et l'inter-
costale supérieure qu'après avoir étudié les artères thoraciques fournies par l'axillaire ; et quand on aura suivi, pour
mettre à découvert la crosse de l'aorte, le procédé que j'ai indiqué, la mammaire interne du côté gauche sera restée intacte: c'est elle qu'il faudra préparer.

(2) Fasc. VI, tab. 1.

sciez les côtes gauches en travers vers le milieu de leur longueur, et renversez vers l'abdomen le lambeau formé par le sternum et les côtes qui y sont encore unies (1).

*L'intercostale supérieure* (Winsl., Sabat., Boy., Bich., Port., Chauss.).

*Synonymes.* Ramus *ad intervalla* supériorum costarum : *Vésal., Columb.* = Intercostalis superior : *T. Barth., Heist., Hall., Sœmmer., Murr.*

L'intercostale supérieure s'étend de la partie postérieure et inférieure de la sous-clavière aux deux ou trois premiers espaces inter-costaux dans chacun desquels elle fournit deux rameaux principaux, l'un postérieur, *musculo-rachidien*; l'autre externe, qui donne des ramifications aux muscles inter-costaux et aux parties contenues supérieurement dans la partie profonde et médiane de la poitrine.

Voyez pour la préparation de ce vaisseau, l'article où j'ai indiqué celle des inter-costales inférieures.

*La Cervicale profonde* (Sabat., Boy., Bich.).

*Synonymes.* Branche postérieure de l'artère cervicale : *Winsl.* = Cervicalis profunda seu poste-

---

(1) La poitrine étant ouverte, procédez aussitôt à la dissection des artères fournies par l'aorte thoracique.

rior : *Hall., Murr., Sœmmer.* = Trachelo-cervi-
cale : *Chauss.* = *Vésal., Columb., Riol.,* etc. ne
la décrivent point.

Ce vaisseau ne naît pas toujours immédiatement
de la sous-clavière ; il s'engage entre l'apophyse
transverse de la dernière vertèbre du cou et celle
de la première vertèbre du dos, puis il remonte
entre le grand complexus et le transversaire épineux. Il suffit de renverser le premier de ces muscles sur la colonne vertébrale pour découvrir cette
artère dans son trajet le long de la partie postérieure du cou.

*De l'Artère axillaire* (Winsl., Sabat., Boy.,
Bich., Port.).

*Synonymes.* Art. axillaris : *T. Barth., Heist.,
Hall., Murr., Sœmmer.* = La portion axillaire du
*tronc brachial : Chauss.*

Cette artère s'étend de la face supérieure de la
première côte jusqu'au niveau du bord inférieur
du tendon du très-large du dos. Elle fournit successivement les artères suivantes.

A. *L'Acromiale* (Boy., Bich., Port.).

*Synonymes.* L'une des branches de l'artère thorachique supérieure : *Winsl.* = Acromialis, *vulgò*
thoracica humeraria : *Hall., Murr., Sœmmer.* =
Thorachique humérale : *Sabat.* = La troisième
des thorachiques : *Chauss.*

**B.** *La Thorachique supérieure* (Winsl., Sabat.; Boy. ).

*Synonymes.* Thoracica prima : *Hall.* = Thoracica externa suprema, sive prima, sive minor, sive mammaria externa : *Sœmmer.* = Thoracica suprema : *Murr.* La thoracique externe supérieure : *Bich.* = La *première* ou *supérieure* des thoraciques : *Chauss.*

**C.** *La Thorachique inférieure* ( Winsl., Boy.).

*Synonymes.* Thoracica altera longior, sive major : *Hall.* = Thoracica longior, sive thoracica superior, sive mammaria externa : *Murr.* = Art. thoracica, *sive* mammaria externa longior, *sive* secunda, *sive* superior : *Sœmmer.* = Thorachique longue : *Sabat.* = Thoracique externe inférieure : *Bich.* = L'une des thorachiques moyennes : *Port.* = La deuxième des thoraciques : *Chauss.*

**D.** *La Scapulaire commune* (Boy.).

*Synonymes.* Il faut rapporter à ce vaisseau la thorachique inférieure et la scapulaire interne de *Winsl.* = Scapularis inferior aut infra-scapularis : *Hall., Murr., Sœmmer.* = La sous-scapulaire inférieure : *Sabat.* = La scapulaire inférieure : *Bich.* = L'une des sous-scapulaires : *Port.* = La sous-scapulaire : *Chauss.*

Il faut considérer comme une variété de cette artère celle que les auteurs ont nommée *arteria thoracica profunda, sive quarta, sive alaris, sive axillaris glandulosa,* ou *sous-scapulaire supérieure.*

E. *La Circonflexe postérieure* (Sabat., Boy., Bich., Port.).

*Synonymes.* Art. Humerale : *Winsl.* = Circum flexa posterior : *Hall., Murr.* = Arteria circumflexa humeri postica : *Sœmmer.* = L'*une des* scapulo-humérales : *Chauss.*

F. *La Circonflexe antérieure* (Sabat., Boy., Bich., Port.).

*Winsl.* ne lui donne pas de nom. = Circumflexa anterior : *Hall., Murr.* = Circumflexa humeri antica : *Sœmmer.* = L'une des scapulo-humérales : *Chauss.*

G. Plusieurs petits rameaux moins considérables qui n'ont pas reçu de noms particuliers.

*Préparation.* Mettez à découvert le grand pectoral ; séparez son bord supérieur de la clavicule ; coupez ce muscle de haut en bas vers sa partie moyenne, et renversez ses deux lambeaux en sens opposé. Disséquez en renversant ces lambeaux : 1.° la *thoracique supérieure* dont les branches principales sont situées entre les deux pectoraux ; 2.° l'*acromiale* qui croise le petit pectoral vers son extrémité supérieure et se divise près du deltoïde en deux branches, l'une transversale, l'autre des-

cendante; 3.º la *thoracique inférieure* qui est située
plus bas et plus en dehors entre le grand pectoral
et le grand dentelé, et qui, ainsi que la thoracique
supérieure, est assez souvent double. Ces trois
branches et leurs rameaux nombreux ayant été
débarrassés du tissu cellulaire qui les environne,
tirez l'extrémité sternale de la clavicule en avant
afin de pouvoir découvrir l'axillaire derrière cet
os; soulevez cette même extrémité de la clavicule,
et tirez-la en arrière pour disséquer le muscle sous-
clavier et la portion de l'axillaire qui lui correspond; coupez ensuite en travers le petit pectoral
au-dessous de son tiers supérieur, et écartez légèrement ses lambeaux; disséquez l'artère sous ce
muscle, et continuez de la découvrir jusqu'au dessous des tendons du grand dorsal, du grand pectoral, après avoir fait écarter le bras du corps pour
opérer avec plus de facilité. En disséquant ainsi
l'axillaire on rencontre l'origine de la *scapulaire
commune* vis-à-vis du bord inférieur du tendon
du sous-scapulaire, et un peu plus bas celle des
artères circonflexes.

La *scapulaire commune* descend d'abord sur le
bord axillaire du sous-scapulaire, et donne, dans
cette partie de son trajet, des rameaux axillaires
assez nombreux. Elle se divise ensuite en deux
branches; l'une est supérieure et transversale, c'est
la *scapulaire externe*; l'autre continue de se porter
en bas, c'est la *scapulaire inférieure.*

Pour mettre à découvert la *scapulaire externe* qui se contourne sur le bord axillaire de l'omoplate, et sous la longue portion du triceps brachial pour gagner la fosse sous-épineuse, enlevez la peau qui recouvre le deltoïde, séparez ce muscle de l'épine de l'omoplate, et renversez en bas et en dedans sa partie supérieure externe. Disséquez la partie supérieure du grand dorsal, le grand rond, la partie supérieure du triceps brachial, et mettez enfin à découvert, si déjà vous ne l'avez fait, les muscles postérieurs de l'épaule, après quoi vous les couperez en travers avec précaution près de l'angle antérieur de l'omoplate afin de pouvoir les écarter de cet os.

Il suffit d'écarter le grand dorsal du grand dentelé pour trouver facilement la branche *scapulaire inférieure*.

Après avoir disséqué et étudié le tronc de l'axillaire, ses branches thoraciques et axillaires, vous pourrez, pour préparer plus commodément les *circonflexes*, séparer sans inconvénient l'épaule du tronc.

Ces artères embrassent l'humérus au-dessous de ses tubérosités; isolez-les, près de leur origine, du tissu cellulaire qui les environne; achevez ensuite d'abaisser le deltoïde, ou bien coupez-le en travers à sa partie moyenne, et renversez ses lambeaux en sens opposé pour mettre ces vaisseaux à découvert dans le reste de leur étendue.

*De l'Artère Brachiale* (Winsl., Boy., Bich., Port.).

*Synonymes.* Arteria in brachium excurrens : *Vésal.* == Reliquum ex axillari brachium accedens : *T. Barthol.* == Truncus arteriæ brachii : *Cowp.* == Brachialis : *Heist.* == Humeraria : *Hall.* Humeraria, sive brachialis : *Murr.*, *Sœmmer.* == Humérale : *Sabat.*, *Chauss.*

*Columbus* indique ce vaisseau sans lui donner de nom particulier.

*Limites.* L'*humérale* s'étend de la partie inférieure de l'aisselle à la partie supérieure et antérieure de l'avant-bras.

Branches : 

A. La *collatérale supérieure* ou *externe* (profunda humeri, sive collateralis magna : *Hall.*, *Murr.* == La grande musculaire du bras : *Chauss.*) Elle naît au-dessous du grand rond, de la partie interne de l'humérale, s'engage entre les trois portions du triceps, et s'étend jusqu'à la partie inférieure externe du bras.

B. Les *collatérales inférieures* (ramus anastomoticus.... fere ab ipso ortu multifidus : *Hall.* == Les collatérales du coude : *Chauss.*); l'humérale les fournit à quelque distance de l'articulation huméro-cubitale; elles descendent vers la partie supérieure de l'avant-bras, et s'anastomosent, ainsi que la précédente, avec les artères de ce membre.

C. Plusieurs petites artères musculaires, cutanées, nutricières de l'humérus. Ce sont les petites
musculaires du bras et les médullaires de l'humérus du professeur *Chaussier*.

*Dissection.* 1.° Incisez la peau et le tissu cellulaire sous-cutané, parallèlement au bord interne
du muscle biceps, depuis l'aisselle jusqu'au niveau
de la partie supérieure de l'intervalle inter-osseux
de l'avant-bras, et enlevez les lambeaux des tégumens, en observant la disposition des artérioles
qu'ils reçoivent.

2.° Incisez et disséquez de la même manière
l'aponévrose brachiale et la partie supérieure de
l'aponévrose anti-brachiale, sans enlever les veines superficielles avec lesquelles ces aponévroses
se trouvent en rapport.

3.° Le tronc de la brachiale étant découvert,
suivez chacune de ses branches et leurs divisions
musculaires et anastomotiques dans les interstices
et dans l'épaisseur des muscles du bras.

4.° Quant aux artères nutricières de l'humérus,
vous ne vous occuperez de les suivre, ainsi que
les autres vaisseaux du même genre, qu'après avoir
disséqué toutes les artères des parties molles. Pour
ouvrir le canal médullaire, suivant sa longueur,
vous pourrez vous servir de la gouge ou de la scie,
ou bien faire macérer l'os pendant quelque temps
dans de l'acide nitrique affoibli, afin de pouvoir
l'entamer ensuite avec le scalpel.

*L'artère humérale* donne, en se terminant, la *radiale* et la *cubitale*.

*De l'Artère Radiale* (Winsl., Sabat., Boy., Bich., Port., Chauss.).

*Synonymes.* Arteriæ brachium petentis ramus, radio exporrectus : *Vésal.* = Ramus tendens radium versus juxta ejus deductum : *Columb.* = Superior *axillaris* ramus per brachium ad carpum dispersus : *T. Barth.* = Arteria externa cubiti : *Cowp.* = Radiæa : *Heist.* = Radialis : *Hall., Murr., Sœmmer.*

*Limites.* Cette artère s'étend d'abord depuis la partie supérieure, médiane et antérieure de l'avant-bras jusqu'à la partie antérieure, inférieure, externe du radius; de là elle se porte en bas, en dehors et en arrière vers l'extrémité supérieure de l'intervalle qui sépare les deux premiers os du métacarpe (1); enfin, elle s'enfonce dans la paume de la main où elle forme *l'arcade* ou *la crosse palmaire profonde ou radiale* (*arcus transversalis volaris profundus, sive arcus profundæ volæ, sive arcus profundus volæ : Hall.* = *Petite arcade palmaire* : *Chauss.*) qui se termine en s'anastomosant avec *l'arcade palmaire cubitale.*

La radiale donne plusieurs branches qui ont reçu des noms particuliers et en outre un grand

---

(1) Cette seconde partie de la radiale est désignée par M. *Chaussier* sous le nom d'artère *radio-sus-palmaire.*

nombre de rameaux sans nom, moins constans ou moins volumineux, qu'il ne faut pas moins pour cela disséquer avec soin jusqu'à leurs dernières ramifications (1).

### Dissection de la Radiale et indication succincte de ses branches.

Incisez la peau et l'aponévrose anti-brachiale, depuis la partie supérieure, antérieure et médiane de l'avant-bras, jusqu'à la partie supérieure et interne de l'éminence *Thénar*; renversez ces deux membranes sur la face postérieure du radius; soulevez le long supinateur de dedans en dehors; alors le tronc de l'artère radiale sera découvert dans la première partie de son trajet, et vous trouverez facilement les branches suivantes:

1.º La *récurrente radiale* ( recurrens radialis: *Hall.* = La récurrente de l'épicondyle : *Chauss.*) elle naît de la partie supérieure de la radiale et remonte vers le bras entre le long supinateur, le court supinateur et le brachial antérieur.

2.º Plusieurs rameaux *radio-musculaires*; leur origine est variable.

3.º La *radio-carpienne transversale palmaire*(2).

_____

(1) Ces rameaux qui n'ont pas reçu de noms particuliers, sont les *radio-musculaires* du professeur *Chaussier.*

(2) La plupart des anatomistes modernes ont décrit cette

Cette branche plus ou moins volumineuse est parallèle au bord inférieur du carré pronateur; elle fournit plusieurs ramuscules qui descendent sur la face palmaire du carpe. Après avoir disséqué ces branches, enlevez avec précaution les tégumens qui couvrent les muscles de l'éminence *Thénar* et la face dorsale du carpe, du métacarpe et des phalanges; soulevez les tendons qui passent sur ces parties, ou bien renversez-les de haut en bas après les avoir coupés vers la partie inférieure de l'avant-bras; vous verrez alors :

A. La portion *radio-sus-palmaire* de la radiale.

B. L'artère *superficielle externe de la paume de la main* (ram. superficialis volæ radialis : *Hall.* = La *radio-palmaire : Chauss.*) elle passe au-devant du ligament annulaire antérieur du carpe pour gagner la partie supérieure externe de la paume de la main.

C. La *dorsale externe du pouce* (dorsalis pollicis radialis : *Hall.* = La sus-métacarpienne du pouce : *Chauss.*).

D. La *dorsale interne du pouce* (arteria dorsalis pollicis ulnaris : *Hall.*).

E. La *dorsale du carpe* (dorsalis carpi : *Hall.*

---

petite artère, sans lui donner de nom. Je ne lui en donne un que pour n'être point obligé d'employer une longue phrase pour la désigner.

= La sus-carpienne : *Chauss.*). Cette artère fournit les *inter-osseuses métacarpiennes dorsales.*

F. L'*inter-osseuse dorsale de l'indicateur* (inter ossea indicis major, sive radia lis : *Hall.* = L'une des digitales de l'index : *Chauss.*).

Pour mettre à découvert l'arcade palmaire profonde, dernière portion de la radiale (1), il faut couper en travers les tendons des muscles fléchisseurs des doigts vers la partie supérieure de la main et les renverser de haut en bas ; on isolera ensuite les uns des autres les muscles de la paume de la main, ceux des éminences *thénar* et *hypothénar* et l'on disséquera successivement :

1.° L'*artère principale du pouce* (arteria princeps pollicis, sive art. pollicaris : *Hall.*) placée entre le court fléchisseur du pouce et le premier os du métacarpe, et se divisant en deux branches près de l'extrémité inférieure de cet os.

2.° Les *inter-osseuses palmaires,* dont le nombre varie de trois à sept (inter-osseæ volares : *Hall.*). Elles naissent de la convexité de l'arcade radiale et donnent dans leur trajet des *inter-osseuses moyennes* et *des perforantes inférieures*;

3.° Les *trois perforantes supérieures* (perforan-

_____

(1) On ne disséquera l'arcade palmaire profonde qu'après avoir préparé l'arcade palmaire superficielle formée par l'artère cubitale.

tes superiores : *Hall.*), elles s'engagent entre les extrémités supérieures des os du métacarpe.

4.° Les *carpiennes palmaires ascendantes* (arter. retrogradæ, ex arcu profundo : *Hall.*), elles prennent naissance de la concavité de l'arcade radiale.

L'artère radiale, dans son trajet dans la paume de la main, présente, sous le rapport du nombre et du volume des rameaux qu'elle fournit, des variétés que je n'indiquerai point, parce qu'elles n'exigent pas un mode de préparation différent de celui que je viens de décrire.

*De l'Artère Cubitale* (Winsl., Sabat., Boy., Bich., Port., Chaüss.).

*Synonymes.* Ramus ulnæ exporrectus : *Vésal.* = Trunci axillaris reliquum cubiti longitudinem *sequens : Columb.* = Inferior axillaris ramus itidem, *ut superior ejus,* ad manum abiens : *T. Barth.* = Cubitæa : *Heist.* = Ulnaris seu cubitalis : *Hall.,* *Sœmmer.* = Cubitalis arteria : *Murr.*

*Limites.* La cubitale prend naissance, comme la radiale, au niveau de la partie supérieure de l'intervalle inter-osseux de l'avant-bras; située dans le tiers supérieur de son trajet au-devant de cet intervalle, elle se place, plus bas, au-devant du cubitus jusqu'à la partie inférieure de cet os; plus bas encore, elle passe devant le ligament annulaire du carpe (1) et va former, sous l'aponévrose de la paume de la main, *l'arcade palmaire superficielle ou cubitale (arcus superficialis volæ : Hall.* = *Grande arcade palmaire : Chauss.*).

*Dissection de la Cubitale et de ses branches.*

Disséquez de dehors en dedans les tégumens et l'aponévrose qui couvrent les muscles antérieurs et internes de l'avant-bras. Disséquez également le faisceau charnu formé par le rond pronatur, le radial antérieur, le palmaire grêle, le fléchisseur sublime ; soulevez ces muscles après les avoir disséqués, coupez-les en travers à quelque distance de l'insertion inférieure du rond pronateur, et renversez-les de dehors en dedans, en conservant leurs artérioles. Lorsqu'après cela vous aurez enlevé soigneusement le tissu cellulaire graisseux qui environne l'origine de la cubitale, celui qui occupe l'intervalle qui sépare le profond du long fléchisseur du pouce, vous apercevrez :

1.º Le *tronc de la cubitale* jusqu'à la partie inférieure du cubitus.

2.º La *récurrente cubitale antérieure* (recurrens ulnaris sive cubitalis : *Hall.* = L'une des récurrentes de l'épitroklée : *Chauss.*). Elle naît de la

---

(1) La portion inférieure de la cubitale est l'artère *cubito-palmaire* de M. *Chaussier.*

partie supérieure interne de la cubitale et remonte entre le rond pronateur et le brachial antérieur.

3.º La *récurrente cubitale postérieure* (ramus recurrentis ulnaris profundus : *Hall.* = L'une des récurrentes de l'épitroklée : *Chauss.*). Elle naît immédiatement de la cubitale ou du même tronc que la précédente; vous la suivrez de bas en haut derrière le rond pronateur, entre l'olécrâne et la tubérosité interne de l'humérus.

4.º Le *tronc commun des inter-osseuses* (inter-ossea perforans posterior suprema et inter-ossea anterior communis (1) : *Hall.* = Les inter-osseuses : *Chauss.*).

Quand ce *tronc commun* existe, il fournit l'*inter-osseuse antérieure*, et la *grande inter-osseuse postérieure.* L'*inter-osseuse antérieure* et les branches qu'elle donne sont faciles à suivre le long du

---

(1) Les inter-osseuses présentent souvent des variétés sous le rapport de leur origine. Il arrive assez souvent que la cubitale fournit immédiatement la *grande inter-osseuse postérieure*. *Haller* paraît considérer cette disposition comme la plus constante, et donne à cette inter-osseuse postérieure le nom de *inter-ossea perforans posterior suprema.* L'inter-osseuse que *Haller* et *Murray* considèrent comme un tronc commun, *interossea anterior communis*, est l'*inter-osseuse antérieure* du professeur *Boyer*. Cette dernière donne au-dessus du carré pronateur un rameau qui va gagner la partie postérieure et inférieure de l'avant-bras; c'est ce rameau que *Haller* nomme *art. interossea posterior, sive dorsalis.*

nerf médian et entre les muscles long fléchisseur du pouce et fléchisseur digital profond.

Pour découvrir l'*inter-osseuse postérieure supérieure*, il faut d'abord disséquer tous les muscles postérieurs et superficiels de l'avant-bras, et les écarter les uns des autres; cette dissection étant achevée, on peut voir distinctement le tronc de l'inter-osseuse postérieure entre le court supinateur et l'extrémité supérieure du long abducteur du pouce, ainsi que ses rameaux descendans qui s'étendent jusque vers la partie inférieure de l'avant-bras. Ce tronc donne aussi, après avoir traversé le ligament inter-osseux, une branche ascendante; c'est la *récurrente radiale postérieure* (*ramus ascendens supremæ perforantis : Hall.* = *Récurrente olécrânienne : Chauss.*) que l'on trouvera entre le cubital postérieur et l'anconé, ou bien dans l'épaisseur de ce dernier.

5.° Les *cubito-musculaires:* (*Chauss.*). Ces rameaux dont le nombre et la grosseur varient, se distribuent aux muscles antérieurs et internes de l'avant-bras. L'artère nutricière du cubitus naît quelquefois de l'un de ces rameaux.

6.° La *dorsale cubitale* (dorsalis manus cubitalis : *Hall.*). Cette branche transversale gagne la partie postérieure et inférieure de l'avant-bras, à une petite distance de la partie supérieure de la main.

7.° La *cubito-carpienne transversale palmaire;* elle suit le bord inférieur du carré pronateur, der-

rière les tendons des fléchisseurs qu'il faut soulever pour la découvrir.

Toutes ces branches ayant été disséquées, enlevez avec précaution les tégumens de la paume de
la main, ceux des doigts et l'aponévrose palmaire,
suivant le procédé que j'ai indiqué (*pag.* 215 et
216), afin de mettre à découvert la crosse ou l'arcade palmaire cubitale. Cette arcade donne successivement :

A. Le *rameau cubital profond de la main* (cubitalis manus profunda : *Hall.*) que vous suivrez
entre les muscles du petit doigt jusqu'à l'arcade
radiale avec laquelle il s'anastomose.

B. Les *troncs des artères collatérales des doigts*
(arteriæ digitales : *Hall.*). Leur nombre varie de
quatre à six.

C. Plusieurs petits rameaux qui se distribuent
aux tégumens, à l'aponévrose palmaire, aux muscles superficiels de la paume de la main.

## De l'Aorte descendante (Winsl. Sabat,, Boy., Port. ).

*Synonymes.* Truncus amplior descendensque
magnæ arteriæ : *Vésal.*⹀Arteriæ magnæ truncus
major qui deorsum tendit : *Columb.* ⹀ Arteriæ
magnæ truncus descendens; *T. Barthol., Cowp.,*
*Heist.* ⹀ Aorta descendens : *Hall., Murr.* (1).

_____

(1) Le professeur *Chaussier* n'a point adopté cette division de

La plupart des auteurs modernes divisent l'aorte descendante en deux portions, l'une *supérieure* ou *thoracique;* l'autre *inférieure* ou *abdominale.* J'indiquerai successivement la manière de disséquer les deux portions de cette artère et les branches que chacune d'elles fournit.

### De la portion thoracique de l'Aorte descendante et de ses branches.

Cette portion de l'aorte correspond à la partie antérieure et gauche du corps des vertèbres dorsales. Une ligne transversale tirée au-dessous de l'origine de la sous-clavière gauche, et le diaphragme, sont les limites supérieures et inférieures de ce vaisseau.

L'aorte thoracique fournit :

A. Les artères inter-costales inférieures ou aortiques (*Sabat., Boy., Winsl., Port., Chauss., Bich.*)

*Synonymes.* Propagines ad octo inferiorum costarum intervalla protensæ : *Vésal.* = E parte posteriore trunci inferioris arteriæ costarum intervallis dicatæ : *Columb.* = Inter-costales inferiores : *T. Barth., Heist., Murr.* = Arter. inter-costales :

---

l'aorte en ascendante et en descendante; il énumère les branches que cette artère fournit: 1.º à sa sortie du cœur; 2.º à sa courbure sous-sternale; 3.º à son trajet dans le thorax; 4.º à son trajet dans l'abdomen; 5.º à sa bifurcation.

*Cowp.* = Arter. inter-costales aorticæ : *Hall.,* *Sœmmer.*

B. Les *artères bronchiales* : *Winsl., Sabat.,* *Boy.* = Arter. bronchiques : *Bich., Port., Chauss.* = Art. bronchialis : *Cowp.* = Bronchialis Ruischii : *Heist.* = Art. bronchiales : *Hall., Murr., Sœmmer.*

C. Les *artères œsophagiennes* : *Winsl., Sabat., Boy., Bich., Port., Chauss.* = Œsophageæ : *Heist., Hall., Murr., Sœmmer.* = Arteria parva ab anteriore parte aortæ descendentis ad gulam tendens : *Cowp.*

D. Les médiastines postérieures : *Sabat., Boy., Bich., Chauss.* = Les artères médiastines : *Winsl.* (1).

E. Des petits rameaux dont le nombre et la situation varient et qui se ramifient dans le péricarde, la plèvre, le tissu cellulaire, les tuniques des vaisseaux contenus dans la poitrine, etc.

### *Préparation de l'Aorte thoracique et des branches qu'elle fournit.*

Enlevez les muscles larges du dos; séparez les uns des autres ceux qui remplissent la portion dor-

---

(1) Les artères *bronchiques, œsophagiennes, médiastines, péricardiques,* ne naissent pas toujours de l'aorte à la même hauteur, souvent plusieurs d'entre elles n'en proviennent pas immédiatement. Le nombre de ces diverses artères est aussi très-variable.

sale des gouttières vertébrales, et observez les
artérioles qui se distribuent dans ces muscles et
qui proviennent des artères inter-costales (1). Séparez ensuite les muscles inter-costaux externes
des inter-costaux internes, et suivez les branches
antérieures des inter-costales jusqu'à leurs anastomoses avec les rameaux externes de la mammaire.

Après avoir disséqué les inter-costales en dehors, ouvrez la poitrine en sciant, des deux côtés,
les six ou sept premières côtes vers le milieu de
leur longueur, ou même un peu plus en arrière;
faites tirer les poumons en avant, ou renversez-les
successivement l'un sur l'autre, pendant que vous
séparerez lentement la plèvre de la face interne des
côtes, et des parties latérales de l'aorte. Enlevez
le tissu cellulaire graisseux qui environne cette
artère, et suivez chacune des branches qu'elle
donne et toutes les petites artères que vous rencontrerez dans la poitrine, jusqu'à leur terminaison (2).

---

(1) Les inter-costales envoient chacune un rameau dans le
canal vertébral; on ne le suivra que lorsqu'on préparera les
autres artères qui pénètrent dans ce canal.

(2) Si je n'ai point indiqué avec plus de précision la manière
de préparer les artères bronchiques, œsophagiennes, médiastines, péricardiques, c'est parce qu'il m'eût été impossible
de le faire à cause des variétés nombreuses qu'elles présentent
sous le rapport de leur origine, de leur nombre, du trajet
qu'elles parcourent, etc.; leur distribution seule peut sûrement les faire distinguer les unes des autres; on en trouve

*Portion abdominale de l'Aorte descendante.*

Cette portion de l'aorte s'étend depuis le diaphragme jusqu'à la réunion de la quatrième vertèbre lombaire avec la cinquième.

Antérieurement, elle fournit les *diaphragmatiques inférieures*, le *tronc cœliaque*, la *mésentérique supérieure*, les *spermatiques*, la *mésentérique inférieure;*

Latéralement, les *capsulaires moyennes*, les *rénales;*

Postérieurement, les *lombaires*, la *sacrée moyenne;* et en se divisant, elle donne naissance aux deux artères *iliaques primitives.*

Je vais indiquer successivement, et dans l'ordre suivant lequel elles doivent être exécutées, les préparations de ces diverses artères.

*De l'Artère ou du Tronc cœliaque* (Winsl., Sabat., Boy., Bich., Port.).

*Synonymes.* Arteria cœliaca : *Riol., T. Barthol., Cowp., Heist., Hall., Murr., Sœmmer.* =L'opisto-gastrique : *Chauss.*

Cette artère très-courte, quoiqu'assez volumineuse, est située au-dessus du pancréas, et derrière la partie supérieure de l'estomac.

Le nombre des branches auxquelles elle donne

___

souvent qui sont communes à plusieurs parties, et qu'il faudrait désigner, comme *Haller* l'a fait, par un nom composé.

naissance est sujet à varier ; cependant dans le plus grand nombre des sujets elle fournit les trois suivantes :

A. La *coronaire stomachique* (coronaria superior : *Cowp.*, *Hall.* = Gastrica major : *Bauhin.* = Gastrica sinistra : *Keil.* = Epigastrica : *Lower.* = Gastrica superior : *Walther.* = Coronaria ventriculi : *Sœmmer.* = Gastrique supérieure : *Bich.*, *Port.* = Stomo-gastrique : *Chauss.*, etc.). Cette branche se porte d'abord vers l'orifice supérieur de l'estomac; elle se prolonge ensuite le long de la petite courbure de ce viscère, et se termine en s'anastomosant avec le rameau *pylorique* fourni par l'hépatique.

La coronaire stomachique fournit assez souvent une artère au foie. Elle mérite alors le nom de *gastro hepatica sinistra* que lui donne *Walther.* Chez tous les sujets elle donne des rameaux à la partie inférieure de l'œsophage, à l'orifice cardiaque de l'estomac, à la grosse tubérosité, et à la partie moyenne de cet organe, au petit épiploon, au diaphragme, etc.

B. L'*hépatique* (arteria hepatica dextra : *Hall.*). Ce vaisseau en s'éloignant de la cœliaque se dirige en avant et à droite jusque vers le pylore et remonte ensuite en arrière jusqu'à la scissure transverse du foie, entre la veine porte-ventrale et le conduit hépatique.

L'*hépatique* fournit : 1.º des petits rameaux au

pancréas, à l'épiploon gastro-hépatique, à la face concave du foie ;

2.° La *pylorique* ou *petite gastrique droite* (coronaria dextra : *Hall.*.

3.° La *pancréatico-duodénale* (pancreaticoduodenalis : *Hall.*) Elle passe derrière le pylore entre l'origine du duodenum et la tête du pancréas. De cette branche volumineuse naissent des rameaux pancréatiques, duodenaux, pyloriques inférieurs, la *pancréatique transversale*, et enfin, la *gastro-épiploïque droite*, qui s'avance à la rencontre de la gastro-épiploïque gauche, entre les deux lames du feuillet antérieur du grand épiploon à quelque distance de la grande courbure de l'estomac.

Après avoir fourni la pancréatico-duodénale, l'hépatique ne tarde point à se diviser en deux branches ; l'une d'elles se dirige à droite ; l'autre à gauche ; la première est la plus volumineuse et fournit pour la vésiculaire biliaire l'*artère cystique* (arter. cystica : *Hall.*). Les deux branches de l'hépatique se ramifient dans le foie.

C. La *splénique* (art. splenica : *Hall.*) est, chez les adultes, la plus volumineuse des trois branches principales auxquelles le tronc cœliaque donne naissance. Elle descend d'abord vers le pancréas et se porte ensuite de droite à gauche le long de la partie supérieure et postérieure de cette glande jusqu'à la rate, dans laquelle elle pénètre après s'être divisée en six ou huit rameaux.

La *splénique* fournit successivement :

1.° La *grande pancréatique* ou *pancréatique supérieure*, ou *pancréatique descendante* (pancreatica suprema : *Hall.*). Elle se porte de gauche à droite au-devant du pancréas et derrière le duodenum. Ce rameau vient quelquefois de la cœliaque, d'autres fois de la mésentérique supérieure, quelquefois même de l'aorte.

2.° Plusieurs petites artérioles pancréatiques, quelques gastriques postérieures. Parmi ces dernières, quelques-unes se distribuent spécialement à la tubérosité de l'estomac, et s'anastomosent avec la coronaire supérieure. Ce sont celles-là que l'on a nommées *vaisseaux courts*.

3.° La *gastro-épiploïque gauche* (art. gastro-epiploica sinistra : *Hall.*). Cette branche née de la splénique vers l'extrémité gauche du pancréas va gagner la portion du grand épiploon qui est fixée à la grande courbure de l'estomac; elle se dirige ensuite de gauche à droite le long de cette courbure et s'anastomose avec la gastro-épiploïque droite.

### Préparation du Tronc Cœliaque et de ses trois branches.

Lorsque vous aurez disséqué et étudié l'épigastrique et la portion abdominale de la mammaire interne, enlevez complètement la partie supérieure des muscles grand oblique, petit oblique et transverse de l'abdomen; sciez les quatre dernières côtes droites, immédiatement au-devant de leur angle (1), et tirez-les en haut et en dehors; renversez le foie de manière à tourner en avant sa face concave, et fixez-le dans cette position soit avec de longs stylets, soit avec des érignes, soit enfin avec un lacs. Entraînez l'estomac en bas et à gauche, et après avoir observé la disposition des artérioles qui se distribuent dans la portion de l'épiploon qui s'étend du foie au ventricule, incisez cette membrane en travers; écartez ses lambeaux ou faites-en la résection le long des vaisseaux compris entre ses feuillets; lorsqu'ensuite vous aurez emporté avec précaution le tissu cellulaire et les nerfs nombreux qui se trouvent au-devant des piliers du diaphragme, et déprimé légèrement le pancréas, vous verrez distinctement le tronc cœliaque, l'origine de ses trois branches, et il vous sera très-facile de suivre la coronaire stomachique, ses branches antérieures, ainsi que celles qu'elle fournit souvent au foie. Vous pourrez également poursuivre le tronc de l'hépatique et plusieurs de ses divisions; mais pour mettre à découvert les rameaux gastriques postérieurs de la coronaire, la branche pancréatico-duodénale de l'hépatique, le tronc de la splénique et l'origine des rameaux

---

(1) On peut se dispenser de scier ces os, lorsqu'on dissèque un sujet encore très-jeune.

qu'elle fournit, il faudra changer la position de l'estomac et du grand épiploon : engagez donc la main de haut en bas derrière l'estomac, et faites-la parvenir jusqu'au niveau du colon transverse, afin de séparer de cet intestin le feuillet antérieur du grand épiploon qui souvent y adhère ; après avoir séparé ces parties l'une de l'autre, soulevez la totalité du grand épiploon ; coupez en travers son feuillet postérieur le long de l'intestin, et achevez ensuite de renverser cette membrane en haut et à gauche avec l'estomac. Si vous ne pouviez parvenir à séparer le feuillet antérieur de l'épiploon de la face antérieure du colon, vous couperiez en travers cette membrane au-dessus de son adhérence et à quelque distance des artères gastro-épiploïques ; vous la renverseriez ensuite avec l'estomac, comme je viens de l'indiquer (1).

*De l'Artère Mésentérique supérieure* (Winsl., Sabat., Boy., Bich., Port., Chauss.).

*Synonymes.* Præcipua mesenterium accedens arteria : *Vésal.* = Arter. mesenterica superior :

---

(1) On pourrait attendre, pour disséquer les branches profondes qui proviennent immédiatement ou médiatement du tronc cœliaque, que l'on ait étudié les artères mésentériques. Il n'y aurait, après cela, aucun inconvénient à enlever le colon en totalité (après en avoir séparé le grand épiploon); le mésocolon transverse et l'intestin grêle. La préparation de la splénique, etc., deviendrait de cette manière plus facile.

*T. Barth., Cowp., Heist., Hall., Murr.* = Arter. mesaraica superior : *Sœmmer.*

La mésentérique supérieure naît de la partie antérieure et droite de l'aorte, à quelques lignes au-dessous du tronc cœliaque, derrière le pancréas. Elle est d'abord placée dans l'écartement des deux lames du méso-colon transverse et descend ensuite obliquement à droite, entre les deux feuillets du mésentère jusqu'à la fin de l'ileum où elle se termine.

La mésentérique supérieure fournit successivement :

1.° des artères pancréatiques postérieures.

2.° Quelques duodénales inférieures gauches.

3.° La *colique droite supérieure* (1) (colica media : *Hall.* = La méso-colique : *Chauss.*).

4.° La *colique moyenne droite* (colica dextra : *Hall.* = La colique droite : *Chauss.*)

5.° La *colique droite inférieure* ou *iléo-colique* (ileo-colica : *Hall.* = La cœcale : *Chauss.*)

Ces trois branches naissent du côté droit de la mésentérique supérieure, et sont destinées pour l'arc du colon, le colon ascendant, le cœcum et son appendice.

_____

(1) Le professeur *Boyer* donne à cette artère le nom de *colique supérieure*, parce qu'elle naît très-haut du tronc de la mésentérique ; *Haller* la nomme *colica media*, parce qu'elle est destinée pour la portion moyenne du colon. M. *Sabatier* a conservé à ce vaisseau le nom adopté par *Haller.*

6.° Le côté gauche ou la convexité de la mésentérique donne naissance à quinze ou vingt branches assez volumineuses qui se distribuent à la
portion gauche du duodenum, au jejunum, à
l'ileum.

Les branches de la mésentérique supérieure forment par leurs anastomoses des arcades nombreuses dont on observera soigneusement la disposition (1).

*Préparation.* Renversez en haut l'arc du colon,
et fixez-le sur la face externe des dernières côtes
avec des érignes ou avec des stylets passés dans
cet intestin ou dans le méso-colon transverse.
Tirez l'intestin grêle dans le flanc gauche, et placez-le de manière à ce que le feuillet droit du
mésentère soit entièrement à découvert; incisez
ensuite, en travers, le méso-colon transverse très-
près de sa base et dans toute sa longueur, en évitant de couper deux des artères coliques qui sont
situées près de la réunion de la portion transversale du colon avec ses deux portions verticales;
soulevez le pancréas pour mettre l'origine de la
mésentérique supérieure à découvert, et achevez
la préparation de ce vaisseau en enlevant avec

--------

(1) La mésentérique supérieure fournit encore dans le fœtus
« l'*ombilico-mésentérique*, rameau long et grêle qui fait par-
« tie du cordon ombilical, et se distribue à la vésicule om-
« bilicale. » *Chauss.* Table synopt. des artères.

précaution le feuillet inférieur du méso-colon transverse, ainsi que le feuillet droit du mésentère.

## De la *Mésentérique inférieure* (Winsl., Sabat., Boy., Bich., Port., Chaus.).

*Synonymes.* Ad humiliorem mesenterii sedem arteria : *Vésal.* = Mesenterica inferior : *Riol.*, *T. Barthol.*, *Cowp.*, *Heist.*, *Hall.*, *Murr.* = Arter. mesaraica inferior : *Sœmmer.*

La mésentérique inférieure naît de la partie antérieure et gauche de l'aorte à quelque distance de la division de cette artère en iliaques primitives. Elle descend d'abord de droite à gauche et ensuite de gauche à droite, et se termine vers la partie postérieure et inférieure du rectum derrière lequel elle prend le nom d'*hémorrhoïdale interne* ou *supérieure*.

Cette artère donne naissance :

1.° A des petits rameaux qui se distribuent aux *glandes lombaires*, au *péritoine*, etc.

2.° A la *colique gauche supérieure* ( ramus ascendens mesentericæ inferioris seu colicæ sinistræ : *Hall.* = Grande colique gauche : *Chauss.*).

3.° A la *colique gauche moyenne* (1).

4.° A la *colique gauche inférieure* (præcipua

---

(1) Cette seconde branche manque très-souvent et se trouve remplacée par le rameau descendant de la colique supérieure. *Haller* ne la décrit que comme rameau secondaire de la mésentérique.

arteria flexus sinistri iliaci coli : *Hall.* = La petite colique gauche : *Chauss.*).

Ces trois branches naissent de la concavité de la mésentérique inférieure, et se distribuent à la partie gauche du colon transverse, au colon descendant, à la circonvolution iliaque de cet intestin. Leurs anastomoses nombreuses méritent une attention particulière.

*Préparation.* Renversez l'intestin grêle dans le flanc droit; tirez en dehors le colon descendant et sa circonvolution iliaque; enlevez, avec précaution, la portion de péritoine qui s'étend de cet intestin jusqu'au côté gauche de l'aorte; cela fait, le tronc et toutes les branches supérieures de la mésentérique inférieure se trouveront découvertes, mais vous ne pourrez disséquer facilement les rameaux inférieurs de ce vaisseau qu'en préparant les artères contenues dans l'excavation du bassin.

Après avoir disséqué les trois branches principales fournies par le tronc cœliaque et les deux artères mésentériques, enlevez l'estomac, le foie, la rate, les intestins, comme je l'ai indiqué (*pag.* 96), et procédez ensuite à la dissection des autres artères qui naissent de l'aorte abdominale.

*Des Diaphragmatiques inférieures* (Sabat., Boy., Bich., Port.).

*Synonymes.* Septi transversi arteriæ : *Vésal.* =

Duæ pares arteriæ dextra et sinistra ad septum distributæ : *Columb.* ⚌ Phrenicæ : *T. Barthol.* ⚌ Diaphragmaticæ inferiores : *Heist.* ⚌ Les artères diaphragmatiques : *Winsl.* ⚌ Arteriæ phrenicæ aut duæ sunt, aut unica : *Hall.* ⚌ Phrenica dextra et sinistra : *Murr.* ⚌ Arteriæ phrenicæ inferiores : *Sœmmer.* ⚌ Les artères sous-diaphragmatiques : *Chauss.*

L'origine des artères diaphragmatiques varie : quelquefois elles naissent par un tronc commun au-dessus de la cœliaque ; assez souvent l'une des diaphragmatiques naît de l'aorte, et l'autre du tronc cœliaque. On a vu quelquefois la cœliaque fournir une diaphragmatique commune, etc. Les deux diaphragmatiques, aussitôt après leur naissance, se portent en haut et en dehors en s'écartant l'une de l'autre. Les plus nombreux de leurs rameaux se distribuent au diaphragme, mais quelques-uns pénètrent dans les parties voisines de ce muscle.

*Préparation.* Enlevez le tissu cellulaire qui environne l'origine de ces artères et poursuivez leurs branches en séparant lentement le péritoine de la face inférieure du diaphragme.

### Des Artères spermatiques (Winsl., Sabat., Boy., Bich., Port.).

*Synonymes.* Seminales arteriæ : *Vésal.*, *Columb.*, *T. Barthol.* ⚌ Arteriæ spermaticæ : *Cowp.*,

*Heist, Hall., Murr., Sœmmer.* = Les testiculai-
res : *Chauss.*

Chez l'homme, ces artères s'étendent ordinairement de l'aorte, quelquefois des rénales, plus
rarement des capsulaires au cordon testiculaire, à
l'épididyme, au testicule, à ses enveloppes; chez
la femme, elles se distribuent dans les ovaires, la
trompe utérine, les ligamens larges de l'utérus, et
dans cet organe; quelques-uns de leurs rameaux
parcourent toute l'étendue du ligament rond et
s'étendent jusque dans la région inguinale.

Ces artères fournissent aussi, dans la partie supérieure de leur trajet, des rameaux dont le nombre, la grosseur et la situation varient. Elles présentent, sous plusieurs rapports, des différences
remarquables aux diverses époques de la vie.

*Préparation.* Vous verrez les artères spermatiques au-devant des muscles psoas dès que vous
aurez enlevé, avec précaution, les intestins et
le péritoine. Pour les suivre jusqu'au testicule, il
vous faudra fendre le scrotum parallèlement à la
direction du cordon testiculaire, et ouvrir ensuite
l'épididyme en arrière et le testicule en avant pour
mettre à découvert leurs derniers rameaux (1).

_____

(1) Il arrive assez souvent que les artères spermatiques ne
se trouvent point injectées jusqu'à leurs dernières ramifications, quand on a poussé l'injection par la crosse de l'aorte ;
il faut donc injecter partiellement ces vaisseaux, soit avec
une liqueur très-ténue quoique solidifiable, soit avec du mer-

Dans la femme, vous souleverez les ligamens larges et vous poursuivrez entre leurs feuillets les ramifications des artères spermatiques; vous ouvrirez l'ovaire en arrière, suivant son grand diamètre, pour mettre à découvert les ramuscules qui pénètrent dans son tissu.

## Des Artères Capsulaires moyennes (1) (Winsl., Sabat., Boy., Bich., Port. (2).

*Synonymes.* Atrabilariæ : *Heist.* = Capsulares mediæ : *Hall., Murr., Sœmmer.* = Les surrénales : *Chauss.*

## Des Artères Rénales (Winsl., Sabat., Boy., Bich., Port., Chauss.).

*Synonymes.* Renum arteria : *Vésal., Cowp.* = Arter. emulgentes : *Columb., T. Barthol.* = Re-

---

cure, quand on veut s'occuper spécialement de leur étude. Pour isoler leurs ramifications de la substance du testicule, on peut utilement faire macérer cet organe pendant quelques jours dans de l'eau pure, après avoir incisé avec précaution la membrane albuginée, et renversé ses lambeaux en sens opposé.

(1) Les corps sur-rénaux reçoivent encore, supérieurement et inférieurement, d'autres artères qui proviennent des diaphragmatiques ou du tronc cœliaque et des rénales. Ce sont les *capsulaires* ou *sur-rénales supérieures et inférieures* (capsulares superiores et infimæ : *Hall.*).

(2) M. *Portal* leur donne aussi le nom d'*artères des corps-sur-rénaux.*

nales sive emulgentes : *Heist.*, *Hall.*, *Murr.*, *Sœmmer.*

Les capsulaires, les rénales, les spermatiques donnent naissance aux *artères adipeuses* (rami adiposi : *Hall.*) qui se distribuent au tissu cellulaire graisseux qui environne les reins.

*Préparation.* Enlevez le tissu cellulaire graisseux, les filamens et les ganglions nerveux qui environnent les artères capsulaires et rénales; fendez ensuite la capsule sur-rénale et le rein par leur bord externe, et renversez en sens opposé les lambeaux de ces organes.

*Des Artères Lombaires* (Winsl., Sabat., Boy., Bich., Port., Chauss.).

*Synonymes.* *Arteriæ* ad lumbarum vertebras et carnes abdominis latera : *Vésal.* = Lumbares : *T. Barthol.*, *Heist.* = Arteriæ lumborum vertebrales : *Cowp.* = Lumbales arteriæ : *Hall.*, *Murr.*, *Sœmmer.*

Ces artères, au nombre de quatre ou de cinq de chaque côté, naissent des parties latérales de l'aorte, et passent derrière les muscles situés au-devant de la portion lombaire de la colonne vertébrale pour gagner les muscles larges de l'abdomen.

Elles fournissent : 1.° des rameaux rachidiens; 2.° des rameaux musculaires antérieurs, postérieurs, externes.

*Préparation.* Enlevez les piliers du diaphragme, le grand et le petit psoas, le carré des lombes, en observant les rameaux qu'ils reçoivent des lombaires, et poursuivez ensuite ces artères entre les muscles larges de l'abdomen.

Vous trouverez leurs rameaux *musculaires postérieurs* en séparant les uns des autres le sacrolombaire, le long dorsal, le transversaire épineux; et leurs rameaux rachidiens après avoir ouvert le canal vertébral, en coupant les lames des vertèbres près de leur base.

### De la Sacrée antérieure ou moyenne (Sabat., Boy., Bich., Port.).

*Synonymes.* Surculi ab humiliori arteriæ regione in ossis sacri foramina derivati : *Vésal.* = Arteria sacra : *Cowp., T. Barth., Heist.* = L'une des sacrées : *Winsl.* = Arteria sacra media : *Hall., Murr., Sœmmer.* = La médiane du sacrum : *Chauss.*

*Préparation.* Vous suivrez cette artère au-devant de la dernière vertèbre lombaire, et de la partie moyenne de la face antérieure du sacrum, en préparant les artères du bassin.

### Des Artères Iliaques communes ou primitives (Winsl., Sabat., Boy., Bich., Port.).

*Synonymes.* Arteria iliaca : *T. Barthol., Heist.* = Rami iliaci aortæ : *Cowp.* = Iliaca communis :

*Hall.*, *Murr.* = Arteria iliaca dextra vel communis : *Sœmmer*.

Les artères iliaques s'étendent de la fin de l'aorte à la partie antérieure de la symphyse sacro-iliaque. Dans leur trajet elles ne donnent que des ramuscules très-déliés; mais en se divisant elles donnent naissance à l'*hypogastrique* et à l'*iliaque externe*.

*Préparation*. Enlevez le tissu cellulaire qui environne ces artères, et conservez les uretères qui croisent leur direction.

### De l'Artère Iliaque interne ou Hypogastrique (Winsl., Sabat., Boy., Bich., Port.).

*Synonymes*. Iliaca interna : *T. Barthol.* = *Rami* iliaci interni : *Cowp.* = Iliacæ ramus internus vulgò hypogastricus : *Heist.* = Arter. hypogastrica seu iliaca interna : *Hall.*, *Murr.*, *Sœmmer.* = La pelvienne : *Chauss.*, *Bich.*

*Vésale et Columbus* décrivent cette artère sans lui donner de nom.

L'artère hypogastrique est contenue dans l'excavation du bassin. Elle fournit dans son trajet des rameaux dont l'origine, le volume, le nombre et la direction varient. Pour reconnaître ses branches, il faut spécialement avoir égard à leur distribution.

Ces branches sont :

1.º L'*iléo-lombaire* ou *petite iliaque* (iliolumbalis : *Hall.* = L'iliaco-musculaire : *Chauss.* Cette branche naît de la partie postérieure externe de l'hypogastrique et se porte en dehors entre le psoas et l'iliaque, où elle se divise en deux branches, l'une *transversale*, l'autre *ascendante*, qui fournissent l'une et l'autre des rameaux nombreux.

2.° La *sacrée latérale* ou les *sacrées latérales* (sacra lateralis 1.ᵃ 2.ᵃ 3.ᵃ *Hall.* = Les sacrées latérales : *Chauss.*). Elles se ramifient sur la face antérieure du sacrum et envoient dans les trous de cet os des rameaux *musculo-rachidiens*.

3.° L'*obturatrice* (obturatoria : *Hall.* = La sous-pubio-fémorale : *Chauss.*). L'origine de cette artère est assez variable; mais on trouve toujours facilement son tronc vers la partie supérieure du trou obturateur ou sous-pubien. Elle donne dans le bassin et hors du bassin des rameaux nombreux.

4.° L'*iliaque postérieure* ou *fessière* (iliaca posterior, sive glutœa : *Hall.* = La fessière : *Chauss.*). Cette branche est ordinairement la plus grosse de celles qui proviennent de l'hypogastrique. Elle donne dans le bassin des rameaux nombreux et sort de cette cavité en passant *au-dessus* du muscle pyramidal. La fessière se divise aussitôt après en deux branches, l'une profonde, l'autre superficielle. La profonde se divise en deux rameaux assez considérables, l'un supérieur et l'autre inférieur, lesquels se portent d'arrière en avant vers la partie antérieure de l'os ilion. La branche superficielle pénètre dans le grand fessier et dans les parties qui recouvrent ce muscle.

5.° *L'ischiatique* (ischiadica : *Hall.* = La fémoro-poplitée : *Chauss.*). Cette artère prend naissance à la partie inférieure de l'hypo-gastrique. Dans le bassin elle est située au-devant du muscle pyramidal ; elle sort de cette cavité en passant *au-dessous* du bord inférieur de ce muscle, et au-devant du nerf sciatique qu'elle accompagne plus ou moins loin dans son trajet le long de la face poplitée de la cuisse. Les rameaux que l'ischiatique fournit dans le bassin et hors du bassin présentent des anastomoses nombreuses.

6.° *L'artère honteuse interne* (pudenda communis seu pudenda : *Hall.* = La sous-pelvienne : *Chauss.*). Cette branche naît ordinairement du même tronc que l'ischiatique. Elle sort du bassin entre le muscle pyramidal et l'ischio-coccigien, s'engage ensuite entre les ligamens sacro-sciatiques, puis s'avance vers le bord postérieur du transverse du périné où elle se divise en deux branches : l'une inférieure ou superficielle, est *l'artère du périnée* (perinea superficialis : *Hall.* = La périnéale : *Chauss.*) ; l'autre supérieure ou profonde, est *l'artère de la verge ou du pénis* ; ou bien *l'artère du clitoris* (profunda penis ; clitoridea : *Hall.* = L'ischio-pénienne : *Chauss.*). Cette dernière branche donne assez près de son origine *l'artère transverse du périnée* (ramus magnus ad urethræ bulbum; ramus alter : *Hall.*=L'uréthro-bulbaire : *Chauss.*). Cette branche assez volumineuse, quelquefois double est située au-dessus de la partie postérieure du transverse du périnée et se porte obliquement en avant et en dedans vers le bulbe de l'urethre.

L'artère du pénis parvenue au-devant de la symphyse du pubis, se divise en deux branches; l'une est la *dorsale* ou *superficielle du pénis* (superficialis dorsi penis : *Hall.*); l'autre est l'*artère caverneuse* (ramus profundus penis : *Hall.*=La profonde du pénis : *Chauss.*).

La honteuse interne fournit, outre les branches que j'ai indiquées, des rameaux nombreux aux organes contenus dans le bassin, et assez souvent même quelques-unes des branches principales que j'ai indiquées comme divisions immédiates de l'hypogastrique. Hors de cette cavité elle donne encore beaucoup d'autres rameaux aux muscles, aux graisses, aux os, aux tégumens situés dans son voisinage. Elle en donne aussi à la partie inférieure du rectum, aux muscles de cet intestin; ce sont ceux-là que *Winslow* a nommés *artères hémorrhoïdales inférieures* (hæmorrhoideæ externæ sive inferiores : *Hall.*).

6.° L'artère *hémorrhoïdale moyenne* (hæmorrhoidea media : *Hall.*). Elle manque quelquefois.

Souvent la honteuse lui donne naissance. Elle se ramifie sur la partie antérieure et inférieure du rectum.

7.° L'*artère ombilicale* (umbilicalis : *Hall.*). Elle fournit constamment les vésicales supérieures, et on la trouve toujours en partie oblitérée chez les adultes.

8.° Les *artères vésicales moyennes et inférieu-nes* (arteriæ vesicales : *Hall.* = Les vésicales et la vésico-prostatique : *Chauss.*).

9.° L'*utérine* (uterina : *Hall.*). Son origine est très-variable ; mais on rencontre ordinairement son tronc entre la vessie et la partie inférieure de l'utérus dont elle suit d'abord la partie latérale avant de gagner la face postérieure.

10.° La *vaginale* (vaginalis : *Hall.*). Cette branche naît souvent de l'hémorrhoïdale moyenne ou de la honteuse. Elle fournit des rameaux ascendans qui se portent vers l'utérus, et des rameaux descendans qui s'étendent jusque vers la vulve.

*Préparation.* La dissection de l'artère hypogastrique et de ses nombreuses branches, est une des préparations les plus difficiles et les plus longues dont on ait à s'occuper en étudiant l'angéiologie; mais aussi il est peu d'artères de la connaissance exacte desquelles on puisse déduire des inductions pratiques aussi nombreuses et d'un aussi grand intérêt.

Il faut procéder à cette préparation d'une manière différente sur les sujets dont l'excavation du bassin n'a point encore acquis tout son développement, ou chez lesquels cette cavité présente beaucoup de capacité relativement au volume des organes qu'elle contient, et sur les cadavres dont le bassin est très-profond, ou se trouve presqu'entièrement rempli par les viscères hypogastriques, et par une grande quantité de tissu cellulaire graisseux.

Lorsque le bassin est peu profond ou qu'il offre une capacité relative très-considérable, on doit conserver dans leur état et leurs rapports naturels, les os qui concourent à le former, afin de se ménager le double avantage de pouvoir disséquer successivement les branches des deux hypogastriques, et de conserver intacts les vaisseaux et les muscles des deux cuisses. *Haller* (1) a fait représenter l'artère hypogastrique d'un sujet mâle de douze ans disséquée suivant cette méthode. Je l'ai assez souvent, et avec succès, mise en pratique sur des cadavres d'individus parvenus à un âge encore plus avancé, mais ayant succombé dans un état de marasme.

Lorsque l'excavation pelvienne est très-profonde, comme cela a presque toujours lieu chez les adultes, et surtout chez les mâles, ou bien quand cette excavation est presqu'entièrement remplie

_____

(1) *Fasciculus IV, arter. pelvis. tabul. II.*

par les organes qui y sont contenus, on est forcé de luxer ou de scier les os du bassin pour mettre à découvert l'origine et la première partie du trajet des branches de l'hypogastrique.

On peut procéder de diverses manières à cette partie de la préparation : l'auteur anonyme de l'*Anthropotomie*, que j'ai déjà eu occasion de citer avec éloge, conseille (1) un procédé que je considère comme vicieux, parce qu'en le suivant on détruit nécessairement les muscles et les artères du périnée. « Il faut, dit-il, séparer les deux os « pubis dans leur symphyse, les éloigner l'un de « l'autre en tirant de part et d'autre les cuisses. »

Il vaut beaucoup mieux scier (2) le corps de l'un des pubis au-devant du trou sous-pubien, et l'os ilium du même côté, immédiatement au-devant de la symphyse sacro-iliaque. Si je ne me trompe, ce sont là les coupes que *Haller* a fait représenter dans l'une de ses planches sur les artères du bassin (3).

Faut-il commencer la dissection de l'hypogastrique par le tronc de cette artère ou par quelques-unes de ses branches?

Lorsqu'on se propose de ne pas scier les os du bassin, il est convenable de disséquer l'hypogas-

---

(1) Tom. II, pag. 162.

(2) Avant de scier les os, il faut disséquer plusieurs muscles et plusieurs vaisseaux, comme je l'indiquerai plus bas.

(3) *Fasc. IV, arter. pelvis, tab. I.*

trique comme on dissèque les autres artères, c'est
à-dire de son tronc vers ses branches, et de celles-
ci vers leurs rameaux. En suivant cet ordre, on
se débarrasse plus promptement des graisses contenues dans l'excavation du bassin, et auxquelles
une exposition prolongée à l'air a déjà pu faire
éprouver un commencement de putréfaction ; mais
quand on doit scier l'os innominé, il faut disséquer la portion *extra-pelvienne* des branches *fessière, ischiatique, honteuse interne,* avant les branches *intra-pelviennes* de l'hypogastrique, afin de
ne pas perdre l'occasion de voir successivement,
à droite et à gauche, cette artère et ses divisions,
dont la disposition n'est pas toujours semblable
des deux côtés.

Je suppose que l'on ait intention de scier l'os
des îles pour faciliter la dissection de l'hypogastrique, voici quelle doit être dans ce cas la manière
d'opérer (1) :

Coupez la colonne vertébrale entre la quatrième
et la cinquième vertèbre lombaire ; enlevez les tégumens et la graisse qui couvrent la face postérieure du sacrum et du grand fessier ; coupez en
travers ce muscle vers le milieu de sa longueur ;
renversez avec précaution ses lambeaux en sens

(1) On jugera facilement, sans que je les indique, quelles
sont les modifications que devrait éprouver ce procédé opératoire dans le cas où l'on ne voudrait point emporter une
portion du bassin.

opposé, en conservant dans le supérieur les rameaux artériels qui proviennent de la branche superficielle de la fessière, et dans l'inférieur d'autres rameaux qui proviennent de la même branche et de l'ischiatique; isolez en même temps, du tissu cellulaire qui les environne, les autres divisions de la branche superficielle de la fessière qui se ramifient sur la face externe du moyen fessier, du pyramidal et du grand ligament sacro-sciatique.

Après avoir achevé cette première partie de la préparation, fixez avec des érignes ou avec des ligatures les lambeaux renversés du grand fessier; séparez ensuite le moyen fessier de la surface à laquelle il s'insère supérieurement; abaissez ce muscle, et vous appercevrez le tronc de la fessière au-dessus du bord supérieur du pyramidal, la branche profonde de cette artère, les deux rameaux que cette branche fournit, et leurs ramifications qui s'avancent à la rencontre des artères de la partie antérieure et externe de la cuisse.

Au-dessous du bord inférieur du muscle pyramidal vous rencontrerez l'ischiatique; suivez cette branche et ses ramifications, en incisant de haut en bas, et aussi loin qu'il sera nécessaire, les tégumens et l'aponévrose qui couvrent les muscles fémoraux postérieurs.

Séparez avec précaution les deux ligamens sacro-sciatiques l'un de l'autre, vous trouverez entre eux la honteuse interne. Continuez de mettre à dé-

couvert cette artère d'arrière en avant, et pour y
parvenir enlevez, sans couper les artérioles qui le
traversent, le tissu cellulaire graisseux qui occupe
l'espace compris entre la face profonde de l'obturateur interne et la face externe du sphincter et
du releveur de l'anus; détachez aussi de l'obturateur interne une membrane fibreuse qui le recouvre et cache le tronc de la honteuse.

Pour suivre cette artère dans le reste du trajet
qu'elle parcourt en s'avançant vers les parties génitales, disséquez d'abord, d'arrière en avant, l'ischio-caverneux, le transverse du périnée et le
bulbo-caverneux : c'est entre l'ischio-caverneux
et le bulbo-caverneux que se trouve placée l'artère superficielle du périnée; vous la mettrez à découvert jusque dans la cloison du scrotum, ou
jusque dans la grande lèvre de la vulve.

La branche honteuse et l'artère transverse du
périnée qui en naît sont plus difficiles à disséquer;
on peut cependant les découvrir de dehors en dedans, ou bien de dedans en dehors. Dans le premier cas, on coupera avec précaution, le transverse du périnée le long de son bord externe, et
l'on renversera ensuite ce muscle en dedans; dans
le second, on détachera de dehors en dedans, et
de haut en bas, dans l'excavation du bassin, le
muscle releveur de l'anus, et on enlevera en même
temps un grand nombre de veines et une assez
grande quantité de tissu cellulaire graisseux qui

environnent le col de la vessie, la prostate et la portion membraneuse de l'urèthre. Dans la femme il faudra disséquer le plexus rétiforme qui entoure l'orifice du vagin, et suivre dans son épaisseur un rameau de la profonde qui s'y distribue.

Vous terminerez la préparation de la branche profonde de la honteuse interne, en incisant d'arrière en avant les tégumens de la face dorsale du pénis, ou bien la membrane muqueuse qui enveloppe le clitoris, et en fendant ensuite le corps caverneux le long de sa partie latérale externe, après avoir écarté en sens opposé les lambeaux de la peau ou de la membrane muqueuse préalablement incisée.

Après avoir disséqué, d'un côté, la fessière, l'ischiatique et la honteuse interne, coupez (1) ces trois branches artérielles en dehors, à leur sortie du bassin, et l'obturatrice dans l'intérieur de cette cavité, près du trou sous-pubien; mettez à découvert la branche iléo-lombaire du même côté en séparant le psoas de l'iliaque et en détachant ce dernier de ses points d'insertion supérieurs, après quoi vous couperez près de l'os pubis le grêle interne et les deux premiers adducteurs, vous

---

(1) Si l'on ne voulait disséquer que l'une des deux hypogastriques, il faudrait conserver ses branches déjà préparées, et diviser avec la scie les os du bassin, du côté opposé à celui sur lequel on aurait commencé la préparation.

scierez le bassin, en suivant le procédé que j'ai indiqué au commencement de cet article, et vous emporterez la portion de l'os innominé comprise entre les deux traits de scie, et avec elle la totalité du membre abdominal.

Le bassin étant ouvert latéralement, soulevez le péritoine qui tapisse la fosse iliaque restée en place; renversez cette membrane avec la vessie, les organes génitaux internes et le rectum dans l'échancrure résultant de l'ablation d'une portion de l'os coxal; enlevez exactement le tissu cellulaire contenu dans l'excavation pelvienne; disséquez proprement de leur tronc vers leurs rameaux, et suivez jusqu'à leur terminaison toutes les branches que l'hypogastrique fournit aux muscles et aux viscères renfermés dans le bassin (1); cela fait, vous pourrez disséquer une seconde fois les trois branches qui se portent au dehors par l'échancrure ischiatique, et dont j'ai déjà indiqué le mode de préparation.

Quant à l'obturatrice, vous ne la suivrez, dans le trajet qu'elle parcourt hors du bassin, qu'au moment où vous disséquerez les artères profondes

_____

(1) L'élève consultera la table d'origine et de distribution des branches de l'hypogastrique, s'il se trouve embarrassé dans cette partie de la préparation. Il distendra la vessie en y poussant de l'air, et il remplira le rectum avec de la filasse si ces parties sont larges et flasques.

de la cuisse, dans le voisinage desquelles elle se trouve située.

### De l'Iliaque externe (Winsl., Sabat., Boy., Bich.).

*Synonymes.* Grandis arteria in crus descendens : *Vésal.* = Duo magni trunci rami, qui ad crura deferuntur : *Columb.* = Iliaca externa : *T. Barthol., Murr.* = Rami iliaci externi : *Cowp.* = Iliaca dextra et sinistra : *Hall.* = Arteria femoralis sive cruralis : *Sœmmer.* = Grande iliaque antérieure : *Port.* = Portion iliaque de la crurale : *Chauss.*

Cette artère se porte obliquement en bas et en dehors depuis la bifurcation de l'iliaque primitive jusqu'au dessous de l'arcade inguinale ou fémorale. Elle fournit, dans toute l'étendue du trajet qu'elle parcourt, des rameaux adipeux, glandulaires, péritoneaux, tous très-petits et très-variables; elle donne en outre, près de son extrémité fémorale, deux branches considérables et constantes; ces branches sont :

### A. L'Épigastrique (Winsl., Sabat., Boy., Bich., Port.).

*Synonymes.* Epigastrica : *T. Barthol., Cowp., Heist., Hall., Murr., Sœmmer.* = La sus-pubienne : *Chauss.*

L'épigastrique naît à l'angle aigu de la partie inférieure interne de l'iliaque externe; elle descend d'abord en dedans ; bientôt après elle se courbe pour passer derrière le cordon testiculaire et remonte ensuite le long de la partie interne de ce cordon ; à deux pouces environ au-dessus du pubis, elle se place derrière le muscle droit abdominal et remonte jusqu'à l'ombilic, après s'être divisée en deux rameaux principaux qui fournissent eux-mêmes des ramuscules nombreux *musculaires, aponévrotiques, péritonéaux, anastomotiques.* L'épigastrique donne aussi, avant de se diviser, d'autres rameaux *musculaires, glandulaires, péritonéaux, génito-funiculaires, pubiens, anastomotiques.*

### B. *L'Iliaque antérieure* (Sabat., Boy.)

*Synonymes.* Rami arteriarum iliacarum internarum, tendentes inter duos musculos *abdominis* obliquos : *Cowp.* = Rameau externe de l'iliaque externe : *Winsl.* = Abdominalis : *Hall., Sœmmer.* = Abdominalis, sive circumflexa ileum, seu iliaca externa minor : *Murr.* = Petite iliaque antérieure : *Port.* = Circonflexe iliaque : *Bich.* = Circonflexe de l'ilium : *Chauss.*

L'iliaque antérieure naît en dehors de l'iliaque externe, au-dessous de l'épigastrique. Elle se porte en haut et en dehors derrière le péritoine vers l'épine supérieure et antérieure de l'os des îles. Près de cette éminence elle donne une branche qui remonte entre le transverse et l'oblique interne. Le tronc de l'artère suit quelque temps la crête de l'os des îles, et s'engage ensuite entre les muscles larges de l'abdomen.

L'iliaque antérieure donne des rameaux multifides, dont on peut distinguer les divisions en inguinales et en abdominales.

*Préparation.* Disséquez de dedans en dehors et de haut en bas, les tégumens qui couvrent la moitié inférieure de l'oblique externe de l'abdomen. Observez la disposition des artérioles que vous rencontrerez en disséquant ainsi la peau : elles sont fournies par la partie supérieure de l'artère fémorale (1). Après avoir étudié ces petits vaisseaux, isolez avec soin le pourtour de l'anneau sus-pubien du tissu cellulaire qui l'environne, et incisez de haut en bas le prolongement fibro-celluleux qui de la circonférence de cette ouverture se prolonge autour du cordon testiculaire.

Si le sujet sur lequel vous opérez porte une hernie, disséquez-la soigneusement à l'extérieur, en conservant ses rapports avec le cordon. Cela fait, coupez les aponévroses des muscles larges de l'abdomen à un pouce du bord externe du muscle droit ; commencez cette section à la hauteur de l'ombilic, et terminez-la au niveau de la partie supérieure de l'anneau inguinal que vous laisserez en place. En coupant ces aponévroses, et en divi-

___
(1) *Voyez* la Table d'origine des branches de la fémorale.

sant ensuite en travers le grand oblique, le petit oblique et le transverse vers leur partie moyenne, évitez, si faire se peut, d'ouvrir le péritoine, et observez les anastomoses externes de l'épigastrique; renversez en bas et en dehors le lambeau formé par la partie inférieure des muscles que vous aurez coupés comme je viens de le dire, et séparez-en d'avant en arrière le péritoine, s'il vous était arrivé de le couper en même temps que les muscles abdominaux. Disséquez ensuite l'espèce de canal que parcourt le cordon testiculaire avant de franchir l'anneau, et qui est formé par le petit oblique et par le transverse; enlevez le tissu cellulaire qui environne ces parties; le tronc de l'épigastrique, ses connexions avec le cordon, ses rameaux descendans se trouveront alors découverts, et il vous sera très-facile de suivre les rameaux ascendans de ce vaisseau en renversant sur lui-même, ou en coupant en travers le muscle droit abdominal.

Vous mettrez ensuite à decouvert l'iliaque antérieure et le tronc qui lui donne naissance, en soulevant le péritoine qui tapisse la fosse iliaque, et en séparant les uns des autres les corps charnus du transverse, de l'oblique interne et de l'oblique externe, le long de la crête de l'os des îles.

*De l'Artère Crurale* (Winsl., Sabat., Boy., Bich., Port.).

*Synonymes.* Arteria in crure, etc. : *Vésal.* =

cruralis : *T. Barth., Cowp., Heist.* =Truncus femoralis : *Hall., Sœmmer.* = Femoralis communis : *Murr.* = Portion fémorale de la crurale : *Chauss.*

L'artère crurale s'étend du ligament de *Fallope* à la partie supérieure du jarret.

Elle donne successivement dans son trajet :

1.° L'artère qui se porte aux tégumens du bas ventre (arteria ad cutem exteriorem abdominis : *Hall.* = Les inguinales : *Chauss.*). Cette branche fournit des rameaux *inguinaux, pubiens, abdominaux.* On peut distinguer ceux-ci en externes et en internes.

2.° Les *honteuses externes* (pudéndæ externæ : *Hall.* = Les scrotales, ou bien les vulvaires : *Chauss.*). Leur nombre est de deux ou de trois. On les distingue en supérieure et en inférieure. La supérieure naît constamment de la partie supérieure, antérieure et interne de la crurale. L'inférieure naît plus bas, de la crurale ou de la profonde. Elles donnent des rameaux *inguinaux, pubiens, génitaux* supérieurs et inférieurs. Les anastomoses de ces artères sont nombreuses.

3.° L'artère *profonde* (profunda femoris : *Hall.* = La grande musculaire de la cuisse : *Chauss.*) Cette branche très-volumineuse naît ordinairement de la partie postérieure de la crurale, entre le pubis et le petit trochanter ; elle descend profondément placée au-devant des adducteurs, tra-

verse le troisième au-dessus de l'ouverture aponévrotique qu'il présente pour le tronc de la fémorale, et va se terminer dans la courte portion
du biceps.

La profonde donne un grand nombre de branches et de rameaux musculaires et anastomotiques qu'il est important de disséquer jusqu'à leur
terminaison. Je vais les énumérer :

A. La *circonflexe externe* (circumflexa externa :
*Hall.* = La sous-trokantérienne : *Chauss.*). Cette
branche naît de la partie supérieure externe de
la profonde, et quelquefois cependant de la crurale.
Elle se porte transversalement en dehors sous le
couturier et le droit antérieur, et ne tarde pas à se
diviser en deux branches secondaires multifides :
l'une est antérieure et descend vers la rotule ; l'autre est externe et postérieure, et se contourne
transversalement pour gagner la partie postérieure
externe de la cuisse.

B. La *circonflexe interne* (circumflexa interna :
*Hall.* = La sous-trokantinienne : *Chauss.*). Cette
artère volumineuse est aussi quelquefois fournie
par le tronc de la crurale ; elle s'engage entre le
psoas et le pectiné, se contourne sur la partie interne du col du fémur, et se divise derrière cette
partie en deux branche, l'une ascendante et l'autre
transversale.

C. Plusieurs branches ou rameaux qui n'ont
pas reçu de noms particuliers et qui se distribuent

aux muscles de la partie antérieure et interne de la cuisse.

D. Les *trois ou quatre perforantes* (rami magni profundæ perforantes, sive perforans 1.ª 2.ª 3. 4.ª : *Hall.* = Les trois ou quatre branches fémuro-poplitées : *Chauss.*). La première perforante naît immédiatement au-dessous du petit trochanter; la seconde, la troisième et la quatrième quand elle existe, naissent les unes au-dessous des autres à des distances à peu près égales. Toutes traversent le grand adducteur, et parvenues à la partie postérieure de la cuisse elles se distribuent aux muscles, aux nerfs, au tissu cellulaire, aux tégumens de cette région, et s'anastomosent entre elles, avec les circonflexes, et avec les branches extra-pelviennes de l'hypo-gastrique.

La fémorale, après avoir fourni la profonde, ne donne plus que quelques petits rameaux musculaires et cutanés qui n'ont pas reçu de noms particuliers.

*Préparation.* Incisez les tégumens de la cuisse sur le trajet d'une ligne tirée du milieu de l'arcade inguinale à la partie moyenne de la tubérosité interne du fémur. Renversez la peau en dedans et en dehors, et isolez du tissu cellulaire qui les environne, la *honteuse externe supérieure* et la *tégumenteuse* de l'abdomen. Fendez et disséquez de la même manière l'aponévrose fémorale et mettez exactement à découvert les surfaces libres de tous les muscles antérieurs, externes et internes de la cuisse, sans détruire leurs rapports naturels, et sans couper les petites artères situées dans leur voisinage. Cela fait, le *tronc de la fémorale* sera découvert depuis son origine jusqu'au point où cette artère s'engage sous le couturier ; on pourra également voir l'origine de la *tégumenteuse,* des *honteuses externes,* de la *profonde* et de ses divisions supérieures. Poursuivez les *honteuses* jusqu'à leur terminaison ; renversez ensuite le couturier en dehors pour enlever plus commodément le tissu cellulaire graisseux qui environne la fémorale, et observez avec soin la disposition de l'aponévrose au-dessous de laquelle cette artère s'engage, vers la partie inférieure de son trajet. Ecartez les uns des autres, sans les couper, le couturier, le droit antérieur, le triceps fémoral, le tenseur de l'aponévrose de la cuisse, pour découvrir la *circonflexe externe* et ses branches. Après avoir disséqué ce vaisseau, suivez la *profonde* et ses rameaux antérieurs et internes jusque vers la partie inférieure du troisième adducteur.

Enlevez avec précaution le tissu cellulaire graisseux qui occupe l'espace compris entre le psoas et le pectiné, et dans lequel vous trouverez le tronc de la *circonflexe interne.* Il vous faudra ensuite envelopper les parties déjà disséquées, et procéder à la dissection des muscles postérieurs de la cuisse, de la manière suivante:

Renversez en dehors la moitié inférieure du grand fessier, en conservant soigneusement ses artères; découvrez ensuite dans toute leur longueur les trois muscles longs qui s'insèrent à la tubérosité de l'ischium, écartez ces muscles les uns des autres, écartez-les aussi de la face postérieure du troisième adducteur, vous trouverez ainsi les *perforantes* et la *branche transversale de la circonflexe interne*. Pour mettre à découvert sa branche ascendante, vous couperez en travers, à sa partie moyenne, le muscle carré et vous renverserez ses lambeaux en sens opposé.

Lorsque vous aurez disséqué et étudié l'artère fémorale, vous séparerez du pubis le pectiné et les deux premiers adducteurs; vous renverserez successivement, en bas et en dedans, ces trois muscles afin de mettre d'abord à découvert les branches descendantes de l'obturatrice, après quoi vous disséquerez le cercle artériel que quelques rameaux de cette artère forment autour du trou sous-pubien, et ceux qui pénètrent dans la cavité cotyloïde.

*De l'Artère Poplitée* (Winsl., Sabat., Boy., Bich., Port.).

*Synonymes.* Grandis arteria inter duo humiliora femoris capita *recondita* : *Vésal.*═Poplitæus arteriæ ramus : *Th. Barth.*═Poplitæa : *Heist.*,

*Hall., Murr., Sœmmer.* = Portion poplitée de la crurale : *Chauss.*

L'artère poplitée s'étend de la partie supérieure du jarret à la partie inférieure du quart supérieur de la jambe.

Elle donne dans son trajet les branches suivantes :

1.° L'*artère ou les artères articulaires supérieures internes* ( articularis superior interna : *Hall.* (1). Cette artère ou ces artères naissent du côté interne de la poplitée, au-dessus du condyle interne du fémur; quelquefois l'une d'elles ou la seule qui existe, naît de la partie inférieure de la crurale. Le trajet qu'elles parcourent est différent, suivant la hauteur à laquelle elles naissent; mais elles fournissent toujours des rameaux considérables qui s'engagent derrière le triceps crural et d'autres qui descendent sur le côté interne du genou.

2.° L'*artère articulaire supérieure externe* (articularis superior externa : *Hall.*). Cette branche est fournie par la poplitée immédiatement au-dessus du condyle externe du fémur; elle passe entre cet os et le biceps, et se divise ensuite en deux ordres

---

(1) M. *Chaussier* désigne collectivement les articulaires supérieures, la moyenne et les inférieures, sous le nom d'*articulaires poplitées.*

de rameaux les uns *transverses*, les autres *descendans*.

3.° L'*articulaire moyenne* (articularis media, seu azyga : *Murr.*). L'origine de cette artère varie : l'une des deux articulaires, dont je viens de parler, lui donne quelquefois naissance. Elle se porte vers la partie moyenne et postérieure de l'articulation.

4.° L'*artère articulaire inférieure interne* (articularis inferior interna : *Hall.*). La poplitée lui donne naissance au niveau de la partie inférieure du condyle interne du fémur. Elle se dirige d'abord en bas et en dedans, puis elle s'engage sous le ligament latéral interne du genou, et après l'avoir dépassé elle remonte vers la rotule en donnant de nombreux rameaux.

5.° L'*artère articulaire inférieure externe* (articularis inferior externa : *Hall.*) Cette branche naît ordinairement à la même hauteur que la précédente ; quelquefois un tronc commun les fournit ; elle descend d'abord en dehors ; elle passe ensuite sous le ligament latéral externe, et remonte vers la rotule en fournissant beaucoup de ramifications.

6.° Les *artères gastrocnémiennes* (rami ad gastrocnemios : *Hall.*). Elles sont ordinairement au nombre de deux, et pénètrent dans la partie supérieure des jumeaux.

7.° La *nutricière du tibia* (nutricia tibiæ : *Hall.* = La médullaire du tibia : *Chauss.*)

8.º Plusieurs rameaux musculaires, adipeux, cutanés, qui n'ont pas reçu de noms particuliers.

9.º La poplitée parvenue au niveau du bord supérieur du soléaire, fournit en avant la *tibiale antérieure*, et un peu plus bas elle donne, en se terminant, la *tibiale postérieure* et la *péronière*.

*Préparation.* Fendez la peau qui couvre la partie postérieure et inférieure de la cuisse et la partie postérieure et supérieure de la jambe ; commencez cette incision au milieu d'une ligne transversale que vous supposerez séparer les deux tiers supérieurs de la cuisse du tiers inférieur de ce membre, et terminez-la au-dessous du tiers inférieur de la jambe, vis-à-vis de la réunion des deux jumeaux ; disséquez ensuite les tégumens en dedans et en dehors ; faites tirer le demi-membraneux en dedans, et enlevez avec précaution le tissu cellulaire contenu dans la partie supérieure du creux du jarret ; séparez l'un de l'autre les deux jumeaux en les renversant en sens opposé. Si ces muscles vous gênent trop pour disséquer les vaisseaux, coupez leurs corps charnus en travers à leur partie moyenne, afin de pouvoir les écarter et les soulever avec facilité. Suivez les articulaires jusqu'au-dessous des tendons ou des ligamens qui les couvrent, et lorsque vous aurez disséqué ces vaisseaux dans le jarret, retournez le membre et achevez la préparation en enlevant avec précaution la partie de l'aponévrose fascia-lata qui enveloppe l'articulation, et le tissu cellulaire graisseux qui sépare du fémur la partie inférieure du triceps fémoral.

*De la Tibiale antérieure* (Winsl., Sabat., Boy., Bich., Port., Chauss.).

*Synonymes.* Ramus, qui per membraneum ligamentum, tibiæ ossi fibulam colligans, in tibiæ anteriora excurrit : *Vésal.* = Ramus tibieus exterior : *T. Barthol.* = Tibialis anterior sive antica : *Hall.* = Tibialis antica : *Murr.* = Tibialis seu fibula antica : *Sœmmer.*

Cette artère est située sur le trajet d'une ligne tirée de la partie antérieure de l'extrémité supérieure du péroné au milieu de l'articulation tibiotarsienne. Avant de traverser le ligament interosseux, la tibiale antérieure donne un ou plusieurs petits rameaux musculaires et anastomotiques; après l'avoir traversé elle fournit les branches suivantes :

A. La *récurrente tibiale* (rami tibialis anterioris arteriæ ad articulationem et ligamenta genu : *Hall.* = La récurrente du genouil : *Chauss.*) Cette branche multifide remonte dans l'épaisseur du jambier antérieur vers la partie inférieure et interne de la rotule.

B. La *malléolaire interne : Chauss.* (Ramus magnus in imam tibiam interior : *Hall.* = Malléolaris interna : *Murr.*) Cette branche passe derrière le tendon du jambier antérieur, et fournit des rameaux *malléolaires* et *tarsiens* nombreux.

C. La *malléolaire externe* : *Chauss.* (ramus alius exterior ad imam tibiam et fibulam : *Hall.* = Malléolaris externa : *Murr.*).

D. Plusieurs rameaux musculaires et anastomotiques qui n'ont pas reçu de noms particuliers.

*Préparation.* Incisez successivement la peau et l'aponévrose de la jambe suivant la direction de l'artère; séparez ces deux membranes de la surface libre des muscles antérieurs de la jambe, de la crête du tibia, de la face interne de cet os. Divisez en travers et à sa partie moyenne le ligament annulaire antérieur du carpe; écartez du jambier antérieur les muscles qui correspondent à sa face externe, et, le tronc de la tibiale étant découvert, soulevez les tendons des muscles que vous aurez disséqués pour suivre plus facilement les deux artères malléolaires.

### De la Pédieuse (Boy., Bich.).

*Synonymes.* L'artère dorsale ou supérieure du tarse : *Port.* (1).

La pédieuse est située sur le trajet d'une ligne

---

(1) Les autres anatomistes, considérant cette artère comme une portion de la tibiale antérieure, ne lui ont pas donné de nom particulier.

qu'on tirerait du milieu de la partie antérieure de l'articulation tibio-tarsienne à l'extrémité postérieure du premier espace inter-métatarsien.

Elle donne en dedans plusieurs petits rameaux qui n'ont pas reçu de noms, et en dehors deux branches constantes : l'une est *l'artère du tarse* (art. tarsea : *Hall.* = La sus-tarsienne : *Chauss.*); l'autre est *l'artère du métatarse* (arter. metatarsea : *Hall.* = La sus-métatarsienne : *Chauss.*). C'est de cette dernière branche que proviennent les interosseuses dorsales du pied.

La pédieuse parvenue à l'extrémité postérieure du premier espace inter-métatarsien, fournit la *dorsale du gros orteil* (art. dorsalis hallucis : *Hall.*), et ensuite elle se termine en s'anastomosant avec la plantaire externe et en fournissant une branche plantaire considérable au gros orteil.

*Préparation.* Divisez les tégumens sur le trajet de la pédieuse, et disséquez-les en dedans et en dehors en prolongeant leur dissection jusqu'à l'extrémité des orteils; soulevez les tendons qui passent sur le pied, ou coupez-les en travers à la partie inférieure du tibia; séparez le pédieux de ses attaches postérieures, et renversez-le ensuite d'arrière en avant et de dehors en dedans.

*De l'Artère-Tibiale postérieure* ( Winsl., Sabat., Boy., Bich., Port., Chauss).

*Synonym.* Præcipuæ magnæ arteriæ crus adeun-

tis portio, per tibiæ posteriora descendens : *Vésal.*
= Tibialis postica : *Hall.*, *Murr.*, *Sœmmer.*

La tibiale postérieure est placée sous le jumeau interne et le soléaire jusque vers le milieu de la jambe ; dans le reste de son trajet elle est située sous l'aponévrose tibiale, au côté interne du tendon d'Achille ; elle se termine sous la voûte du calcanéum, en fournissant les artères plantaires externe et interne.

La tibiale postérieure donne dans son trajet des rameaux musculaires, cutanés, anastomotiques et quelquefois la nutricière du tibia.

*Préparation.* Enlevez totalement les tégumens qui couvrent la partie postérieure de la jambe ; coupez les jumeaux en travers à leur partie moyenne, écartez ensuite leurs lambeaux, et séparez du tibia le soléaire que vous renverserez sur la face externe du péroné ; fendez l'aponévrose tibiale de haut en bas, de dehors en dedans, près du bord interne du tendon d'*Achille*, et enlevez le tissu cellulaire graisseux qui se trouve autour de l'artère et des branches auxquelles elle donne naissance.

*De l'Artère Péronière* (Winsl., Sabat., Boy., Bich., Port., Chauss.).

*Synonymes.* Ramus fibulæ exporrectus, sub septimo et octavo pedem moventium musculis : *Vésal.*
= Peronea : *Hall.*, *Murr.*, *Sœmmer.*

La *péronière* s'étend de la fin de la poplitée à la partie postérieure, inférieure, externe de la jambe : elle fournit, en se divisant, la *péronière antérieure*, et la *péronière postérieure*. La première traverse le ligament inter-osseux et va se ramifier sur la partie supérieure externe du pied. La seconde passe derrière l'articulation péronéo-tibiale et se distribue aux ligamens de cette articulation, et aux parties voisines. Le tronc de la péronière donne dans son trajet beaucoup de rameaux musculaires, plusieurs rameaux anastomotiques et les nutricières du péroné.

*Des Artères Plantaires interne et externe* (Winsl., Sabat, Boy., Bich., Port., Chauss.).

*Synonymes.* Ramulus internæ pedis regioni oblatus, *eta* rteriæ in humiliori pedis regione ad digitos series : *Vésal.* = Plantares interna et externa : *Hall., Murr., Sœmmer.*

L'artère *plantaire interne* placée au-dessus de l'adducteur du gros orteil s'étend de la fin de la tibiale postérieure jusqu'au tronc de l'une des collatérales de cet orteil. Elle donne dans son trajet des rameaux nombreux ; l'un d'eux, assez considérable, est spécialement destiné pour les tégumens du pied.

La *plantaire externe* située au-dessus du court fléchisseur commun des orteils s'étend d'abord de dessous la voûte du calcanéum à l'extrémité postérieure du dernier espace inter-métatarsien; parvenue en cet endroit, elle se courbe de dehors en dedans et de derrière en devant, s'avance vers l'extrémité postérieure du premier métatarsien et s'anastomose avec la branche perforante de la pédieuse.

La plantaire externe fournit dans la première partie de son trajet des rameaux *calcaniens, articulaires, musculaires, adipeux, anastomotiques*, qui n'ont pas reçu de noms.

La seconde portion de cette artère est désignée sous le nom d'*arcade plantaire* (arcus plantaris : *Hall.*). Elle donne des rameaux dans toutes les directions. Les inférieurs et les postérieurs n'ont pas reçu de noms. Les supérieurs, au nombre de trois, sont les artères perforantes postérieures (*perforantes posteriores : Hall.*).

Les *rameaux antérieurs* (art. digitales : *Hall.*) sont plus volumineux : on en compte ordinairement quatre. Ils fournissent les *perforantes antérieures* (rami perforantes anteriores : *Hall.*), et des *collatérales aux quatre derniers orteils*.

*Préparation.* Enlevez d'abord les tégumens de la plante du pied en conservant, autant que possible, les artères tégumenteuses; séparez successivement des tubérosités du calcanéum, et ramenez d'arrière en avant l'adducteur du gros orteil, le court fléchisseur commun des orteils et l'abducteur du petit orteil; observez, en renversant ces muscles, les vaisseaux qu'ils reçoivent et enlevez exactement le tissu cellulaire qui se trouve autour des artères *plantaires*. Après avoir découvert la partie postérieure de ces vaisseaux, coupez en arrière les tendons des muscles fléchisseurs, l'accessoire du long fléchisseur, ainsi que les muscles du petit doigt, l'abducteur oblique du gros orteil et son court fléchisseur, afin de pouvoir suivre plus facilement la branche de terminaison de la pédieuse, l'arcade plantaire et les rameaux auxquels elle donne naissance.

# DE LA CONSERVATION DES PIÈCES D'ANGÉIOLOGIE.

LES procédés que l'on peut employer pour conserver les pièces injectées sont différens : 1.° suivant la nature et la disposition des parties injectées ; 2.° suivant la nature des matières que l'on a employées pour faire l'injection ; 3.° suivant qu'on veut conserver les parties par la méthode de la dessication, ou bien par celle de l'immersion dans un liquide transparent et anti-septique.

*Alex. Monro* (1) et M. le professeur *Duméril* (2), ont exposé, avec autant de clarté que de précision, les résultats des observations qu'ils ont faites sur cette partie importante de l'anatomie pratique. J'emprunterai de ces deux savans anatomistes la plupart des considérations renfermées dans cet article.

Quelle que soit la méthode de conservation que l'on veuille mettre en usage, il faut d'abord faire

(1) Essai sur la manière de préparer et de conserver les parties des animaux, destinées aux usages anatomiques (*inséré* dans les Essais et observations de médecine de la Société d'Edinbourg, tom III, pag. 135).

(2) Essai sur les moyens de perfectionner et d'étendre l'art de 'anatomiste.

dégorger dans de l'eau froide la pièce injectée et disséquée, jusqu'à ce qu'elle ne contienne plus de sang. Il est même utile de faire ensuite dessécher *légèrement* à l'air les parties que l'on se propose de conserver dans une liqueur.

Toutes les fois que l'on veut conserver soit sèche, soit humide, une pièce de myologie injectée, il faut en la disséquant enlever soigneusement le tissu cellulaire graisseux placé dans les interstices des muscles et celui qui se trouve autour des artères. Si l'on n'a point injecté les veines sur la même pièce il est convenable de les enlever; quant aux nerfs, on peut à volonté les laisser ou les emporter.

Si l'on a intention de conserver, par la voie de la dessication, une pièce de myologie injectée, on suivra le procédé que j'ai indiqué (*pag.* 273 *et suiv.*); mais pour ne point applatir les artères, on ne comprimera point les muscles entre des lames de verre, on se contentera de les étendre avec les doigts lorsqu'ils auront perdu leur forme naturelle.

Lorsqu'après avoir injecté les vaisseaux du cœur, de l'utérus ou de tout autre organe creux, dense et épais, on veut le faire dessécher, il faut, pendant que la dessication se fait, maintenir écartées les parois de la cavité que présente cette partie, en la remplissant soit avec de la cire fondue, soit avec du mercure, soit avec de l'air. Le crin, la filasse et les substances analogues conviennent peu pour cet usage, parce qu'elles deviennent adhérentes aux parties avec lesquelles elles se trouvent en contact. On pourrait cependant s'en servir, mais après les avoir imprégnées d'une dissolution alcoolique de savon.

Quand on fait couler de la cire fondue dans la cavité d'un viscère, il est impossible de l'en retirer complètement lorsque la pièce est desséchée, et l'on ne peut appercevoir que les vaisseaux qui se ramifient sur la surface externe. Cet inconvénient majeur n'est point attaché à l'emploi du mercure, mais ce métal altère toujours plus ou moins la couleur des pièces ; il retarde leur dessication ; souvent il les déforme ; quelquefois même il les déchire par son poids, à moins qu'on n'ait la précaution de les placer sur un filet pendant qu'elles sèchent. Quand on se sert de ce métal pour distendre une cavité viscérique, il faut lier exactement tous les vaisseaux qui y aboutissent, à l'exception de celui par lequel on doit l'introduire, et qu'il faut toujours tourner en haut.

L'air serait, sous tous les rapports, plus avantageux que le mercure, s'il ne s'échappait point aussi facilement des viscères dans lesquels on l'insuffle. On peut recourir à différens moyens pour remédier à cet inconvénient ; ainsi Monro recommande, 1°. d'exposer les viscères insufflés aux rayons du soleil, ou de les placer près du feu, afin de les faire sécher promptement ; 2°. d'introduire de temps en temps de nouvel air pour remplacer celui qui s'est échappé ; 3°. de tremper la pièce dans un fort vernis de térébenthine dès que sa surface externe est sèche ; 4°. d'appliquer de nouveau vernis lorsque celui que l'on a appliqué s'est écaillé ou détaché. On peut se servir de tubes simples pour insuffler l'air ; mais les tubes à robinet sont bien plus commodes. On peut se dispenser de répéter souvent l'insufflation en mettant en usage le procédé suivant : prenez une grande vessie de cochon, mouillez-la, et fixez-y solidement deux tubes simples de verre, de métal, de bois ou de gomme élastique ; introduisez l'un de ces tubes dans la cavité que vous voulez distendre, et arrêtez-le par le moyen d'une ligature. Poussez de l'air par l'autre tube, jusqu'à ce que la vessie et la pièce soient fortement distendues, et bouchez ensuite exactement l'orifice libre de l'instrument. L'air contenu dans la vessie passe dans la cavité du viscère à mesure que celui qui y est contenu s'échappe ; on peut même le faire pénétrer continuellement et avec force dans cette cavité, en plaçant sur la vessie un corps lourd. Lorsqu'on opère sur le cœur, sur les poumons, sur les reins, sur la rate, etc., on peut adapter à ces organes plusieurs vessies disposées comme je viens de l'indiquer.

M. *Duméril* décrit un procédé très-ingénieux pour donner à certaines parties molles qu'on doit dessécher, les courbures et les inflexions

» qu'elles avaient dans l'état de nature : *Ce pro-*
» *cédé* consiste à modeler leur cavité intérieure,
» à construire une sorte de charpente intérieure,
» dont les pièces tenues momentanément rappro-
» chées, puissent être démontées facilement par
» morceaux, lorsqu'il faut les retirer, et quelque-
» fois par une ouverture très-étroite. C'est ce que
» l'on fait avec de la cire ou du liége, dont on taille
» des morceaux qui s'appuient à la maniére des
» pièces d'une voûte. »

Les viscères creux et minces, tels que l'estomac, les intestins, la vessie, sont faciles à conserver par dessication. Il faut d'abord les vider
exactement des matières liquides ou molles qu'ils
contiennent, en y faisant passer de l'eau à plusieurs reprises ; et lorsqu'ils sont dégorgés et net-
toyés, on les fait macérer pendant quelque temps
dans une solution aqueuse saturée de muriate sur-
oxigéné de mercure ; on les retire ensuite de cette
dissolution pour les insuffler et les exposer à un
courant d'air, jusqu'à ce qu'ils soient parfaitement
secs.

Les membranes synoviales, les bourses mu-
queuses peuvent être conservées par l'un ou par
l'autre de ces deux derniers procédés.

Lorsqu'on a dessein de conserver desséchée une
membrane mince ou seulement une portion de
cette membrane injectée, il faut d'abord la séparer avec précaution des surfaces avec lesquelles

elle se trouve en contact. *Monro* recommande d'enlever avec elle une assez grande quantité de tissu cellulaire, afin de conserver les rameaux principaux des artères. Pour faire dessécher cette membrane, on l'étend d'abord sur une planche bien unie; au bout de quelques jours on l'en détache, et on la maintient ensuite étendue avec des fils.

On éprouve bien plus de difficultés pour conserver *par dessication simple* les vaisseaux, et en même temps le parenchyme des organes qui sont volumineux, mous et vésiculeux, comme les poumons, la rate, les corps caverneux, le corps thyroïde. On ne réussit qu'autant qu'on a pris la précaution de faire dégorger exactement la pièce avant de l'injecter; il faut, après avoir rempli ses vaisseaux, la faire macérer dans une solution de sublimé corrosif, et l'insuffler ensuite, comme je l'ai indiqué en parlant de la dessication des organes creux, épais, à tissu dense.

*L'excarnation* (1) est une méthode à laquelle on peut avoir utilement recours pour isoler du parenchyme dans lequel ils se ramifient, les vaisseaux injectés du poumon, de la rate, du corps thyroïde et ceux des viscères solides et volumineux, tels que le cerveau, le foie, les reins; mais il est bon d'être prévenu que lorsqu'on prépare une pièce d'an-

_____

(1) J'ai emprunté ce mot de *Ruysch*, *Advers. anatom.*, dec. 3.ª *Lector. Benev.*

géiologie *par excarnation*, il est très-difficile de la faire sécher, et de placer ses vaisseaux dans une situation convenable; c'est pourquoi l'on doit plutôt conserver dans une liqueur anti-septique que faire dessécher les préparations de ce genre.

A la méthode de l'*excarnation* se rapportent deux procédés : celui de *la putréfaction* et celui de *la corrosion.*

*Severinus* (1) et *Ruysch* ont employé la putréfaction pour démontrer les vaisseaux de plusieurs fruits et de plusieurs espèces de feuilles. Ce dernier paraît avoir mis en usage le même procédé pour isoler les vaisseaux du foie, de la rate, du cerveau, mais il ne décrit que sa manière d'opérer sur les fruits (2). *Alex. Monro* donne de ce procédé, considéré comme moyen d'anatomie pratique, une description assez détaillée que j'ai jugé convenable de transcrire littéralement (3). « On « mettra le cerveau, les poumons, le foie, la rate, « ou quelqu'autre partie que ce soit, dont le tissu « est délicat et qu'on a injectée, dans l'eau com- « mune; on l'y laissera jusqu'à ce que la mem- « brane qui lui sert d'enveloppe soit soulevée par

---

(1) *Th. Barthol.*, *Epistol. cent. I, epistol.* 65.

(2) *Advers. anatom.*, dec. 3.ᵉ, pag. 9.

(3) On se rappellera ce que nous avons déjà dit, en parlant des injections, que les pièces injectées avec la cire, les résines et le suif, sont les seules que l'on puisse préparer par *excarnation.*

« l'eau introduite dans le tissu cellulaire qui l'at-
« tache aux parties qui sont au-dessous. On sé-
« parera alors la membrane, et l'on remettra en-
« core la partie dans l'eau jusqu'à ce que les fibres
« qui lient entre eux les petits vaisseaux soient
« dissoutes. C'est ce qu'on connaîtra en agitant de
« temps à autre dans l'eau la partie préparée, dont
« il se détachera des parcelles corrompues; et l'on
« verra en effet les vaisseaux distincts et flottans
« dans l'eau. On ôtera la partie ainsi préparée de
« l'eau, et l'ayant doucement pressée pour en ex-
« primer ce qu'il y reste d'humidité, on la lavera
« dans un peu de la liqueur dans laquelle on se
« propose de la conserver, pour la mettre tout de
« suite dans un vaisseau plein de la même liqueur,
« où on la suspendra par le moyen d'un fil ou
« d'un cheveu, afin que la partie s'étende et que
« les petits vaisseaux se séparent les uns des au-
« tres. »

M. *Duméril* décrit aussi soigneusement le procédé de *l'excarnation par corrosion*. « La partie
« injectée est abandonnée pendant deux ou trois
« jours dans un vase rempli d'eau pure, qu'on a
« l'attention de renouveler, afin de la faire mieux
« dégorger du sang qu'elle peut contenir. On la
« place ensuite solidement sur un morceau de cire
« fixé au fond d'un vase de porcelaine percé laté-
« ralement à son fond, afin de pouvoir décanter
« la liqueur qu'on doit y verser sans déranger les

« pièces de leur position. Cette liqueur corrosive
« est de l'acide muriatique ou esprit de sel; on
« peut aussi employer pour le même usage l'eau
« forte des graveurs ou l'acide nitrique. »

« La première fois on laisse la pièce deux ou
« trois heures dans cet acide. On décante ensuite,
« et on fait passer à la place une même quantité
« d'eau qu'on laisse couler en filet. On laisse cette
« eau cinq à huit jours, selon la saison, jusqu'au
« moment où l'eau est couverte d'écume et que
« la pièce commence à devenir cotonneuse à sa
« surface; on décante une seconde fois, et on
« place le pot sous le robinet d'une fontaine, dont
« on laisse échapper un petit filet d'eau qui em-
« porte lentement et sans secousses les parties qui
« se sont détachées. Lorsqu'on remarque que le
« lavage n'emporte plus de matière animale, on
« verse de l'acide dans le pot, dont on a rebouché
« la canelle avec un bouchon de verre ou de por-
« celaine chauffé et enduit de cire. On répète ce
« procédé tous les quatre à huit jours, jusqu'à ce
« que les tuniques des vaisseaux soient tout-à-fait
« détruites, et que la matière de l'injection se
« montre à nu de toute part. »

L'essence de térébenthine, l'alcool pur marquant
de vingt-deux à trente degrés de l'aréomètre de
Baumé, l'alcool au même degré et légèrement aci-
dulé, sont les liqueurs dont on se sert ordinairement pour conserver les pièces d'angéiologie dans

un état de souplesse. On emploie spécialement l'essence de térébenthine lorsque l'injection a été faite avec une substance gélatineuse.

Quelle que soit la liqueur dont on se serve, il faut toujours que la pièce y soit complétement plongée, et qu'elle y soit suspendue par le moyen d'un fil, d'un crin, ou d'un cheveu. Il faut aussi que les bocaux soient exactement bouchés et lutés, et si l'on doit y renfermer des parties dont les vaisseaux sont très-déliés, on choisira parmi ces vases ceux qui offriront plus d'épaisseur, parce qu'ils ont l'avantage de faire paraître plus volumineux les objets qu'ils contiennent.

# PRÉPARATION DES VEINES.

## De l'injection des Veines.

Il serait à désirer qu'on pût injecter les veines aussi facilement et aussi complétement qu'on injecte les artères; mais plusieurs causes empêchent qu'on remplisse tout le système veineux en poussant l'injection par un seul tronc : 1.º les veines forment deux appareils circulatoires qui n'ont entre eux que des communications capillaires par les extrémités de terminaison des branches de la veine-porte hépatique, et par les extrémités d'origine des veines sus-hépatiques; 2.º les valvules qui existent dans toutes les veines des membres, dans la plupart de celles des parois des cavités splanchniques, s'opposent constamment à ce que l'injection parcoure ces vaisseaux dans une direction opposée à celle que suivait pendant la vie le sang qui y était contenu.

Lorsque l'on veut injecter toutes les veines, on se trouve donc forcé de faire plusieurs injections partielles, et il est impossible de déterminer exactement quel doit être leur nombre, parce qu'elles ne réussissent pas également sur tous les sujets. Je vais indiquer successivement les veines que l'on ouvre ordinairement pour pousser ces injections partielles, et les résultats que l'on obtient ordinairement de chacune d'elles :

1.° En plaçant le tube de bas en haut dans la partie supérieure de la veine basilique, on peut injecter l'axillaire, les deux sous-clavières, une partie de leurs rameaux, les veines jugulaires, la plupart des veines des parties antérieure et latérale du cou, les veines temporales, les sinus de la dure-mère, les veines du cerveau ; l'injection pénètre encore dans la veine-cave supérieure, l'azygos, les cavités droites du cœur, les veines coronaires de cet organe, la veine-cave inférieure et ses branches, et enfin, dans les veines iliaques primitives, l'hypogastrique et l'iliaque externe.

2.° L'injection poussée par la partie supérieure de la veine crurale, peut remplir toutes les veines que je viens d'énumérer. Je préfère même introduire l'injection par ce vaisseau, parce qu'il peut recevoir un tube plus volumineux.

3.° Lorsqu'on injecte de bas en haut par le tronc de la jugulaire interne, on est plus certain de remplir les sinus de la dure-mère, les veines cérébrales, et celles de la face, surtout si on prend la précaution de placer une ligature sur la jugulaire du côté opposé. Cette ligature ne doit être serrée que lorsque le liquide injecté commence à refluer, après avoir chassé devant lui l'air et le sang contenu dans les vaisseaux veineux de la tête.

4.º Lorsque l'on se propose d'injecter les veines du dos de la main, celles de l'avant-bras, et celles du bras, il faut tâcher d'introduire deux tubes dans des rameaux inférieurs des veines cubitale et radiale postérieures. On trouve ordinairement deux rameaux convenables derrière le premier et le quatrième des muscles inter-osseux dorsaux. Lorsqu'on ne rencontre pas ces vaisseaux ou qu'ils sont trop petits, il faut en chercher d'autres sur le milieu du dos de la main ou sur les deux faces de l'avant-bras, et le plus près possible de son extrémité inférieure.

5.º On injecte les veines des membres abdominaux par les rameaux inférieurs de la saphène interne et de la saphène externe. On obtient assez souvent une belle injection en plaçant un premier tube dans l'une des veines dorsales du gros orteil, ou dans un rameau qui se trouve presque toujours sur la face supérieure du premier muscle inter-osseux dorsal, et un second tube dans la saphène externe, vers l'extrémité postérieure du cinquième os du métatarse. Si ces rameaux sont trop petits, on ouvre les saphènes au-dessous des malléoles.

6.º Il n'est pas difficile de remplir toutes les branches de la veine-porte ventrale et de la veine-porte hépatique, en poussant l'injection par le tronc de l'une des deux veines mésaraïques, ou bien par celui de la splénique, ou seulement même par une des branches principales de l'une des deux mésaraïques; cependant, si l'on voulait injecter spécialement la veine-porte hépatique, il vaudrait mieux le faire par la veine-porte ventrale, que l'on ouvrirait au-dessus du pancréas.

. Malgré toutes les précautions que l'on peut prendre en injectant les veines suivant la méthode dont je viens de parler, il se trouve toujours un grand nombre de ces vaisseaux dans lesquels l'injection ne pénètre pas. Les anatomistes ont fait de nombreux essais pour trouver une méthode plus avantageuse. *Jankius* est un de ceux qui a obtenu les résultats les plus satisfaisans. Je vais, pour les faire connaître, donner un extrait succinct du discours (1) dans lequel il rapporte ses expériences.

Ce fut en poussant l'injection par les artères, que *Jankius* chercha à remplir les veines superficielles. Pendant cinq années consécutives, il répéta ses essais; mais très-souvent ils furent sans succès. Il choisit les membres supérieurs pour faire ses premières expériences, et il obtint, en poussant l'injection par l'artère humérale, le résultat le plus satisfaisant sur un sujet de sept ans; sur un second de douze, sur un troisième de vingt-deux, et enfin sur un quatrième de trente-six.

_____

(1) *De ratione venas corporis humani angustiores in primis cutaneas ostendendi :* inséré dans le *Thesaurus dissertationum* de *Sandifort*, tom. II, pag. 257.

Les injections qu'il fit par l'artère carotide revinrent quelquefois jusque dans les sinus de la dure-mère ; mais bien plus rarement dans les veines superficielles du cou et de la tête Cependant, il rapporte encore quatre exemples de succès.

Lorsque *Jankius* poussa l'injection de haut en bas, par l'artère crurale, il la vit souvent revenir par la veine saphène ; mais sans pénétrer dans les branches qui viennent en descendant s'ouvrir dans la partie supérieure de ce tronc veineux.

Enfin en injectant de bas en haut par l'artère crurale, cet anatomiste parvint plusieurs fois à injecter les veines superficielles du dos, des lombes, des fesses, des parties génitales, et même une fois toutes les veines superficielles du corps. Le cadavre sur lequel l'injection réussit aussi bien, était celui d'une jeune femme d'une haute stature, âgée de vingt-cinq ans, et de cette constitution que nous nommons *lymphatique*.

*Jankius* fait connaître avec assez de détails sa manière d'opérer ; il recommande de plonger la partie ou le cadavre que l'on veut injecter dans un bain tiède ; de l'y laisser séjourner pendant huit heures ; de l'injecter dans ce bain ; de pousser successivement, d'abord avec lenteur et ensuite avec plus de force, deux injections, l'une ténue (1), et l'autre plus consistante.

_____

(1) Voici comment *Jankius* préparait son injection ténue

Il est possible que les veines des os se trouvent quelquefois remplies, quand on a recours à la méthode d'injecter recommandée par *Jankius*; mais je ne me suis point encore occupé de m'en assurer par la dissection. Ces veines parcourent dans les os plats du crâne des canaux découverts par M. *Dupuytren*, qui a indiqué leur disposition et la manière de les mettre à découvert dans sa dissertation inaugurale (1). Le procédé le plus facile auquel on puisse avoir recours pour rendre apparens ces canaux, consiste à enlever avec le ciseau et le maillet la table externe du frontal, des pariétaux, de l'occipital, du temporal, des grandes ailes

_____

« *dilutior infusio ex oleo pinguedinis humanæ est et cin-* « *nabari, quam super porphyriten in tenuissimum pollinem* « *tero.* »

Lorsque j'ai indiqué les matières qui entrent dans la composition des injections, je n'ai point parlé de l'*huile concrete de palme*, parce que j'ignorais qu'on l'eut employée avec succès à cet usage. J'ai lu depuis que *Quellmalz* (*Progr. de oleo palmæ, materia injectionibus anatomicis aptissima. Lips.* 1750, pag. 10) conseille de s'en servir pour les injections fines et de l'employer pure ou mêlée à un tiers ou à un quart de cire. Les avantages qu'il lui attribue sont de pénétrer facilement dans les plus petits vaisseaux, de ne point devenir fragile par le froid, et de préserver les préparations de la pourriture.

(1) Propositions sur quelques points d'anatomie, de physiologie, d'anatomie pathologique, par G. *Dupuytren*, chef des travaux anatomiques de l'Ecole de médecine de Paris, chirurgien en second de l'Hôtel-Dieu, etc., n.º 379 *des Thèses in-8.º de l'Ecole de méd. de Paris.*

du sphénoïde, de la partie postérieure et profonde de l'os malaire, après avoir fait macérer la tête pendant long-temps, et l'avoir fait ensuite dessécher. Je ne crois pas que l'on ait encore vu distinctement des canaux semblables dans les autres os.

---

*Nota.* Il n'est pas absolument nécessaire d'avoir rempli les veines d'injection pour pouvoir les disséquer, car on peut, avec de la patience, suivre les plus petites d'entr'elles dans un état de vacuité. On peut même assurer qu'il vaut mieux, pour prendre une idée exacte des veines, les mettre à découvert dans l'état où elles se trouvent dans le cadavre, qu'après les avoir injectées, parce qu'il arrive ordinairement que l'injection ne pénètre pas dans toutes, qu'elle ne pénètre qu'irrégulièrement dans quelques-unes, et qu'elle en distend d'autres à un point tel qu'elles acquièrent un volume triple ou quadruple de celui qu'elles doivent offrir dans l'état naturel.

Lorsque les veines du sujet que l'on dissèque contiennent une assez grande quantité de sang, on peut faire coaguler ce liquide en arrosant la préparation avec de l'alcool, à mesure que l'on découvre les vaisseaux. On peut aussi, pour obtenir le même résultat, injecter, quelque temps avant de disséquer, de l'alcool ou bien de l'acide muriatique par la veine crurale ou par la veine basilique. Si l'on emploie l'acide muriatique, il faut se servir d'une seringue de verre.

Quand les veines sont vides, il est facile de les rendre apparentes, en les teignant en noir, après les avoir disséquées; j'ai eu fréquemment recours à ce procédé, en préparant des pièces qui devaient servir à des démonstrations publiques.

## De la dissection des Veines.

Il existe un assez grand nombre de veines qui sont situées dans le voisinage immédiat des artères, et dont la distribution est semblable à celle de ces derniers vaisseaux, si ce n'est que les branches veineuses sont, en général, plus nombreuses que les divisions artérielles auxquelles elles correspondent. Ces veines ont reçu les mêmes noms que les artères qu'elles accompagnent : c'est pour cette raison que je ne rappellerai point leur synonymie. Les coupes et les incisions nécessaires pour les mettre à découvert, sont aussi les mêmes que celles que j'ai indiquées en traitant de l'artériotomie; afin d'éviter des répétitions inutiles, je renverrai aux descriptions que j'en ai faites, à mesure que l'occasion s'en présentera. Je ne parlerai point ici de la préparation des *veines pulmonaires*, parce que je dois l'indiquer en traitant de la dissection des poumons.

*Des Veines du Cœur.*

Ces veines peuvent se rapporter à trois ordres (1).

1.° *La Veine Cororaine* (Winsl., Sabat., Boy., Bich.).

*Synonymes.* Vena, coronæ modo cordis basim amplectens, etc. : *Vésal.* = Vena coronaria *de la plupart des autres anatomistes.* = Sinus coronaire du cœur : *Port.*

Cette veine considérable et qui reçoit plusieurs rameaux volumineux, s'ouvre dans la partie postérieure et inférieure de l'oreillette droite, près de la cloison inter-auriculaire.

2.° Les *veines antérieures* ou *innominées du cœur* (venæ innominatæ cordis : *Hall.*). Celles-ci sont au nombre de deux ou de trois, et s'ouvrent dans la partie antérieure et inférieure de l'oreillette droite.

3.° Plusieurs petites veines dont le nombre, le volume et le lieu d'embouchure varient (2).

*De la Veine-Cave supérieure* (Winsl., Sabat., Boy., Bich., Port.).

*Synonymes.* Vena cava superior : *Hall.*, *Sœmmer.* = Veine-cave thoracique : *Chauss.*

---

(1) M. *Chaussier* les désigne collectivement sous le nom de *veines cardiaques.*

(2) Je décrirai, dans un seul article, la manière de mettre à découvert les veines du cœur, la veine-cave supérieure, la sous clavière et les branches que ce tronc principal reçoit.

*Vésale, Columbus, Riolan, T. Bartholin, Heister,* etc., n'admettent qu'une seule veine-cave, à laquelle ils distinguent une portion supérieure et une portion inférieure. Je crois que ce n'est que depuis *Winslow* qu'on a considéré les veines-caves comme deux vaisseaux distincts.

La veine-cave supérieure ou descendante ou thoracique, s'étend de la partie supérieure et postérieure de l'oreillette droite jusque derrière le cartilage de la première côte droite.

Elle reçoit en arrière, et en sortant du péricarde la *veine azygos;* au-dessus de la crosse de l'aorte *les deux veines sous-clavières;* et par sa partie antérieure et supérieure la *mammaire interne, une ou plusieurs thymiques, une ou plusieurs médiastines* et *péricardiques* ainsi qu'*une phrénique,* qui toutes proviennent du côté droit.

*De l'Azygos* (Winsl., Sabat., Boy., Bich., Port.).

*Synonymes.* Vena αζυγος sive vena pari carens, sive vena sine pari : *Vésal., Columb., Th. Barthol., Cowp., Heist., Hall.* = Azygos sive azyga : *Sœmmer.,* etc. = La prélombo-thoracique : *Chauss.*

Cette veine, qui établit une communication facile entre les deux veines caves, s'étend de l'une à l'autre de ces veines ; quelquefois cependant elle ne s'abouche point immédiatement avec la portion sous-diaphragmatique de l'inférieure, et dans ce cas elle s'ouvre dans l'une des veines lombaires ou rénales.

L'azygos, dans la plus grande partie de son trajet, est située devant la partie droite du corps des vertèbres auxquelles elle correspond ; elle reçoit successivement de haut en bas la *veine* ou *les veines bronchiques droites;* quelquefois l'*inter-costale supérieure droite; plusieurs veines médiastines, œsophagiennes, aortiques, phréniques;* les *inter-costales inférieures droites;* la *demi-azygos* ou les *demi-azygos* ( la petite prélombo-thoracique : *Chauss.*). Lorsque ces dernières veines n'existent pas, les intercostales inférieures gauches abordent directement dans la grande azygos.

*Des Veines Sous-Clavières* (Winsl., Sabat., Boy., Bich., Port., Chauss.).

*Synonymes.* Vena, primæ thoracis costæ innexa: *Vésal.* = Venæ axillares : *Columb.* = Subclavius ramus : *Riol.* = Venæ subclaviæ : *Th. Barthol., Heist., Joan. Gottlieb Walter, Sœmmer.* = Portion sous-clavière de la veine cave thoracique : *Chauss.*

Les veines sous-clavières sont situées entre l'extrémité supérieure de la veine-cave thoracique et la partie antérieure et inférieure du scalène antérieur.

La sous-clavière droite, beaucoup plus courte que la gauche, reçoit la *thyroïdienne inférieure,*

l'inter-costale *supérieure,* la *vertébrale,* la *jugulaire interne* et la *jugulaire externe* qui lui correspondent. La sous-clavière gauche reçoit les mêmes
veines du côté opposé, et en outre la *mammaire interne* et les veines *thymiques, médiastines, péricardiques* et *phréniques supérieures* du côté gauche.

## Des Veines Thyroïdiennes inférieures ( Sabat., Boy., Bich., Port.).

*Synonymes.* Les veines gutturales ou trachéa-
les : *Winsl.* ═ Venæ thyreoideæ inferiores :
*J. G. Walt.*

Ces veines descendent du corps thyroïde vers
la partie inférieure du cou; elles présentent, sous
le rapport de leur volume, de leurs anastomoses,
du lieu de leur embouchure, des variétés nombreuses. Il est rare qu'elles soient accompagnées
d'une artère. Il est important d'observer avec soin
leur disposition.

De la *veine vertébrale* (la cérébrale postérieure:
*Chauss.*). Cette veine ne se distribue pas exactement comme les artères du même nom : à une
petite distance de la veine sous-clavière, la vertébrale est divisée en deux troncs : l'un accompagne
l'artère dans les trous des apophyses transverses
des vertèbres cervicales; il y reçoit des rameaux
rachidiens et musculaires, et près du grand trou occipital, il s'engage dans les muscles cervicaux profonds dont il rapporte le sang. Quelquefois il reçoit

une petite branche qui sort du trou condylien postérieur. L'autre plus superficiel est situé devant les
apophyses transverses ; ses rameaux supérieurs tirent leur origine des muscles et des tégumens de
la partie postérieure et supérieure du col, et de
la partie postérieure et inférieure de la tête ; il
s'abouche quelquefois avec une petite veine contenue dans le trou mastoïdien.

*De la Veine Jugulaire externe* (Winsl., Sabat.,
Boy., Bich., Port.).

*Synonymes.* Exterior seu superficiaria jugularis.
*Vésal.* = Duæ *ex utroque latere* externæ jugula-
res venæ : *Columb.* = Jugularis externa : *Riol.,*
*Th. Barth., Heist., J. G. Walt., Hall., Sœm-*
*mer.* = La trachélo sous-cutanée : *Chauss.*

Les veines jugulaires externes situées entre le
peaucier et le muscle sterno-mastoïdien, s'étendent depuis la partie postérieure du col du condyle de la mâchoire jusqu'à la partie supérieure
externe des sous-clavières.

Elles reçoivent de bas en haut, dans leur trajet,
*plusieurs branches cutanées, musculaires, anasto-*
*motiques,* qui n'ont pas reçu de noms particuliers,
et dont le volume ainsi que la direction varient. Les
jugulaires externes reçoivent aussi la *veine auri-*
*culaire postérieure* et communiquent constamment
dans l'épaisseur de la parotide avec la jugulaire
interne par un ou plusieurs rameaux.

La veine jugulaire externe croise de haut en bas et d'avant en arrière la direction du muscle sterno mastoïdien. Quelquefois on trouve deux jugulaires externes de chaque côté. Celle qui existe constamment reçoit supérieurement le tronc des veines maxillaire interne et temporale, qui s'ouvre quelquefois dans le *rameau anastomotique parotidien des deux jugulaires. Plusieurs branches frontales, surcilières, malaires et palpébrales externes,* viennent se dégorger dans la branche antérieure de la temporale. Vers la partie inférieure de la glande parotide la *veine articulaire postérieure* se termine dans la jugulaire externe; plus bas encore, cette dernière reçoit plusieurs *branches cutanées, musculaires, anastomotiques,* dont le nombre, le volume, et la situation varient.

*De la Veine Jugulaire interne* (Winsl., Sabat., Boy., Bich., Port.).

*Synonymes.* Interior jugularis : *Vésal.* = Alia jugularis vena quæ sursum attollitur versus calvariæ basim : *Columb.* = Jugularis interna : *Riol., Th. Barthol., Heist., J. G. Walt., Sœmmer.*

M. le professeur *Chaussier* donne le nom de *veine céphalique* au tronc de la jugulaire interne ; celui de veine cérébrale antérieure à la portion de ce vaisseau qui reçoit le sang revenant de l'intérieur du crâne ; et celui de *veine faciale* à cette autre portion dans laquelle viennent se dégorger les veines antérieures profondes et supérieures du col, ainsi que la plupart de celles de la face.

Les jugulaires internes commencent d'une part, au niveau du *trou déchiré postérieur* (hiatus occipito-petreux : *Chauss.*); et d'autre part, sur la partie supérieure de la face. Le tronc de la droite paraît quelquefois s'aboucher immédiatement avec la veine-cave supérieure; celui de la gauche se termine dans le milieu de la sous-clavière qui lui correspond.

La portion antérieure de la veine jugulaire interne est formée successivement de haut en bas par la *veine frontale* ou *préparate*, qui, près du grand angle de l'œil, prend le nom de *veine angulaire*, et un peu plus bas, celui de *veine faciale* ou *labiale*; c'est dans la labiale que s'ouvrent successivement les *veines dorsales du nez*, les *veines palpébrales supérieures et inférieures internes*, la *veine palpébrale inférieure externe*, les *veines labiales supérieures*; la *veine ophthalmique faciale*, la *veine labiale moyenne*, les *veines labiales inférieures*, plusieurs *veines buccales et massétérines*, la *veine submentale*, la *veine des glandes sous-maxillaires*, la *palatine inférieure*.

A la veine faciale se réunissent, à quelque distance de l'os maxillaire inférieur, la *linguale*, la *pharyngienne inférieure*, la *thyroïdienne supérieure*, l'*occipitale*. Cette dernière naît quelquefois de la jugulaire externe, ou de la vertébrale.

La portion postérieure de la jugulaire interne ou la veine cérébrale antérieure, s'abouche supérieurement avec l'extrémité inférieure ou externe du sinus latéral de la dure-mère, et forme en cet endroit un renflement considérable, nommé *golfe de la veine jugulaire.*

La partie inférieure ou le tronc de la jugulaire interne reçoit la *veine thyroïdienne moyenne*, qui accompagne l'artère thyroïdienne inférieure, et quelques autres branches moins volumineuses qui n'ont pas reçu de noms (1).

*Dissection des Veines faciales, cervicales antérieures et thoraciques internes.*

Mettez à découvert le muscle peaucier dans toute son étendue, et observez les petites veines cutanées qui le traversent, pour se rendre dans les veines jugulaires ou dans leurs principales branches; renversez ensuite ce muscle d'avant en arrière, et vous apercevrez la veine jugulaire externe et les branches qui viennent s'y rendre le long du cou; cherchez dans l'épaisseur de la parotide les rameaux par lesquels cette veine communique avec la jugulaire interne, après quoi vous suivrez

_____

(1) J'indiquerai la situation des sinus de la dure-mère, ainsi que celle des troncs des principales veines de la masse encéphalique et de la moëlle de l'épine, après avoir exposé la manière de disséquer les différentes veines dont je viens de parler.

la veine auriculaire postérieure, la temporale et la maxillaire interne, comme je l'ai indiqué en parlant des artères du même nom.

Lorsque vous aurez étudié la jugulaire externe, coupez en travers le muscle sterno-mastoïdien et les muscles sterno-hyoïdien et sterno-thyroïdien près de leur extrémité inférieure; renversez le premier de ces deux muscles en dehors, les deux autres de bas en haut; et le tronc de la jugulaire sera découvert. Vous disséquerez ses branches cervicales et faciales, comme vous l'aurez pratiqué pour les artères correspondantes, et vous attendrez, pour suivre la branche cérébrale de la jugulaire jusque dans le trou déchiré postérieur, que vous ayiez étudié les sinus de la dure-mère.

Après avoir vu les veines cervicales et faciales qui viennent se terminer dans les jugulaires, séparez les grands pectoraux du sternum et de la moitié antérieure des clavicules, en évitant de couper les veines qui appartiennent à ces muscles ou qui leur sont subjacentes; coupez en travers, avec précaution, l'extrémité interne du sous-clavier et les ligamens sterno-claviculaires; sciez les clavicules vers le milieu de leur longueur, et enlevez le fragment interne de ces os; sciez les sept premières côtes de chaque côté vers leur partie moyenne, et renversez le sternum et la portion des côtes qui y reste adhérente, en bas et en avant, après avoir coupé les veines mammaires internes à un pouce environ de leur embouchure. Il vous sera ensuite facile de trouver les différentes branches qui aboutissent dans les sous-clavières, dans la veine-cave supérieure, en consultant la table que j'ai donnée de la distribution de ces vaisseaux.

Quant aux veines cardiaques, il vous faudra pour les voir, ainsi que la partie inférieure de la veine-cave descendante, inciser crucialement le péricarde à sa partie antérieure.

## Des Sinus de la Dure-Mère et des Veines qui y aboutissent.

J'énumérerai les sinus en suivant l'ordre dans lequel ils se présentent, après que l'on a enlevé la voûte du crâne; j'indiquerai en même temps les veines principales qui se rendent dans chacun d'eux.

1.° Le *sinus longitudinal supérieur* (sinus falciformis superior; sinus longitudinalis major; sinus triangularis : *Hall., Sœmmer.* = Sinus médian. *Chauss.*).

Ce sinus commence près de l'apophyse crista-galli de l'ethmoïde, et se prolonge dans l'épaisseur du bord supérieur de la faux du cerveau; jusqu'à la protubérance occipitale interne, où il aboutit dans le confluent des sinus.

Ce canal reçoit, 1.° plusieurs veines qui viennent de l'extérieur du crâne; 2.° plusieurs autres veines nutricières des os; 3.° quelques veines méningiennes; 4.° un grand nombre de veines que l'on peut nommer cérébrales supérieures, et qui se rendent toutes d'arrière en avant dans sa cavité.

II.° Le *sinus longitudinal inférieur* ( sinus falciformis inferior vel minor : *Hall., Sœmmer.*)

Ce canal, beaucoup plus étroit que le précédent , commence derrière le tiers antérieur du bord concave ou inférieur de la faux, et se termine vers la partie antérieure de la tente du cervelet, en se divisant en deux branches qui aboutissent dans le sinus droit. Ce sinus reçoit les veines de la faux, et quelques veines de la partie interne des lobes du cerveau.

III.° Le *sinus droit* (sinus quartus seu perpendicularis : *Hall., Sœmmer.* = Sinus choroïdien : *Chauss.*).

Celui-ci commence au milieu de l'ouverture de la tente du cervelet , se prolonge en arrière dans l'épaisseur de la base de la faux de la dure-mère , et s'ouvre dans le confluent des sinus. Il reçoit, antérieurement et en haut, l'extrémité postérieure du sinus longitudinal inférieur; en avant les veines des ventricules, connues aussi sous le nom de *veines de Galien*, et inférieurement les veines supérieures du cervelet.

IV.°, V.° Les *sinus latéraux* ( sinus transversi magni vel sinus laterales dexter et sinister : *Hall., Sœmmer.*).

Ces deux larges canaux, souvent de capacité inégale, commencent au confluent des sinus, au niveau de la protubérance occipitale interne ; de là ils se dirigent vers le bord postérieur du rocher, et descendent ensuite en avant et en dedans jusqu'au trou déchiré postérieur. Près de leur extrémité inférieure, ils remontent légèrement.

On voit se terminer dans la portion horizontale de ces sinus, en haut, trois ou quatre gros troncs veineux formés par les veines latérales et inférieures du cerveau ; en bas, deux ou trois autres grosses veines formées par des branches qui proviennent de la partie inférieure du cervelet ; du côté du crâne, quelques veines méningiennes et nutricières des os, ainsi que la veine mastoïdienne et la condylienne postérieure.

VI.°, VII.° Les *sinus pétreux supérieurs* ( sinus petrosus superior dexter ac sinister : *Hall., Sœmmer.*).

Ces canaux assez petits sont placés sur le bord supérieur du rocher. Ils s'ouvrent en arrière dans les sinus latéraux, et ils communiquent en avant avec les sinus caverneux et pétreux inférieurs. Ils reçoivent des veines méningiennes, cérébrales, cérébelleuses, méso-céphaliques.

VIII.°, IX.° Les *sinus pétreux inférieurs* ( sinus petrosus inferior dexter atque sinister : *Hall., Sœmmer.*).

Ceux-ci s'étendent le long de la gouttière formée

par la réunion du bord postérieur du rocher avec l'apophyse basilaire, depuis l'embouchure des sinus latéraux dans le golfe de la jugulaire jusqu'à l'extrémité postérieure des sinus caverneux; ils communiquent aussi en devant avec les sinus pétreux supérieurs. Ils reçoivent quelques veines méningiennes et cérébelleuses, et d'autres veines encore plus petites, qui viennent des os et de l'extérieur du crâne.

X.°, XI.° Les *sinus caverneux* ( sinus cavernosus, seu sinus polymorphos, seu receptaculum : *Hall.*, *Sœmmer.*)

Ces sinus commencent derrière la partie interne de la fente orbitaire supérieure ou sphénoïdale, se portent horizontalement en arrière sur les côtés de la fosse sphénoïdale ou pituitaire, et se terminent en s'ouvrant dans une cavité commune aux sinus pétreux supérieur et inférieur.

Les sinus caverneux reçoivent des veines méningiennes , quelques autres petites veines qui viennent des os , et la veine ophthalmique qui sort de l'orbite par la fente sphénoïdale. Les rameaux qui concourent à former cette veine présentent *à peu près* la même disposition que les rameaux correspondans de l'artère.

XII.° Le *sinus coronaire* (sinus circularis, sinus circularis *Ridleyi* : *Hall.*, *Sœmmer.*).

On distingue à ce sinus deux portions courbées l'une vers l'autre, l'une antérieure et l'autre postérieure; elles entourent la fosse sphénoïdale et le corps pituitaire, dont elles reçoivent les veines, ainsi que plusieurs veinules qui viennent du sphénoïde. Le sinus coronaire s'ouvre dans les sinus caverneux, sur les côtés de la lame carrée du sphénoïde; on l'a vu quelquefois double : on l'a vu aussi manquer entièrement.

XIII.º Le *sinus de la fosse sphénoïdale* (sinus transversalis sellæ equinæ : *Hall.*) placé sous le corps pituitaire entre les sinus caverneux.

XIV.º Le *sinus transverse* (sinus occipitalis anterior et superior : *Hall.* = Sinus occipitalis anterior dexter atque sinister : *Sœmmer.*).

Ce sinus s'étend de droite à gauche, sur la partie antérieure de l'apophyse basilaire, entre la réunion des sinus pétreux et caverneux d'un côté, et là réunion des mêmes sinus du côté opposé. Il reçoit plusieurs veines du labyrinthe. On trouve assez souvent d'autres sinus transverses au-dessous de celui-ci, ce sont les *sinus occipitales inferiores, non perpetui* de *Haller.*

XV.º, XVI.º Les *sinus occipitaux* (sinus occipitalis posterior dexter atque sinister : *Hall., Sœmmer.*).

Ces sinus sont placés, en haut, dans l'épaisseur de la faux du cervelet; en bas, sur les parties latérales du grand trou occipital. Ils s'ouvrent supérieurement dans la partie inférieure du confluent des sinus; inférieurement dans l'extrémité jugulaire des sinus latéraux. On voit se dégorger dans ces sinus plusieurs veines cérébelleuses et méningiennes.

*Dissection.* Fendez les tégumens de la tête depuis la racine du nez jusqu'au niveau de l'articulation occipito-atloïdienne ; renversez ces tégumens de chaque côté, sur les parties latérales et inférieures de la tête, en observant soigneusement la disposition des petites veines qui traversent les sutures et les trous dont sont percés quelques os du crâne, dans le voisinage des sinus.

Cassez, avec le côté aplati de la tête d'un marteau, la portion sus-orbitaire du frontal, les pariétaux, la portion supérieure des grandes ailes du sphénoïde, la portion écailleuse du temporal, la partie supérieure de la portion mastoïdienne du même os, la moitié supérieure de l'occipital, de manière à réduire ces différens os en fragmens d'un à deux pouces de diamètre (1). Enlevez suc-

---

(1) Je conseille de réduire les os du crâne en petits fragmens pour plusieurs raisons : 1.º parce qu'on n'est jamais exposé, quand on a opéré de cette manière, à arracher la dure-mère, ce qui arrive quelquefois, quelque précaution que l'on prenne, lorsqu'on veut enlever d'une seule pièce la voûte crânienne ; 2.º parce qu'en détachant successivement les fragmens, il est bien plus facile de voir toutes les veines extérieures, méningiennes et nutricières des os qui vont se rendre dans les sinus ; 3.º parce que l'élève se ménage de cette manière une occasion de reconnaître le mode et le degré d'adhérence de la dure-mère aux différens points de la voûte du crâne.

cessivement ces différens fragmens pour mettre la dure-mère à découvert.

Après avoir observé la disposition des petites veines que vous rencontrerez en exécutant cette partie de la préparation, incisez horizontalement la dure-mère, d'un côté seulement, depuis le bord antérieur de l'apophyse crista-galli, jusqu'à la partie supérieure de la protubérance occipitale interne ; faites à cette membrane une seconde incision que vous commencerez vers le milieu de la première, et que vous terminerez près du sinus longitudinal ; renversez de bas en haut les lambeaux en sens opposé, et disséquez, jusqu'à leur embouchure dans un sinus, toutes les veines que vous rencontrerez sur les différentes parties de la surface extérieure de l'hémisphère du cerveau mis à découvert.

Après avoir étudié ces veines dans leur trajet, et observé avec soin leurs connexions avec l'arachnoïde, leur mode d'embouchure dans les cavités où elles se dégorgent, tirez légèrement en dehors l'hémisphère du cerveau ; coupez d'avant en arrière et sur la ligne médiane une grande lame de substance blanche (le corps calleux), qui l'unit à l'hémisphère du côté opposé. Enlevez toute la substance du cerveau jusqu'au niveau de cette commissure ; vous pourrez, après cela, suivre dans tout leur trajet les veines qui reviennent des ventricules, et qui se rendent dans le sinus droit ou choroïdien, que vous ouvrirez suivant sa longueur, ainsi que le sinus falciforme inférieur.

Coupez d'avant en arrière la tente du cervelet le long du sinus droit ; disséquez les veines de cette portion de l'encéphale de la même manière que celles du cerveau, après quoi vous enleverez la moitié découverte du cervelet, afin de pouvoir ouvrir et étudier successivement les différens sinus de la base du crâne, dont j'ai indiqué les noms et la situation au commencement de ce chapitre.

Lorsque vous aurez vu les différens sinus, vous disséquerez la veine ophthalmique, et vous consulterez pour cette préparation l'article dans lequel j'ai exposé la manière de disséquer les artères de l'œil.

*Nota.* Il ne suffit pas pour bien connaître la disposition des sinus de la dure-mère de les avoir disséqués remplis d'injection, il faut encore les disséquer dans leur état de vacuité, afin de pouvoir observer les brides, les granulations, les replis valvuleux, etc. que plusieurs d'entr'eux présentent.

### *Des Veines et des Sinus contenus dans le Canal vertébro-sacré.*

Les vaisseaux veineux qu'on trouve dans ce canal sont :

1.° Les *grandes veines rachidiennes* ou *grands sinus vertébraux.* Ces vaisseaux sont placés entre

la dure-mère et la face postérieure des parties latérales du corps des vertèbres, sur les côtés du
grand surtout ligamenteux postérieur de la co-
lonne-vertébrale. Ils s'étendent depuis le grand
trou occipital jusqu'à la partie inférieure du canal
sacré. Les grands sinus vertébraux communiquent
avec des veines contenues dans le trou condylien
antérieur, dans les trous de conjugaison des vertèbres, et dans les trous sacrés. Ils reçoivent aussi
des veines méningiennes et médullaires très-ténues,
et qu'on ne distingue bien que quand elles sont
distendues par du sang.

2.° Les *sinus vertébraux transverses*. Ceux-ci
s'étendent d'un grand sinus à celui du côté opposé,
et sont placés derrière le corps des vertèbres. Ils
reçoivent le sang provenant du tissu spongieux
de ces os et quelques veines méningiennes.

3.° Les *veines méningiennes*. Leur nombre et
leur volume varient. Elles se ramifient sur la
surface externe de la dure-mère rachidienne,
et se dégorgent pour la plupart dans les grands
sinus.

4.° Les *veines de la moëlle de l'épine*. Elles forment deux troncs principaux et accompagnent les
artères spinales.

*Préparation.* Ouvrez le canal vertébral en coupant les lames des vertèbres près de leur base, enlevez la paroi postérieure du canal sacré, et examinez les veines méningiennes postérieures. Fen-

dez en arrière la gaîne membraneuse de la moëlle pour mettre à découvert les veines spinales; détachez ensuite de haut en bas le grand surtout ligamenteux postérieur de la colonne vertébrale, et vous appercevrez les sinus longitudinaux et transverses que vous ouvrirez pour vous assurer de leur texture et de leur capacité.

### *Des Veines des Membres thoraciques ou supérieurs.*

Les veines des membres thoraciques peuvent se rapporter à deux genres : les unes accompagnent les artères et offrent le même mode de distribution que ces vaisseaux, à cette différence près, que leurs branches sont plus nombreuses; les autres sont cutanées et situées loin des artères. Je ne dois m'occuper que de celles-ci. Ces veines sous-cutanés sont :

1.° La *veine céphalique* (vena cephalica : *Sœmmer.* =Radiale cutanée : *Chauss.*). Cette veine que l'on rencontre sur le côté externe de l'avant-bras, et du bras, et qui s'enfonce supérieurement entre le deltoïde et le grand pectoral, s'étend de la partie externe et dorsale de la main jusqu'à la veine axillaire dans laquelle elle s'ouvre au niveau de la tête de l'humérus. Elle reçoit des branches *digitales* et *radiales* dont le nombre, le volume et la situation varient. Elle reçoit aussi, vers la partie antérieure de l'articulation huméro-cubitale, une branche oblique qui vient de la médiane de l'avant-bras, et qu'on nomme *médiane céphalique.*

2.° La *veine basilique* (vena basilica: *Sœmmer.*= Cubitale cutanée : *Chauss.*). Ses premiers rameaux d'origine proviennent de la face dorsale des doigts; l'un d'eux, situé près du bord interne de la main, a été désigné par plusieurs auteurs sous le nom de *salvatelle.* D'autres branches d'origine de la basilique se voient sur la partie interne antérieure et postérieure de l'avant-bras : ce sont les *veines cubitales* distinguées en externes et en internes. Près de la tubérosité externe de l'humérus la basilique reçoit une branche courte et oblique en bas et en dehors venant de la médiane de l'avant-bras; c'est la *médiane basilique;* elle remonte ensuite parallèlement au bord interne du biceps et va s'ouvrir dans la veine axillaire sous le grand pectoral.

5.° La *médiane de l'avant-bras* (vena mediana : *Sœmmer.*). Cette veine, quelquefois très-volumineuse, d'autres fois très-petite, quelquefois double, est formée par des branches nombreuses qui naissent de la partie supérieure et antérieure du poignet et de la face antérieure de l'avant-bras. Elle fournit, un peu au-dessous de l'articulation supérieure de l'avant-bras, la *médiane céphalique* et la *médiane basilique* dont il a été parlé, et communique en cet endroit, par un rameau profond, avec les veines radiales et cubitales qui accompagnent les artères du même nom.

*Préparation.* Pour mettre à découvert les vei-nes superficielles des membres thoraciques, il suffit d'enlever les tégumens au-dessous desquels elles sont placées. Il est important, en disséquant ces veines, d'observer soigneusement leurs rapports avec les artères, les nerfs et les tendons situés dans leur voisinage.

### *De la Veine-cave inférieure* (Winsl., Sabat., Boy., Bich., Port.).

*Synonymes.* Vena cava inferior : *Hall., Sœmmer.* = Veine-cave abdominale : *Chauss.* (1)

Ce tronc veineux s'étend de la partie supérieure, antérieure et droite de la cinquième vertèbre lombaire, à la partie postérieure et inférieure de l'oreillette droite du cœur.

Il reçoit de bas en haut les veines suivantes :

A. Les *deux veines iliaques primitives;*
B. La *veine sacrée moyenne;*
C. Les *veines lombaires;*
D. Les *veines spermatiques;*
E. Les *veines rénales ou émulgentes;*
F. Les *veines capsulaires;*
G. Les *veines diaphragmatiques inférieures;*
H. Les *veines hépatiques ou sus-hépatiques* (venæ hepaticæ : *Sœmmer.*);

(1) *Voyez* pag. 446.

I. *Plusieurs petites veines aortiques, adipeuses, uretériques, péritonéales.*

*Préparation* (1). Enlevez l'estomac, les intestins, la rate, ainsi que le péritoine qui tapisse la partie profonde de l'abdomen; renversez le foie à droite et en haut; fendez le diaphragme d'avant en arrière vis-à-vis du côté droit de la colonne vertébrale; soulevez le cœur; cela fait, vous verrez la veine-cave inférieure dans toute son étendue, et vous disséquerez les branches qu'elle reçoit, en suivant les procédés que j'ai indiqués en parlant des artères qui portent les mêmes noms. Les veines sus-hépatiques sont les seules qui ne suivent pas le trajet des artères : vous les trouverez dans l'endroit où la veine-cave traverse l'échancrure du bord postérieur du foie.

Les veines *iliaques primitives, hypogastriques, iliaques externes, iliaques antérieures, épigastriques* doivent être disséquées comme les artères qui ont reçu les mêmes noms.

(1) Avant de disséquer la veine-cave inférieure et les branches qu'elle reçoit, on doit étudier les *veines-portes abdominale et hépatique* qu'il faut nécessairement enlever avec plusieurs des viscères abdominaux, pour mettre à découvert celles dont il s'agit.

## Des Veines des Membres abdominaux ou inférieurs.

Ces veines peuvent se rapporter à deux genres, comme celles des membres thoraciques : les unes sont superficielles, ce sont celles qu'il faut d'abord mettre à découvert en enlevant les tégumens ; les autres sont profondes, accompagnent les artères, et doivent être disséquées de la même manière que ces vaisseaux.

Les veines sous-cutanées des membres abdominaux sont au nombre de trois :

A. La *grande saphène* ou *saphène interne* (vena saphena magna, sive interna : *Sœmmer.*=La tibio-malléolaire : *Chauss.*). Les premiers rameaux d'origine de la saphène se trouvent sur la face dorsale des orteils internes ; ils se portent d'avant en arrière dans une arcade veineuse située vers la partie postérieure du métatarse. La moitié interne de cette arcade appartient à la grande saphène qui remontant au-devant de la malléole, sur la partie interne et antérieure de la jambe, sur la partie postérieure du condyle interne du fémur, sur la partie interne et antérieure de la cuisse, se termine, après avoir traversé l'aponévrose fémorale, en s'ouvrant dans la veine crurale à une petite distance de l'arcade inguinale.

La grande saphène reçoit un assez grand nombre de veines *adipeuses; tégumenteuses, génitales, anastomotiques.*

**B.** La *petite saphène* ou *saphène externe* ( vena saphena parva, sive externa : *Sœmmer.* = La péronéo-malléolaire : *Chauss.*). Cette veine prend son origine sur les derniers orteils, contribue à former l'arcade veineuse métatarsienne, passe derrière la malléole externe, monte sur le jumeau externe, et va se terminer dans le jarret en s'ouvrant dans la veine poplitée.

La petite saphène reçoit dans son trajet un assez grand nombre de rameaux.

3.° La *médiane de la jambe* : « Cette veine très-
« variable, quelquefois très-petite, est formée par
« divers ramuscules qui viennent du pourtour des
« malléoles. Elle se porte sur le milieu de la face
« poplitée, et se termine vers le pli de la jambe
« par deux branches, dont l'une s'ouvre dans la
« veine *péronéo-malléolaire,* et l'autre dans la
« *tibio-malléolaire* : elle établit ainsi une commu-
« nication entre les deux veines latérales de la
« jambe (1). »

*De la Veine-Porte* (Winsl., Sabat., Boy., Bich., Port.).

*Synonymes.* Vena porta : *Vésal., Columb., Riol., Th. Barth., Heist., Sœmmer.* = Il faut rapporter à cette veine ou plutôt à cet ensemble de vaisseaux que l'on désigne collectivement sous le

(1) *Chaussier,* Table synoptique des veines.

nom de *veine-porte* : 1.° le *tronc sous-hépatique;* 2.° le *sinus sous-hépatique;* 3.° les *veines hépatiques* du professeur *Chaussier.*

Les veines qui concourent à former la veine-porte, sont les suivantes :

A. La *splénique* qui naît de la rate et se porte transversalement de gauche à droite derrière le pancréas. Elle reçoit dans son trajet quelques *petites veines gastriques* (vasa brevia), la *gastro-épiploïque gauche*, la *coronaire stomachique*, plusieurs *veines duodénales*, la *petite mésentérique* ou *mésaraïque inférieure.*

B. La *petite mésentérique* ou *mésaraïque* qui correspond à l'artère du même nom et s'ouvre, comme je viens de le dire, dans la splénique, près de la réunion de cette veine avec la mésentérique supérieure, et derrière le pancréas.

C. La *mésentérique supérieure* ou *grande mésaraïque.* Ce tronc reçoit de bas en haut, du côté droit, les *trois veines coliques droites* et la *gastro-épiploïque droite;* à son côté gauche viennent aboutir les *veines de l'intestin grêle.* Plusieurs *veines pancréatiques* se rendent aussi dans la mésentérique supérieure qui reçoit en outre, dans le fœtus, la *veine ombilico-mésentérique*, laquelle provient de la vésicule ombilicale. Le tronc de la mésentérique supérieure passe devant la portion transversale du duodénum et se réunit derrière le pancréas avec la veine splénique.

Le *tronc de la veine-porte ventrale* ou le *tronc sous-hépatique*, formé par ces trois branches, remonte vers le foie, derrière les autres vaisseaux hépatiques, reçoit dans ce trajet la *gastrique droite*, quelques *rameaux pyloriques*, quelques *veines duodénales*, les *veines cystiques*, et donne une petite veine hépatique qui se rend dans le lobe de *Spigelius*.

Le tronc de la veine-porte ventrale se termine en s'ouvrant dans un gros vaisseau placé dans la scissure transversale du foie, et auquel on donne le nom de *tronc* ou de *sinus* de la veine-porte hépatique; de ce sinus naissent cinq à six grosses branches (veines hépatiques : *Chauss.*) qui pénètrent dans le foie en accompagnant les branches de l'artère hépatique.

*Préparation.* Consultez les articles dans lesquels j'ai indiqué la manière de disséquer les artères de l'estomac, de la rate, des intestins, du foie.

----

Je décrirai la manière d'injecter et de disséquer la veine ombilicale, en indiquant les préparations anatomiques principales que l'on doit exécuter sur le fœtus.

----

*Nota.* En indiquant les rameaux que l'on ouvre pour injecter les veines des membres, j'ai omis de recommander de pousser l'injection par les collatérales palmaires et plantaires, quand on a l'intention de la faire pénétrer dans les veines qui accompagnent les artères.

# PRÉPARATION

## DES VAISSEAUX ABSORBANS OU LYMPHA-
## TIQUES ET DE LEURS GLANDES (1).

C'EST dans les ouvrages publiés par *Mascagni*
et *Cruikshank* sur les vaisseaux lymphatiques,
et dans la *dissertation* de M. *Duméril* sur les
moyens de perfectionner l'art de l'anatomiste, que
l'on trouve les descriptions des meilleurs procédés

(1) Les anatomistes n'ont eu jusqu'à la fin du XVI.ᵉ siècle
que quelques notions peu exactes sur les vaisseaux absorbans.
*G. Aselli* découvrit, par hasard, en 1622, les lymphatiques
du mésentère dans le chien, ensuite dans le cheval, et dans
quelques autres quadrupèdes; il crut que ces vaisseaux étaient
propres aux intestins, et il les nomma *vasa lactea*, *seu venæ
lacteæ*, *seu lacteæ Pecquet*, en 1649, trouva le réservoir du
chyle, et le canal thoracique qu'*Eustachi* avait déjà vu dans
le cheval. *Pecquet* démontra aussi que les veines lactées se
rendaient dans le canal thoracique, au lieu de se terminer
dans le foie, comme on l'avait pensé jusqu'alors.

À peu près dans le même temps *Rhodius*, *Veslingius*, *Mo-
linetti*, *J. Walæus* et *J. van Horne*, découvrirent encore quelques vaisseaux lymphatiques abdominaux et les rapportèrent
aux veines lactées *Olaus Rudbeck*, en 1650, *Th. Bartholin*, en
1651, et *Jollif*, en 1652, démontrèrent un assez grand nombre
de vaisseaux absorbans distincts des lactés abdominaux.
*Rudbeck* les nomma *ductus hepatici serosi*; *Th. Bartholin*,
*lactei thoracici*, et plus tard *vasa lymphatica*. Le nom de
*vaisseaux absorbans* leur fut donné, en 1726, par *Noguez*. De-

auxquels on puisse avoir recours pour démontrer les vaisseaux lymphatiques. Je vais tâcher de donner un extrait fidèle de ce que ces hommes célèbres ont écrit sur ce sujet.

§ I. Lorsqu'on se propose d'examiner les vaisseaux lymphatiques qui naissent des intestins, on peut ouvrir l'abdomen d'un animal vivant quelques heures après qu'il a mangé, ces vaisseaux paraissent alors gonflés par le chyle. Il paraît, dit Cruikshank (1), que ces vaisseaux peuvent être rendus sensibles en tout temps, en poussant dans les intestins d'un animal vivant des liqueurs colorées et transparentes, lesquelles sont bientôt absorbées par les lactés. Cet anatomiste conseille de passer une ligature autour du tronc de l'artère mésentérique supérieure, pour embrasser avec elle les troncs principaux des vaisseaux chylifères, et empêcher ainsi le chyle de passer dans le canal thoracique à mesure qu'il est absorbé.

§ II. Des circonstances accidentelles fournissent quelquefois l'occasion de voir distinctement les chylifères de l'homme ou un nombre plus ou moins

---

puis le milieu du XVII.e siècle, l'histoire des vaisseaux lymphatiques fut successivement perfectionnée par *Fr. Ruysh*, *Nuck*, *J. G. Duvernoi*, *R. Hale*, *Alex. Monro*, *Haller*, *Mekel*, *J. G. Walter*, *Fr. Werner*, *Ch. Gott. Feller*, *J. Goot. Haase*, et surtout par *J. Hunter*, *W. Hunter*, *Hewson*, *Cruikshank* et *Mascagni*.

(1) Anatomie des vaisseaux absorbans; par M. *Cruikshank*: traduction de l'anglais par M. *Petit-Radel*, Paris, 1787.

considérable de ses autres vaisseaux lymphatiques, sans qu'on les ait préalablement injectés : *Mascagni* a pu faire dessiner les lactés remplis seulement de chyle, sur le cadavre d'un voleur qui s'était étranglé dans sa prison quatre heures après un repas copieux. Cet illustre anatomiste a trouvé les vaisseaux absorbans des membres distendus par la lymphe, chez des sujets dont les glandes axillaires ou inguinales étaient engorgées; ceux de la poitrine, de l'abdomen également distendus par de la sérosité sanguinolente, à la suite d'épanchement de sang dans ces cavités; ceux de l'abdomen remplis d'un liquide blanchâtre, à la suite d'une rupture du duodénum; ceux de la poitrine et de l'abdomen gonflés par un fluide gazeux, sur le cadavre emphytémateux d'un homme mort empoisonné; ceux du foie et des autres parties du corps rendus apparens chez les ictériques par de la bile, et par un liquide transparent et jaune (1).

§ III. Des préparations très-simples suffisent pour rendre apparens la plupart des vaisseaux lymphatiques de plusieurs organes contenus dans la

_____

(1) Je rapporte ces différens cas exposés avec plus de détails dans le magnifique ouvrage de *Mascagni* (*vasorum lymphaticorum corporis humani historia et ichonographia*, etc. *Senis*, 1787), afin d'engager les élèves à examiner avec attention toutes les parties qu'ils dissèquent, pour ne pas perdre l'occasion d'observer les lymphatiques lorsqu'ils se trouvent apparens sans aucune préparation antécédente.

poitrine ou dans l'abdomen. *Mascagni* rapporte qu'ayant injecté de l'eau tiède différemment colorée dans la poitrine et dans le ventre de beaucoup de cadavres ce liquide pénétra dans les lymphatiques superficiels de ces cavités et des viscères, et remplit les troncs de ces vaisseaux jusqu'aux glandes. Cette préparation ne réussit bien que sur des cadavres d'enfans et d'adolescens. Six heures après la mort, l'eau ne pénètre que difficilement dans les lymphatiques des adultes. Il ne faut point introduire une trop grande quantité de ce liquide dans les cavités, pour ne pas distendre leurs parois.

*Mascagni* et *Cruikshank* ont vu presque toujours les fluides aqueux colorés, poussés par les artères, les veines et les canaux excréteurs, parvenir dans les vaisseaux lymphatiques profonds et superficiels des glandes conglomérées. La même chose arrive pour les poumons lorsqu'on pousse une injection de cette nature dans les bronches.

Lorsqu'on injecte de l'eau tiède également colorée dans les vaisseaux sanguins d'autres parties, ces parties se gonflent comme dans l'hydropisie, dès et que ce liquide a pénétré dans le tissu cellulaire les lymphatiques se remplissent.

Si l'on plonge le foie, les poumons ou d'autres viscères dans de l'eau teinte de sang, leurs vaisseaux lymphatiques deviennent bientôt apparens. Si l'on pousse une injection solidifiable par le refroidissement dans les artères et dans les veines d'un viscère, et qu'on fasse ensuite macérer ce viscère dans l'eau pendant quelques jours, les gaz qui s'en dégagent quand la putréfaction commence à s'établir pénètrent dans les lymphatiques et les distendent uniformément; c'est de cette manière, dit *Cruikshank*, que nous les avons d'abord découverts sur le cœur et dans la matrice; mais on ne peut pas recourir aussi avantageusement à cette méthode pour étudier les lymphatiques des membres, à cause des valvules qui empêchent l'injection de pénétrer dans leurs veines.

§ IV. Les injections poussées immédiatement dans les vaisseaux lymphatiques sont, en général, plus avantageuses que les moyens dont j'ai parlé jusqu'à présent, pour rendre ces vaisseaux apparens, et en même temps bien distincts de ceux qui sont situés dans leur voisinage.

On a imaginé pour faire ces injections plusieurs instrumens, parmi lesquels ceux de *J. G. Walther*, de *Mascagni*, de M. *Duméril*, méritent la préférence.

L'instrument dont *Walther* a donné la description et la figure (1) est le même que celui dont *A. Monro* se servait (2); *Walther* n'a fait que le

---

(1) *J. G. Walter, Observat. anatomic. Berolini*, 1775.

(2) *Dissertatio de testibus et de semine in variis animalibus. Edymb.* 1755.

perfectionner en y ajoutant un robinet d'acier. Cet instrument est composé : 1.° d'un cylindre creux d'ivoire ou de bois d'une ou de plusieurs pièces, dont la hauteur et le diamètre intérieur doivent varier suivant la force avec laquelle on désire que l'injection pénètre, et suivant la quantité d'injection que l'on doit employer ; 2.° d'un tube d'ajustage en fer ou en acier, garni d'un robinet. Ce tube s'adapte supérieurement au bout inférieur du cylindre dont je viens de parler, et inférieurement il porte un écrou ; 3.° un tube d'acier droit, de forme conique, garni à sa base d'une vis qui doit être reçue dans l'écrou sur le tube d'ajustage, et terminé à son autre extrémité en pointe allongée et mince, destinée à être introduite dans le vaisseau par lequel on veut faire pénétrer l'injection ; 4.° un entonnoir en corne, courbe qui se place dans le bout supérieur du tube de bois. Toutes ces pièces réunies sont fixées sur une petite table à trois pieds garnis de roulettes, au moyen d'un piton de fer qui s'articule par une clavette transversale avec le tube de bois près de son extrémité supérieure. Cette petite table est supportée par un cylindre solide reçu verticalement dans un cylindre creux dans lequel on peut le faire monter et descendre à volonté, pour fixer la table à une hauteur convenable, au moyen d'une vis de pression qui traverse le cylindre creux et vient appuyer sur le cylindre solide.

On n'emploie guère l'instrument de *Walther*, parce qu'il est difficile de se procurer des tubes d'acier assez déliés, et que d'ailleurs ces tubes s'oxident et se cassent facilement.

§ V. L'instrument de *Mascagni* est beaucoup plus simple : c'est un tube de verre de cinq à six lignes de diamètre et dont la longueur peut varier d'un pied à deux pieds et demi; on courbe, à la lampe d'émailleur, ce tube à angle droit près de l'une de ses extrémités, de manière qu'il présente deux branches, l'une longue et verticale, l'autre courte et horizontale. Cette dernière doit conserver sa largeur dans l'endroit où elle s'unit avec la branche verticale; mais au-delà on lui donne, en la tirant à la même lampe, la forme d'un tuyau conique, allongé et très-délié. Plus ce tuyau est fin, plus il faut que la branche verticale ait de hauteur, pour que le mercure puisse passer dans les vaisseaux, en surmontant par sa pesanteur la résistance qui lui est opposée par l'extrémité capillaire du tube.

Cet instrument, préférable sans doute à celui de *Walther*, a l'inconvénient d'être très-fragile dans sa portion recourbée; on est obligé, ainsi que le fait remarquer M. *Duméril*, d'en filer souvent le bec à la flamme d'une bougie, et de recourir à la lampe au soufflet, lorsqu'il devient nécessaire de l'allonger.

§ VI. M. *Duméril* a indiqué deux manières de

modifier utilement la construction du tube de
*Mascagni;* la plus simple est la suivante : prenez
un tube en verre de la longueur et de la largeur
indiquées dans le paragraphe précédent; ajustez
à l'une des extrémités de ce tube un bouchon de
liége ou de bois tendre; faites passer à travers ce
bouchon, jusque dans la cavité du grand cylindre,
le bout d'un second tube de verre d'une ligne et
demie de diamètre et long de trois pouces environ; fixez ces différentes pièces avec une dissolution à chaud de cire d'Espagne dans de l'alcool, et courbez ensuite le petit tube à la flamme
d'une bougie, en donnant à la branche qui doit
former angle la direction que vous jugerez convenable; après quoi vous tirerez également à la
flamme de la bougie l'extrémité de cette branche
en cône allongé, et à pointe plus ou moins déliée
suivant le volume du vaisseau que vous vous dis-
posez à remplir. Si la pointe est trop fine, vous
pourrez en retrancher une petite portion avec des
ciseaux.

La seconde manière de construire les tubes à
injection, proposée par M. *Duméril*, diffère de la
précédente, en ce que le petit cylindre de verre
ajusté sur le grand, doit être composé de deux
pièces séparées l'une de l'autre, et cependant unies
entre elles par un bout de sonde de gomme élastique très-mince, de deux pouces environ de longueur. Toutes ces pièces doivent être soudées

entre elles avec la dissolution résineuse dont je viens de parler. Lorsqu'on veut employer cet instrument on suspend verticalement le grand tube au moyen d'une corde, et on le fixe avec un crochet ; l'anatomiste ayant les deux mains libres, presse entre deux des doigts de l'une, ou lâche le bout de sonde de gomme élastique pour arrêter ou pour permettre la sortie du fluide, tandis qu'avec l'autre il introduit la pointe capillaire du petit cône de verre dans le vaisseau qu'il veut injecter.

Quoique cet instrument présente le double avantage d'être flexible et d'être ouvert ou clos à volonté, on en fait peu usage, probablement parce qu'il est un peu plus difficile à construire que le précédent.

§ VII. Le tube de *Mascagni*, ou les tubes modifiés de M. *Duméril* peuvent être facilement convertis en seringues, en y adaptant un piston exactement calibré. Lorsqu'on emploie ces seringues pour injecter les vaisseaux lymphatiques, il ne faut pousser l'injection qu'avec beaucoup de précautions parce que ces vaisseaux se rompent facilement.

§ VIII. On emploie ordinairement du mercure purifié pour injecter les vaisseaux lymphatiques ; on peut aussi se servir, mais avec moins d'avantage, des différens liquides ténus colorés et solidifiables dont j'ai parlé en traitant des injections des vaisseaux sanguins. Le lait a été quelquefois employé; l'injection terminée, on fait coaguler ce liquide en arrosant avec de l'alcool les vaisseaux mis à découvert. Lorsqu'on se sert de quelques mélanges solidifiables, il faut tenir la pièce sur laquelle on opère plongée dans un bain tiède, à moins toutefois que l'on ne veuille l'injecter avec du plâtre fin délayé dans de l'eau; mais il est important d'être prévenu que, lorsqu'on ne fait point l'injection avec du mercure, on est presque toujours obligé de convertir le tube en seringue.

*J. G. Walther* et *Nuck* ont employé, pour injecter les lymphatiques, des mélanges dans lesquels ils assurent que le mercure passait à l'état solide, en conservant son éclat métallique; mais ils ont fait l'un et l'autre un secret de leur préparation.

§ IX. Des petites lancettes à lame étroite et à pointe très-déliée; des aiguilles fines, les unes droites, les autres courbes; des fils de soie pour faire des ligatures, sont encore nécessaires à celui qui veut injecter les lymphatiques, surtout s'il doit se servir de tubes d'acier ou de verre dont la pointe ne soit pas assez déliée pour qu'on puisse la faire pénétrer dans le vaisseau, sans y avoir pratiqué auparavant une légère ouverture.

§ X. Tous les cadavres ne sont pas également propres à servir pour les injections des vaisseaux lymphatiques. On tâchera de se procurer des sujets très-maigres, légèrement infiltrés. Ils seraient en-

core meilleurs pour les commençans, si à ces deux
conditions se trouvait réuni un ictère ou un en-
gorgement ancien des glandes mésentériques, inguinales et axillaires, etc. Les sujets très-infiltrés
sont moins bons pour la préparation dont je parle;
parce que leurs vaisseaux lymphatiques baignés
dans la sérosité trop abondante sont roulans, et
à cause de cela difficiles à ouvrir, soit avec la
lancette, soit avec la pointe du tube. *Mascagni*
fait observer qu'il arrive quelquefois que le mercure ne peut traverser les glandes engorgées, et
que, pour cette raison, il est convenable d'injecter
les lymphatiques sur des sujets morts de maladie
violente et courte, lorsqu'on a acquis l'habitude de
les injecter en s'exerçant sur des cadavres semblables à ceux dont je viens de parler précédemment.

§ XI. Pour éprouver moins de difficultés à trouver les vaisseaux absorbans, on peut utilement,
avant de chercher à les mettre à découvert, injecter des liquides aqueux colorés et tièdes dans
tous les autres vaisseaux de la partie que l'on veut
préparer; ou bien, si c'est un viscère, le faire macérer pendant quelques jours dans de l'eau pure,
après avoir rempli d'injection solide ses vaisseaux
sanguins, et les divers canaux autres que les lymphatiques qui se ramifient dans son parenchyme.

§ XII. Les vaisseaux lymphatiques doivent être
injectés, à cause de leurs valvules, de la même
manière que l'on injecte ordinairement les veines,

c'est-à-dire des branches vers les troncs. Leurs ramuscules sont en général trop déliés pour qu'on puisse y introduire l'extrémité capillaire du tube; mais comme ces ramuscules contiennent ordinairement un peu de fluide rougeâtre ou bleuâtre, on peut en les comprimant, selon la direction des fluides absorbés, pousser ce liquide dans les rameaux qui sont vides, et les rendre ainsi apparens; c'est de cette manière que *Cruikshank* est parvenu à injecter les lymphatiques des reins.

§ XIII. Toutes les choses nécessaires pour l'injection étant préparées, vous ferez placer le cadavre ou la partie que vous devez injecter dans un lieu exposé à une lumière vive, et vous vous occuperez de mettre à découvert la portion du vaisseau dans laquelle vous désirez introduire le tube. « Si vous voulez, dit *Mascagni*, injecter les « lymphatiques superficiels des membres supé-« rieurs ou inférieurs, du tronc, de la tête, des « fesses, des parties de la génération, vous sépa-« rerez, avec un petit scalpel, la peau du panni-« cule graisseux sur le dos de la main et du pied, « vous procéderez de la même manière sur les « autres parties, en ayant soin de ne dénuder qu'un « petit espace, de peur que les lymphatiques ex-« posés à l'air ne se vident, et ne se soustraient à « la vue. Cela fait, vous apercevrez une grande « quantité de petits vaisseaux noueux et remplis « d'une humeur transparente, qui s'anastomosent

« ensemble, deviennent des branches un peu plus
« grosses dont la réunion forme des troncs dans
« lesquels on peut facilement introduire le tube de
« verre. . . . . . . . . Si vous voulez injecter les
« vaisseaux profonds du pied, enlevez les tégu-
« mens au-dessous de la malléole externe, et la
« petite saphène étant à découvert, vous trou-
« verez ou au-dessus, ou au-dessous, ou à côté,
« un ou deux troncs lymphatiques. » Vous chercherez ensuite ceux des vaisseaux qui accompagnent l'artère tibiale postérieure, l'antérieure et
la péronière. « Ils sont ordinairement apparens
« sur le dos du pied, à sa plante, et là où la jambe
« s'unit avec le pied. On trouve de la même ma-
« nière les troncs des lymphatiques qui viennent
« des muscles des fesses et des hanches, ainsi que
« les mammaires, les épigastriques, les iliaques
« circonflexes, les lombaires, les inter-costaux,
« en un mot tous ceux qui viennent des muscles
« et qui accompagnent les vaisseaux sanguins.

« On trouve les lymphatiques profonds des mem-
« bres supérieurs sur le dos et dans la paume de
« la main ; mais il est difficile, à cause de la grande
« quantité de graisse qui les environne, d'intro-
« duire le tube dans les palmaires.

« Les lymphatiques superficiels du foie et des
« poumons s'offrent facilement à la vue ; ceux du
« foie sont pour l'ordinaire remplis d'un liquide
« transparent et jaune, et comme la plupart de

« leurs troncs traversent les ligamens de ce vis-
« cère, ils se présentent dès qu'on expose ces par-
« ties au grand jour, et leur marche ainsi que leur
« direction deviennent très-apparentes sur la sur-
« face de l'organe. Quant à ceux des poumons,
« on les distingue avec facilité, parce qu'étant rem-
« plis d'une humeur transparente, ils tranchent sur
« la couleur de la surface un peu livide et tachetée
« de ces viscères. Toutes les fois que l'on injecte
« les lymphatiques superficiels du foie et des pou-
« mons, les profonds sont aussi remplis; mais il
« est rare que cette injection soit parfaite, parce
« que, dans le plus grand nombre des cas, des rup-
« tures empêchent qu'elle ne réussisse à souhait.
« Les lymphatiques profonds des autres viscères se
« trouvent facilement dans le voisinage des vai-
« seaux sanguins, car ils s'offrent à la vue rem-
« plis d'une humeur transparente. »

Les lymphatiques des intestins sont assez difficiles à injecter près du bord convexe de ces organes, parce qu'ils y sont très-ténus; mais on
trouve des rameaux dans lesquels on peut introduire assez facilement la pointe du tube sur leurs
deux faces ou près de leur bord concave. Pour
commencer à prendre l'habitude d'injecter les
vaisseaux absorbans, on pourrait s'exercer utilement à faire quelques injections de ces vaisseaux
sur les intestins et sur le mésentère du cheval, où
ils sont très-gros et par conséquent très-apparens.

§ XIV. Après avoir déterminé les lieux principaux où il faut mettre à découvert les lymphatiques pour les injecter, je vais indiquer la manière
de procéder à l'injection, en supposant d'abord que
l'on veuille se servir du tube de *Mascagni.* Je vais
encore traduire le paragraphe de cet auteur qui contient la description de son procédé opératoire (1).

La partie que vous devez injecter étant exposée
au grand jour, et le vaisseau ayant été mis à découvert, « Vous prendrez d'une main la partie
« à préparer et de l'autre une petite lancette;
« l'avant-bras étant bien appuyé, vous inciserez
« le vaisseau suivant sa longueur, en évitant de
« le percer d'outre en outre, ce qui rendrait très-
« difficile l'introduction du petit tube dans sa ca-
« vité. Ne perdez point de vue l'incision que vous
« aurez faite. Qu'un aide vous présente un tube
« proportionné au vaisseau, et dans lequel on aura
« introduit préalablement une petite quantité de
« mercure pour que l'air ne devienne point un
« obstacle à l'écoulement de ce métal. Vous intro-
« duirez alors la petite extrémité du tube hori-
« zontal dans l'incision; vous appliquerez sa base
« sur la partie, et avec un fil de soie passé, au
« moyen d'une aiguille courbe sous l'extrémité du
« tube, vous lierez le vaisseau sur cet instrument.
« Cette ligature sera inutile, si l'extrémité du tube

(1) Loc. cit. pag. 35.

« s'adapte exactement au vaisseau. Prenez garde
« cependant, en passant l'aiguille sous le lymphati-
« que, que la petite extrémité du tube ne se rompe,
« et comme cela arrive souvent, ayez d'autres
« tubes préparés d'avance pour achever votre opé-
« ration. Qu'un aide remplisse ensuite la branche
« verticale du tube avec du mercure, qui par son
« poids coulera peu à peu dans les vaisseaux lym-
« phatiques, et les remplira facilement jusqu'aux
« glandes. Lorsque vous apercevrez que le mer-
« cure ne passe plus dans les vaisseaux, vous re-
« tirerez le tube, et vous lierez le lymphatique in-
« jecté avec le fil de soie qui aura servi pour la
« première ligature. Vous procéderez de la même
« manière pour tous les autres troncs ; je suis par-
« venu de cette manière à injecter dix-huit vais-
« seaux sur le coude-pied, et vingt-trois sur le
« dos et dans la paume de la main, etc. »

(1) La manière d'opérer avec le plus simple des
deux tubes modifiés, décrits par M. *Duméril*, est
plus facile et plus expéditive. Je vais la décrire telle
que je l'ai apprise de ce professeur et de M. *Dupuytren*.

Le vaisseau étant découvert, suivant le procédé

---

(1) La manière d'opérer en se servant de tubes d'acier, est
à peu près semblable à celle que je viens d'indiquer, puis-
qu'il faut aussi ouvrir le vaisseau avec une lancette et fixer ce
vaisseau sur le tube avec une ligature.

que j'ai indiqué précédemment, et l'instrument
étant rempli de mercure aux trois quarts de sa
hauteur, l'anatomiste le prend comme une plume
à écrire à la réunion des deux tubes dont il est
formé, et il l'incline sur son avant-bras pour que
le métal ne coule pas sur la pièce qu'il prépare.
Après avoir appuyé ce membre, il approche l'extrémité capillaire de l'instrument du lymphatique
qu'il se propose d'injecter, et il la fait pénétrer
presqu'horizontalement dans la cavité de ce vaisseau par un léger mouvement de rotation de la
main. Immédiatement après, il ramène à une direction parfaitement verticale la grande branche
du tube, et la colonne de mercure étant alors plus
haute, ce métal passe avec facilité dans les vaisseaux.

On peut en opérant ainsi se passer d'un aide,
et comme c'est le tube qui ouvre le lymphatique,
il s'y adapte exactement et on n'a besoin de faire
de ligature que lorsqu'on retire l'instrument.

Je terminerai cet article par quelques préceptes
puisés dans *Cruikshank*.(1). « On trouve presque
« toujours, dit cet anatomiste, à la partie interne
« du condyle de l'humérus, une glande qu'on peut
« ouvrir avec la pointe d'une lancette; une fois
« trouvée et ouverte ainsi, on pourra y introduire
« un tube rempli de mercure; ou, ce qui réussit

(1) Traduction déjà citée : *pag.* 98.

« également bien, on pourra pousser tout d'un
« coup ce tube dans la substance de la glande,
« sans y faire aucune piqûre préliminaire avec
« la lancette : le mercure remplit aussitôt les cel-
« lules de la glande, et ensuite les lymphatiques
« plus profondément situés, qui accompagnent
« l'artère brachiale. Les lymphatiques qui suivent
« l'artère fémorale peuvent aussi être injectés de
« la même manière, en opérant sur les glandes
« du jarret. Les troncs lymphatiques du cœur et
« des poumons peuvent être remplis ainsi par des
« glandes qui sont à la racine des poumons, et à
« la partie antérieure de la trachée artère. On peut
« de cette manière également rendre sensibles les
« lymphatiques du cou, en opérant sur les glan-
« des qu'on trouve constamment près de chaque
« apophyse mamillaire ou derrière.

« On injecte avec plus de succès le tronc même
« du systême lymphatique, en s'y prenant ainsi;
« c'est-à-dire, en portant également un tube dans
« quelques glandes du mésentère, ou dans celles
« qui sont situées sur le corps des vertèbres lom-
« baires, ou à l'intérieur du ligament de Pou-
« part. »

*Cruikshank* fait observer qu'on parvient quelquefois à injecter les vaisseaux lymphatiques en
faisant des piqûres où l'on sait qu'ils existent,
quoiqu'ils ne soient point apparens à l'œil nu.
Cet anatomiste conseille aussi, pour trouver plus

facilement les lymphatiques des membres, de faire des ligatures près du coude-pied et près du poignet, de frotter ensuite les orteils et les doigts, afin de faire passer dans des branches un peu plus considérables et susceptibles de recevoir l'extrémité du tube, le fluide bleuâtre ou brunâtre contenu dans les ramuscules absorbans de ces parties.

*De quelques préparations auxquelles on peut avoir recours pour découvrir la texture des glandes lymphatiques ou conglobées.*

Il s'en faut de beaucoup que tous les anatomistes aient adopté la même opinion relativement à la structure des *glandes conglobées* (glandulæ conglobatæ : *Franciscus Sylvius*). Ils ne conviennent guères entre eux que des changemens qu'elles éprouvent aux diverses époques de la vie, sous le rapport de leur volume, de leur consistance, de leur couleur. Cette diversité dans les opinions émises par des hommes justement célèbres, n'est peut-être pas un argument dont on pourrait se servir pour prouver l'incertitude de l'anatomie lorsqu'elle a pour but de rechercher quelle est la structure intime des organes; car, suivant *Sœmmerring* (1), dont l'autorité est d'un grand poids

(1) *Varias videmus facile combinari posse sententias.* Albinus, Ludwigius, Hahnius, Hewsonius, Wrisbergius, Monrous, Meckelius, *atque* Walterus *glandulas implicita tantùm vascula, at* Malpighius, Brunnerus, Nuchius, Pascali, My-

dans les questions relatives à cette science, on
peut concilier ces opinions qui paraissent oppo-
sées ; les unes et les autres étant en effet parfaitement conformes à la vérité lorsqu'on ne les rapporte qu'à des cas particuliers, et chacune d'elles
ne cessant d'être exacte que lorsqu'on prétend
l'admettre exclusivement.

Quoi qu'il en soit de la structure de ces glandes,
voici quelles sont les préparations que *Mascagni*
et *Cruikshank* conseillent de faire pour la reconnaître.

*Mascagni* recommande d'injecter le plus exactement possible tous les vaisseaux lymphatiques
qui se rendent dans une glande ( *advehentia aut
inferentia* ), ceux qui en sortent ( *efferentia* ), et
ceux qui la composent, et de découvrir ces parties après les avoir injectées. A la suite de cette
préparation on voit une foule d'éminences sur
la surface de la glande, qui auparavant n'offrait
qu'une surface unie, et quelques sinuosités ; on

---

lius, Hunterus, Cruikshank, etc. *cellulosas habent. Omnes
autem glandulæ, ut jam dictum est non ejusdem naturæ sunt,
sed,* 1), *aliquot ex solis vasculis* 2), *aliæ e meris fere cellulis,* 3), *pleræque et a vasibus, et e cellulis compositæ sunt,* etc.
Sœmmer. *Angiologia.* pag. 407.

*Mascagni* et le professeur *Chaussier* ont adopté l'opinion
d'*Albinus,* tandis que *Morgagni, Haller, Bichat,* et la plupart
des anatomistes français admettent dans les ganglions lymphatiques des cellules remplies d'un liquide particulier, un
tissu propre, etc.

voit aussi comment les vaisseaux sont disposés autour de cette glande, et le réseau plus ou moins serré qu'ils forment en y pénétrant, ou bien lorsqu'ils en sortent.

Pour reconnaître la structure interne d'une glande, le même anatomiste conseille d'injecter ses lymphatiques avec un liquide susceptible de prendre de la solidité par le repos ou par le refroidissement, et de séparer ensuite les uns des autres, avec la pointe d'un scalpel ou avec une aiguille, tous les vaisseaux remplis d'injection. *Mascagni* prétend que par ce procédé on s'assure que les absorbans se comportent dans l'intérieur des glandes de la même manière qu'à leur surface, et il nie l'existence de cellules intermédiaires à ces vaisseaux.

On parvient facilement à connaître la disposition des vaisseaux sanguins des ganglions lymphatiques en les injectant avec de la colle colorée, après avoir préalablement rempli les lymphatiques avec du mercure. La gélatine poussée dans les artères pénètre presque toujours dans les veines de la glande. C'est en répétant souvent ces injections que *Mascagni* s'est assuré qu'il n'existe point, comme *Meckel* l'a dit, d'anastomoses entre les lymphatiques et les veines, et que quand l'injection passe des veines dans les lymphatiques, ou réciproquement, cela n'arrive qu'à la suite de ruptures éprouvées par ces vaisseaux.

*Cruikshank* (1) convient que dans plusieurs cas on ne découvre qu'un lacis vasculaire dans les glandes lymphatiques injectées; mais, il ajoute, « nous
« avons injecté nombre de glandes, où il n'y avait
« pas la moindre apparence d'entrelacement vas-
« culaire, et où l'on ne trouvait que les branches
« radiées des vaisseaux déférens et efférens, avec
« leurs cellules intermédiaires seules. Mais nous
« n'avons jamais injecté une glande lymphatique,
« où nous n'ayons vu quelques cellules, particu-
« lièrement lorsque nous faisions attention au mer-
« cure qui entrait dans la glande : une des meil-
« leures méthodes que nous connaissions pour
« faire voir ces cellules, est d'arrêter l'injection
« lorsque la glande est à moitié remplie : alors les
« cellules se présentent d'une manière bien évi-
« dente. Mais si l'on continue l'injection, les cel-
« lules paraissent bientôt toutes couvertes des ra-
« mifications des vaisseaux les plus délicats qui
« entrent dans ces cellules et qui sont injectés
« d'une manière contraire aux valvules. Nous
« avons injecté ces ramifications, même jusque sur
« la membrane cellulaire environnante dans les
« cadavres. Il est aisé, chez les quadrupèdes, de
« démontrer cette structure celluleuse; mais elle
« paraît plus distincte dans les glandes du mésen-
« tère de l'âne et du cheval. . . . Chez l'âne, les

---

(1) Traduction déjà citée.

« cellules sont distinctes, elles paraissent sans au-
« tre préparation ou dissection des glandes, que
« la simple injection; mais chez le cheval, il est
« nécessaire de les disséquer et les ouvrir ensuite.
« Les cellules paraissent alors comme autant d'al-
« véoles de ruches à miel, et l'on peut passer des
« soies de porc d'une rangée à une autre, en les
« perforant latéralement. »

*Cruikshank* a soin de faire remarquer qu'il est
impossible de développer les glandes lymphatiques de manière à prouver qu'elles ne sont qu'un
lacis de vaisseaux, comme on peut étendre en un
long canal les vésicules séminales, après les avoir
fait macérer et avoir enlevé leur enveloppe celluleuse.

### Dissection des Lymphatiques.

Lorsque l'on est parvenu à injecter les vaisseaux lymphatiques, on a terminé la partie la plus
difficile de leur préparation. Il ne reste plus qu'à
les mettre à découvert; on y procède dans les
membres en enlevant avec précaution la peau sans
détacher en même temps le tissu cellulaire sous-
cutané. La peau étant enlevée, on voit distinctement tous les absorbans superficiels dans lesquels
l'injection a pénétré, et les glandes dans lesquelles ces vaisseaux s'engagent. La plupart de ces
vaisseaux se rencontrent dans le voisinage des
veines sous-cutanées. Si pendant que l'on dissèque

la peau il arrive qu'on coupe un vaisseau, il faut
aussitôt y faire deux ligatures, ou au moins lier
son extrémité la plus éloignée du cœur. On conçoit facilement que cette précaution n'est utile que
lorsqu'on a injecté avec du mercure ou avec un
liquide non solidifiable par le repos ou par le refroidissement.

Après avoir étudié les lymphatiques superficiels
des membres, il faut disséquer leurs lymphatiques profonds; les troncs de ceux-ci suivent le
même trajet que les artères, et doivent être disséqués comme elles.

Les absorbans des membranes qui tapissent les
cavités splanchniques, les absorbans superficiels
des viscères qui y sont contenus, n'ont pas besoin
d'être disséqués; on peut les apercevoir facilement
sans enlever la membrane transparente au-dessous
de laquelle ils sont situés. Il n'en est pas de même
des lymphatiques profonds des viscères; ceux-ci
sont difficiles à suivre dans le parenchyme où
ils ont pris naissance. On ne peut guères les disséquer au-delà de la scissure par laquelle ils sortent, à moins qu'on ne les ait remplis avec une
injection solide et qu'on ne prépare par excarnation l'organe auquel ils appartiennent.

Les lymphatiques de la face et du cou doivent
être disséqués comme ceux des membres, c'est-
à-dire en deux temps. Il n'est pas moins important, en disséquant les absorbans de la face et du

cou, de chercher leurs glandes avec autant d'exactitude que l'on en a mis dans la recherche de celles qui appartiennent aux absorbans des membres et des cavités splanchniques.

Les lymphatiques du cerveau sont encore peu connus, et on n'en a vu dans l'intérieur du crâne qu'un très-petit nombre paraissant provenir des méninges.

Toutes ces dissections partielles étant achevées, il ne reste plus qu'à suivre, jusqu'à leur embouchure dans les veines, les troncs lymphatiques principaux et spécialement le *canal thoracique* qui s'ouvre ordinairement par un seul tronc dans la partie postérieure de la veine sous-clavière gauche à l'endroit où elle reçoit la veine jugulaire interne. On trouve facilement le tronc de ce canal dans la poitrine, entre l'aorte et la veine azygos.

Quant au *grand tronc lymphatique du côté droit*, il est plus difficile à trouver à cause de son peu de longueur, lorsqu'on n'y arrive point en suivant les branches qui s'y rendent. Il s'ouvre dans l'angle de réunion des veines sous-clavière et jugulaire interne qui lui correspondent.

# PRÉPARATION DES NERFS.

§ I. Le système nerveux, considéré en général, comprend le cerveau, le cervelet, la protubérance annulaire, ses péduncules, la moelle allongée, la moelle de l'épine, les nerfs encéphaliques, les nerfs rachidiens, et enfin les nerfs qui proviennent des ganglions cervicaux, thoraciques, abdominaux, pelviens, qui sont situés hors du rachis, et qui ont été désignés collectivement avec leurs ganglions sous les noms de *grand sympathique*, de *trisplanchnique*, etc.

La préparation de la plupart de ces parties offre d'assez grandes difficultés, et lors même que l'on a acquis une grande habitude de la dissection, on parvient difficilement à préparer toutes les divisions du système nerveux sur le même sujet. C'est là ce qui a probablement engagé la plupart des auteurs à séparer la description des nerfs de celle des parties d'où ils tirent leur origine, de même qu'ils ont séparé la description du cœur de celle des artères et des veines. Cette méthode n'est sûrement pas sans inconvéniens; je ne me suis décidé à l'adopter que pour ne pas trop m'éloigner de l'ordre qui a été suivi par les anatomistes dont les ouvrages sont devenus classiques parmi nous.

32

J'indiquerai dans la première partie de ce Manuel, la manière de disséquer les nerfs encéphaliques; dans la seconde j'exposerai successivement les préparations des nerfs rachidiens et du grand sympathique, et les différentes méthodes de dissection que *Vésale, Varole, Vieussens, Willis, Vicq-d'Azyr, Sœmmerring, Bichat, Chaussier, Gall* et *Spurzheim* ont proposées pour le cerveau et la moelle épinière.

§ II. Tous les sujets ne sont pas également bons pour l'étude des nerfs. Les cadavres d'enfans très-maigres et légèrement infiltrés sont les meilleurs de tous, surtout lorsqu'on se propose de suivre les nerfs dans les canaux des os. Les cadavres de sujets adultes morts dans un état de marasme, sont encore très-bons; peut-être même les commençans doivent-ils leur donner la préférence, parce que chez les adultes les nerfs ont un volume absolu plus considérable que chez les enfans; le névrilème offre aussi chez les adultes plus d'épaisseur et se rompt plus difficilement; enfin, chez les adultes, les filamens nerveux se répandant sur des surfaces plus étendues que chez les enfans, sont pour cette raison plus faciles à disséquer.

§ III. Il est quelquefois utile d'augmenter la consistance des nerfs pour les préparer ensuite avec plus de facilité. Pour obtenir ce résultat, on peut plonger la pièce pendant quelque temps dans de l'alcool de vingt-deux à vingt-quatre degrés, auquel il faut ajouter un gros environ d'acide nitrique par pinte. Cette liqueur composée, qui est très-avantageuse pour conserver les pièces d'anatomie, porte le nom de *liqueur de Monro*. Cet anatomiste pense qu'elle réunit la plupart des qualités de la *liqueur balsamique* que *Ruysch* employait pour conserver les préparations anatomiques qu'il ne voulait point faire dessécher.

§ IV. La macération des organes parenchymateux continuée jusqu'à ce que leur tissu se ramollisse en éprouvant un commencement de putréfaction, rend plus facile la dissection de leurs nerfs, parce que le névrilème ne se putréfie qu'au bout d'un temps très-long, et qu'au lieu de devenir plus mou pendant les premiers jours où il est plongé dans l'eau, il y devient manifestement plus dur et plus résistant (1).

§ V. L'acide nitrique affaibli dans lequel on plonge un nerf pendant quelque temps, détruit le tissu cellulaire qui environne ce nerf ainsi que son névrilème, sans dissoudre la pulpe nerveuse. La lessive des savonniers et les liqueurs alcalines analogues, dissolvent la pulpe nerveuse sans attaquer le névrilème; on peut donc employer utilement ces deux genres de réactifs, ainsi

_____

(1) *Bichat*, Anat. génér. syst. nerv.

que *Reil* (1) l'a fait, pour reconnaître la structure des nerfs.

§ VI. Dans l'étude de chaque nerf, considéré en particulier, il faut, quelle que soit d'ailleurs son origine, observer soigneusement : 1.º le lieu où les filets qui doivent le composer prennent naissance; 2.º le lieu où ces filets se séparent distinctement, soit de la surface de l'encéphale, soit de la moelle épinière, soit d'un ganglion; 3.º le trajet que le nerf tout formé parcourt dans l'intérieur du crâne ou du rachis; 4.º la disposition des enveloppes de ce nerf dans l'une ou l'autre de ces deux cavités; 5.º la manière dont ces enveloppes se comportent lorsque le nerf s'engage dans un des trous de la base du crâne ou dans un des trous de conjugaison de la colonne vertébrale; 6.º le trajet que le nerf parcourt jusqu'à sa terminaison; 7.º ses connexions avec d'autres nerfs ou avec des ganglions; 8.º ses rapports exacts de situation avec les os, les muscles, les artères, les veines, les viscères dans le voisinage immédiat ou médiat desquels il est situé dans les diverses parties de son trajet; 9.º son mode de terminaison; 10.º sa texture particulière; 11.º les altérations morbides dont il peut être le siége, ou qui ont

---

(1) *Exercitationum anatomicarum de nervorum structura.* *Hall.* 1796.

laissé en lui des traces de leur existence antérieure.

*De la manière d'ouvrir le crâne et d'en retirer*
*le Cerveau pour étudier ensuite l'origine des*
*Nerfs cérébraux ou encéphaliques.*

Lorsqu'on ne peut disposer que d'un petit nombre de sujets pour étudier ces nerfs, il faut disséquer leurs filets d'origine dans l'épaisseur du cerveau dès qu'on a retiré ce viscère du crâne, et avant
de s'occuper de suivre aucun d'eux dans le trajet
qu'il parcourt hors de cette cavité.

Pour ne point endommager le cerveau en le
retirant du crâne, et pour ne couper que le plus
petit nombre possible des nerfs qui se distribuent
aux parties molles qui revêtent les os de la partie
supérieure de la tête, je procède de la manière
suivante, après avoir fait couper les cheveux avec
des ciseaux et raser ensuite exactement la tête:
j'incise d'abord, suivant le trajet de la ligne médiane, toutes les parties molles jusqu'au péricrâne
inclusivement depuis la partie inférieure de la
bosse nasale jusqu'au dessous de la protubérance
occipitale externe; avec le manche du scalpel je
sépare à droite et à gauche le péricrâne jusqu'au
niveau de la ligne courbe qui borne supérieurement la fosse temporale; parvenu en cet endroit,
je coupe l'aponévrose externe du crotaphite le

long de son bord supérieur et je détache ensuite les fibres charnues de ce muscle jusqu'au niveau de la partie supérieure de l'oreille.

Quelques anatomistes conseillent de couper circulairement les parties molles au niveau de la réunion de la voûte et de la base du crâne, au lieu de faire l'incision longitudinale dont je viens de parler. Cette méthode est tellement vicieuse, que je crois inutile d'en indiquer les inconvéniens. D'autres recommandent de faire deux incisions, la première de la bosse nasale à la protubérance occipitale, la seconde d'une oreille à celle du côté opposé. Ces deux incisions fournissent quatre lambeaux triangulaires qu'il faut détacher de haut en bas jusqu'au niveau de l'arcade orbitaire supérieure et de la partie supérieure de l'apophyse mastoïde. En se comportant de cette manière on coupe moins de nerfs que lorsqu'on divise circulairement les tégumens du crâne, mais on en coupe un plus grand nombre que lorsqu'on se contente d'inciser les tégumens sur la ligne médiane.

Les os qui forment la voûte du crâne étant mis à découvert, j'emploie la scie ou le bord tranchant d'un marteau pour séparer cette voûte de la base. Je préfère la scie lorsque je veux conserver les os, ou bien quand j'ai intérêt de faire une préparation très-propre, et quand en même temps je ne crains point de produire un léger affaisse-

ment de la substance du cerveau. Cet affaisse-
ment a ordinairement lieu quand on se sert d'un
marteau comme le faisait *Bichat*. Dans tous les
autres cas j'ai recours à ce dernier instrument, avec
lequel on opère beaucoup plus vite et sans aucun
inconvénient.

Lorsqu'on emploie la scie et que l'on veut conserver les os, il est prudent pour ne point faire
de fausse coupe de marquer avec de l'encre ou
avec la pointe d'un scalpel le trajet que l'instrument devra parcourir horizontalement de chaque
côté, depuis le milieu de la bosse nasale jusqu'à
la partie supérieure de la protubérance occipitale
externe. Quand on se sert du marteau, il faut
casser à petits coups les os du crâne à la même
hauteur que si on voulait les scier, et commencer
à les fracturer là où ils sont moins bien disposés
pour résister à l'action des corps extérieurs, c'est-
à-dire dans l'endroit où ils sont moins épais et
moins convexes. Cet endroit correspond aux grandes ailes du sphénoïde et à la portion écailleuse
du temporal. Les os étant sciés ou brisés, j'enlève
avec précaution la calotte du crâne en la soulevant d'avant en arrière. Si des adhérences inti-
mes existent entre la dure-mère et cette calotte,
je cherche à les détruire avec le manche d'un
scalpel ou avec les doigts, et si je ne puis réussir
en employant l'un et l'autre de ces moyens, je
pratique avec la scie plusieurs coupes dans l'épais-

seur du frontal, des pariétaux, de l'occipital, et
j'enlève ces os par fragmens. On est assez souvent obligé d'avoir recours à cette méthode lorsqu'on veut mettre à découvert, sans lui faire éprouver aucune altération, le cerveau des sujets avancés en âge. Après avoir enlevé d'une seule pièce
ou par fragmens la calotte du crâne, j'incise la
dure-mère à droite et à gauche le long du sinus
longitudinal, depuis l'apophyse *crista-galli* jusqu'à
la protubérance occipitale interne, et je divise
de haut en bas chacun des lambeaux vers le
milieu de sa longueur afin de pouvoir les renverser ensuite avec plus de facilité sur les parties latérales et inférieures de la tête. Ecartant ensuite
l'une de l'autre les parties antérieures des hémisphères du cerveau, je coupe avec des ciseaux ou
avec un scalpel à lame étroite et bien tranchante
la faux de la dure-mère à quelque distance de
son insertion à l'ethmoïde, après quoi je renverse
la tête d'avant en arrière pour que le cerveau
s'éloigne par son poids de la base du crâne, et
pendant que je soutiens ce viscère avec la main
gauche afin qu'il ne tombe pas trop brusquement,
je coupe avec le scalpel, ou avec des ciseaux plusieurs parties suivantes que je vais énumérer dans
l'ordre où elles se présentent.

1.° Les *nerfs olfactifs*. Ces nerfs se déchirent
assez souvent en travers au niveau de la partie
antérieure de la lame cribleuse de l'ethmoïde.

Lorsqu'on veut les laisser appliqués sur cette lame, il faut soulever le cerveau avec beaucoup de précaution. Il est même utile, dès qu'on a enlevé la calotte du crâne et fendu la dure-mère, de plonger la tête pendant quelque temps dans la liqueur de *Monro*.

2.° Les *nerfs optiques*. On coupe ordinairement ces nerfs à une égale distance de leur entrecroisement et du trou optique.

3.° Les *deux artères carotides*. Elles sont situées en dehors des nerfs optiques, au niveau de la partie postérieure des apophyses clinoïdes antérieures.

4.° La *tige pituitaire*. Cette partie est située derrière l'entrecroisement des nerfs optiques.

5.° Les *nerfs oculo-moteurs communs*. On voit facilement ces deux cordons nerveux dès qu'on a coupé la tige pituitaire. Il faut les couper eux-mêmes à trois ou quatre lignes de distance de la partie antérieure de l'ouverture de la tente du cervelet.

6.° Les *nerfs pathétiques*. Ces deux nerfs très-petits sont placés sous le bord libre de l'ouverture de la tente du cervelet. On les coupe un peu plus en arrière que les nerfs oculo-moteurs communs.

7.° Lorsque l'on a coupé les nerfs pathétiques il faut renverser légèrement la tête à gauche et soulever avec précaution la partie postérieure de l'hémisphère droit du cerveau, afin de pouvoir inciser la tente du cervelet le long du bord supérieur du rocher. Une incision semblable doit ensuite être faite du côté opposé avec les mêmes précautions. On continue alors de renverser la tête d'avant en arrière comme dans le commencement de la préparation, afin de pouvoir l'achever facilement.

8.° Les premières parties qui se présentent sont les *nerfs trijumeaux*. On les divisera à quelques lignes du sommet du rocher.

9.° Plus en dedans et un peu plus bas, on découvre les *nerfs oculo-moteurs* externes.

10.° Vers le tiers antérieur de la face postérieure du rocher on rencontre le *nerf facial* et le *nerf acoustique*. Il faut les couper à une petite distance de l'orifice du conduit auditif interne.

11.° Plus bas et un peu plus en dedans on trouve le *nerf glosso - pharyngien* et le *nerf vague* ou *pneumo - gastrique* qu'il faut couper vers le milieu de l'espace qu'ils parcourent entre le lieu de leur origine et le trou déchiré postérieur.

12.° Plus bas encore, au niveau du grand trou occipital, on coupera les filets d'origine du nerf grand hypoglosse, ceux du nerf accessoire, et ensuite on enfoncera la lame du scalpel jusqu'au niveau de la première vertèbre, pour diviser en travers la moelle épinière au-dessous des éminen-

ces pyramidales, ainsi que les deux artères vertébrales. Il ne reste plus qu'à renverser complètement la tête pour que le cerveau abandonne la
cavité du crâne, sans qu'il soit nécessaire d'exercer aucune traction sur lui. Si l'on ne veut point
renverser totalement la tête, on peut tirer le cerveau hors du crâne en le soulevant avec précaution au moyen d'un doigt passé sous la partie inférieure de la moelle allongée.

MM. *Gall* et *Spurzheim* (1) ne procédent pas
de la même manière pour tirer le cerveau hors
du crâne. Voici quel est leur procédé :

« Lorsque la calotte a été enlevée, nous cou-
« pons la dure-mère de chaque côté du sinus lon-
« gitudinal d'avant en arrière, et transversale-
« ment depuis le milieu de la partie supérieure
« jusqu'aux oreilles ; nous rabattons les lambeaux,
« nous détachons la faulx dans la région frontale,
« et nous la renversons en arrière. Alors nous re-
« tournons la tête de manière que la partie infé-
« rieure soit en haut ; nous la prenons avec la
« main dans la région occipitale, de sorte que
« le cerveau repose sur le plat de la main. Par
« suite de cette opération, les lobes antérieurs

(1) *Anatomie et Physiologie du système nerveux en général, et du cerveau en particulier, avec des observations sur la
possibilité de reconnaître plusieurs dispositions intellectuelles
et morales de l'homme et des animaux par la configuration de
leurs têtes.* Paris, 1810, in-fol. avec pl.

« et moyens, entraînés par leur poids, se déga-
« gent presque toujours de leur position. Il n'est
« plus besoin ensuite que de s'aider un peu avec
« les doigts. Le bulbe du nerf olfactif se détache
« presque toujours de lui-même de l'os ethmoïde,
« ou bien nous facilitons cette opération avec le
« manche du scalpel. Ensuite nous coupons les
« nerfs optiques, l'appendice cérébral (*infundi-*
« *bulum*) les nerfs oculo-moteurs communs de
« l'œil et le mixte ; nous inclinons la tête sur la
« main, d'abord d'un côté puis de l'autre, et nous
« écartons à chaque fois les hémisphères de la
« tente pour couper en deux cette dernière par-
« tie. Après quoi nous séparons les paires de nerfs
« et les vaisseaux sanguins situés au-dessous de
« la commissure du cervelet (*pont*), et nous cou-
« pons la masse nerveuse cervicale au-dessous du
« grand trou occipital, afin de ne pas endomma-
« ger l'entrecroisement. Enfin, nous prenons le
« cervelet avec les doigts, et nous enlevons du
« crâne toute la masse cérébrale. Nous ne recom-
« mandons qu'une seule précaution, c'est de bien
« soutenir les hémisphères avec le plat de la main,
« afin que les gros faisceaux fibreux (*cuisses*) ne
« se rompent pas avant qu'on ait coupé la tente ;
« et qu'une fois cette opération faite, le même
« accident n'arrive pas au grand renflement au-
« dessous de la commissure du cervelet. »

MM. *Gall* et *Spurzheim* font encore observer

qu'ils emploient toujours un scalpel à long manche, afin de faire le plus bas qu'il est possible la
section des filets nerveux et de la masse nerveuse
du cou.

Le procédé décrit par ces anatomistes est peut-
être plus avantageux que celui que j'ai d'abord
indiqué, mais je pense qu'on ne peut l'exécuter
facilement que quand on en a acquis l'habitude
par un long usage.

Lorsque la masse encéphalique est retirée du
crâne, il faut la placer sur une surface horizontale, et tourner sa face inférieure en haut. Il est
utile pour empêcher les hémisphères du cerveau
de s'écarter et pour prévenir la rupture des bras
et des cuisses de la moelle allongée, de soutenir les
hémisphères du cerveau et le cervelet avec un linge
disposé en bourrelet circulaire On peut aussi placer le cerveau sur sa face supérieure dans un vase
large qui ait six à huit pouces de profondeur et
dans lequel on verse une quantité d'eau suffisante
pour couvrir la base de ce viscère. Cette affusion
d'eau froide donne plus de fermeté aux substances
qui entrent dans la composition du cerveau, sans
altérer leur couleur ; la pie-mère se gonfle et il est
ensuite plus facile de l'enlever. On pourrait, au
lieu d'eau froide, se servir de la liqueur de *Monro*,
ou d'une dissolution de muriate sur-oxigéné de
mercure ; ces deux liquides rendent le tissu du cerveau bien plus dur, mais la couleur de la subs-

tance grise se trouve détruite et il devient difficile
de suivre dans son épaisseur les filets nerveux.

Le cerveau étant placé convenablement, on observera avec soin le lieu où les différens nerfs dont
j'ai parlé se séparent de sa surface; il faut en même
temps examiner quel est le rapport de ces nerfs
avec les vaisseaux ou les autres parties situées
dans leur voisinage; après quoi on enlevera exactement les artères et les veines, ainsi que l'arachnoïde et la pie-mère sur la face inférieure du cerveau proprement dit, du cervelet, du pont de
*Varole*, de ses prolongemens, et on prendra, en
exécutant cette préparation, toutes les précautions convenables pour ne point enlever les nerfs
en même temps que les vaisseaux et les membranes. Il ne restera plus, après cela, qu'à suivre
successivement dans l'épaisseur des diverses parties du cerveau les filets d'origine de chaque paire
de nerfs.

### Nerfs olfactifs.

*Synonymes.* Processus mamillares cerebri ad
nares : *Vésal., Fallop., Columb.*, etc. = Ductus
nervei a media cerebri magnitudine ad supremam
narium partem : *Varol.* = Par primum, sive ol-
factorium, sive nervi olfactorii : *Willis, Vieussens, Th. Barthol., Metzger, Scarpa, Sœmmer.*, etc. = Olfaciens : *Heist.* = Nerf olfactif ou
de la première paire : *Winsl., Vicq-d'Azyr*, et la

*plupart des autres anatomistes français.* = Nerf ethmoïdal ou olfactif : *Chauss.*

*Galien* et la plupart des anatomistes anciens, n'ont point rangé au nombre des nerfs ceux de la première paire. Ils les considéraient comme des appendices creux du cerveau par lesquels les odeurs pénétraient jusqu'à cet organe et les liquides s'en écoulaient. Quelques-uns de ces anciens anatomistes ont désigné les nerfs olfactifs sous les noms de *olfactilia; olfaciendi organa; carunculæ mamillares.* Ce n'est que depuis Willis, que l'on s'est accordé presqu'unanimement à ranger les *processus mamillares* parmi les nerfs cérébraux et à leur assigner le rang de première paire. *Théophyle Protospartharius, Achillini, Nicol. Massa* et *Vésale,* sont d'ailleurs les premiers qui les aient considérés comme de véritables nerfs (1).

---

(1) On pourra consulter utilement, relativement à la synonymie, à la distribution, et à la dissection de ces nerfs, les ouvrages suivans :

*J. D. Metzger, nervorum primi paris historia.* Cette dissertation est insérée dans le *Thesaur dissert. de Sandifort,* tom. III, pag. 459.

*Scarpa, Annotation. anatomic.* lib. II.

*Sœmmerring, de basi encephali.* On trouve cette dissertation dans *Ludwig, scriptores nevrologici minores selecti,* tom. II.

*Vicq-d'Azyr, Anatomie du cerveau.*

*Gall* et *Spurzheim, Anatomie et Physiologie du système nerveux en général, et anatomie du cerveau en particulier,* tom. I.

*Lieux où les Nerfs olfactifs se séparent du Cer-*
*veau, et où leurs racines prennent origine.*

Les nerfs olfactifs se séparent distinctement de
la masse encéphalique au niveau de la partie
interne de la scissure de *Sylvius* et à l'extrémité postérieure du sillon dans lequel ils sont contenus.

Les anatomistes ne sont d'accord ni sur le nombre des racines des nerfs olfactifs, ni sur l'origine
de ces racines. *Haller, Sabatier, Boyer,* etc., indiquent deux racines; *Lobstein, Metzer, Mala-*
*carne, Prochasca, Vicq-d'Azyr, Scarpa, Bichat,*
en admettent trois, l'une d'elles supérieure et de
substance grise, les deux autres inférieures de
substance médullaire; suivant *Sœmmerring* et
M. *Portal,* tantôt ce nerf a trois racines distinctes,
et d'autres fois seulement deux, l'une de substance médullaire, l'autre de substance cendrée.

Selon *Willis,* les racines de ce nerf proviennent des cuisses de la moelle allongée, entre les
corps striés et les couches des nerfs optiques; selon
*Rydley,* du corps calleux et du centre ovale; suivant *Vieussens, Winslow, Monro,* MM. *Cuvier* et
*Chaussier,* des corps striés; selon *Malacarne,*
des parties latérales du troisième ventricule; d'un
cordon médullaire continu à la commissure antérieure; de la portion médullaire du cerveau voisine du corps strié. *Scarpa* prétend que l'origine

des nerfs olfactifs est absolument distincte du corps strié et des cuisses de la moelle allongée. *Soemmerring* et la plupart des autres anatomistes placent l'origine de la racine externe vers le bord postérieur du lobe antérieur du cerveau, et l'origine de l'interne dans le voisinage du corps strié. MM. *Gall* et *Spurzheim* (1) s'expriment ainsi sur l'origine de ce nerf : « Le nerf olfactif est le seul
« qui permette de douter s'il ne prend pas sa pre-
« mière origine dans les hémisphères. Mais dans
« ce cas même, il n'est pas la continuation de leur
« substance blanche. Il sort de la substance grise
« amassée dans la face inférieure des hémisphères.
« Il est certain que chez l'homme, ainsi que chez
« les animaux, c'est à la partie antérieure des cir-
« convolutions internes des lobes moyens, que
« l'on aperçoit les premiers filamens de ce nerf;
« ils sont déliés, mous, et paraissent pendant un
« assez long espace comme incrustés dans la subs-
« tance grise; ils se rapprochent graduellement
« et forment ordinairement les trois racines prin-
« cipales du nerf olfactif, dont l'intérieure est plus
« courte et plus large que les deux extérieures.
« On peut suivre jusqu'au fond de la scissure de
« *Sylvius*, la plus extérieure et la plus longue de
« ces racines. »

Il n'est guère possible de concilier les diverses

_____

(1) Loc. cit. pag. 85.

opinions que je viens de rappeler sur l'origine des
nerfs olfactifs ; je n'ai pas fait des recherches assez
multipliées pour me décider en faveur de l'une
de ces opinions plutôt qu'en faveur des autres ; je
dois donc me borner à indiquer les préparations
auxquelles on peut avoir recours pour découvrir
la vérité.

### Dissection des racines du Nerf olfactif.

L'arachnoïde, la pie-mère, et les branches des
artères carotides ayant été enlevées avec précaution, écartez l'un de l'autre les bords de la scissure de *Sylvius* et vous apercevrez les racines médullaires ou inférieures dans toute l'étendue du
trajet qu'elles parcourent à la surface inférieure
du cerveau. Renversez ensuite le nerf en arrière,
écartez les bords du sillon dans lequel il est contenu, vous verrez distinctement la racine supérieure. En fendant cette racine suivant sa longueur, on peut s'assurer facilement qu'elle contient
dans son épaisseur une strie de substance médullaire. Après avoir étudié ces dispositions, suivez,
le plus loin qu'il vous sera possible, les racines
inférieures ou médullaires en raclant autour d'elles
avec le manche d'un scalpel la substance du cerveau dans laquelle elles s'enfoncent, ou bien faites
dans l'épaisseur du cerveau et jusque dans le corps
strié, une section perpendiculaire le long de la
racine externe et le plus près possible d'elle ; exa-

minez ensuite avec attention la surface de celui
des bords de l'incision dans lequel cette racine de
l'olfactif se trouve contenue, et procédez de la
même manière pour découvrir le trajet de sa racine interne.

Suivant la plupart des anatomistes anciens, le
nerf olfactif est creux dans les quadrupèdes et
dans l'homme. Parmi les modernes, plusieurs pensent que ce nerf est creux dans les quadrupèdes
et qu'il ne l'est point dans l'espèce humaine. *Sœmmerring* (1) assure qu'il est creux dans les em-
bryons de trois mois. MM. *Gall* et *Spurzheim* (2)
pensent aussi qu'il est creux même chez les adultes, et que l'air que l'on soufle dans sa cavité
peut pénétrer dans les ventricules du cerveau.
*Scarpa* (3) prétend au contraire que ce nerf n'est
creux ni dans les animaux ni dans l'homme.

La préparation à laquelle on peut avoir recours
pour s'assurer si le nerf olfactif est creux ou s'il
ne l'est point, consiste à le couper en travers vers
le milieu du trajet qu'il parcourt dans le crâne;
il faut ensuite examiner soigneusement les bords
de sa section, en évitant de considérer comme
portion intégrante de ce nerf des parties avec lesquelles il n'est qu'intimement uni.

(1) *De corpor. human. fabric.*, tom. 4, pag. 197.
(2) Loc. cit. pag. 86.
(3) *Anatom. annot.*, lib. II, pag. 33 *et suiv.*

Le bulbe (1) du nerf olfactif placé dans la gout=
tière ethmoïdale ne peut être étudié convenablement que sur le cerveau de très-jeunes sujets. Chez
eux la substance cendrée qui concourt à le former
est transparente et laisse apercevoir la disposition
des filamens médullaires contenus dans ce renfle=
ment. Dans les adultes cette substance cendrée est
opaque et diffluente, ce qui empêche que l'on ne
puisse s'assurer de la texture du bulbe. *Scarpa*,
de qui j'emprunte ces observations, recommande
aussi de ne point plonger le cerveau dans la liqueur de *Monro* lorsqu'on veut étudier le bulbe
du nerf olfactif, à cause de l'altération de couleur
que ce liquide fait éprouver à la substance cendrée.

*Des Nerfs optiques ou de la Seconde paire.*
(Winsl. et la plupart des anatomistes français.)

*Synonymes.* Prima nervorum a cerebro exo-
rientium conjugatio : *Galien.*, *Vésal.*, *Columb.*,
*Fallop.*, etc. = Nervus visivus, seu visorius : *Be-
renger de Carpi*, etc. = Nervi optici : *Varol.* =
Nervi optici sive secundæ conjugationis : *Willis*,
*Vieussens*, *Sœmmer.*, etc. = Nerf oculaire ou optique : *Chauss.*

*Origine.* La plupart des anatomistes anciens ont
avancé que les nerfs optiques naissent des couches

_____

(1) *Synonymes.* Processus papillaris : *Berengarius.* — Bul=
bus cinereus : *Sœmmer.*, *Scarpa* et quelques autres anatomistes
modernes.

optiques. Plusieurs anatomistes adoptent encore cette opinion. *Ridley*, *Zinn*, *Winslow*, *Boyer*, *Sœmmerring* dérivent ces nerfs des couches optiques et de la paire antérieure des tubercules quadrijumeaux. *Haller* et *Lieutaud* n'ont point vu les filets nerveux qui proviennent de ces tubercules. Les nerfs optiques, dit *Sabatier*, naissent en arrière des éminences *nates et testes*, vers la partie postérieure de celles que l'on nomme les *couches des nerfs optiques*. *Bichat* émet une opinion peu différente : suivant lui, « ces nerfs naissent par une extrémité assez épaisse de la partie inférieure et postérieure des couches optiques, à l'endroit où ces éminences font saillie à la partie inférieure du cerveau, derrière les prolongemens antérieurs de la protubérance cérébrale. . . . . . A leur origine se trouvent deux ou trois saillies assez sensibles qui semblent indiquer cette origine, et dont l'une se continue avec les tubercules quadrijumeaux. Au reste, on ne peut point distinguer comment a lieu cette origine au-delà de la superficie de la couche optique, soit qu'on fende celle-ci transversalement, soit qu'on la coupe horizontalement. »

MM. *Gall* et *Spurzheim* (1.) soutiennent que les nerfs optiques ne proviennent point des couches du même nom : « On voit, très-distincte-

---

(1) Loc. cit. pag. 80 et suiv.

« ment, disent-ils, chez l'homme et chez les ani-
« maux, plus distinctement pourtant chez ceux-
« ci, par exemple chez le cheval, le bœuf, le
« mouton, le cochon, le chien, etc., sortir de la
« paire antérieure des tubercules quadrijumeaux
« une large bande composée de filamens nerveux.
« Cette bande se contourne sur le bord extérieur
« des couches optiques, se joint encore à un amas
« considérable de masse grise, qu'on appelle *cor-*
« *pus geniculatum externum* et s'y renforce. Jus-
« que-là la bande entière est adhérente aux cou-
« ches optiques, mais ensuite elle est simplement
« superposée sur les faisceaux des pédoncules où
« elle cesse d'être attachée, à l'exception de son
« bord externe antérieur, par lequel elle est unie
« aux fibres cérébrales voisines. En avant, le nerf
« optique qui s'arrondit toujours davantage, adhère
« à une couche ferme de substance grise (le *tuber*
« *cinereum*), et en reçoit, surtout dans sa face
« supérieure, plusieurs nouveaux filets nerveux
« qui ne s'entrecroisent pas, mais s'unissent à
« chaque côté du nerf en suivant une ligne droite.
« . . . . . . Ces filets le renforcent tellement, que
« lorsqu'il se sépare après la réunion; il est sensi-
« blement plus gros qu'il n'était auparavant. »

MM. *Gall* et *Spurzheim* étayent encore des
preuves suivantes leur opinion sur l'origine des
nerfs optiques : 1.° ces nerfs n'étant que super-
posés sur les couches optiques, il arrive que s'ils

s'atrophient, ces couches n'éprouvent alors aucune altération, parce qu'elles n'ont réellemeut rien de commun avec ces nerfs; 2.° si on enlève les fibres transverses supérieures du nerf optique, toutes les fibres intérieures vont des cuisses aux circonvolutions dans la direction longitudinale; 3.° le volume des couches optiques n'est pas proportionné à celui des nerfs optiques; 4.° chez le cheval, le bœuf, le cerf, les couches optiques sont beaucoup plus petites que chez l'homme, quoique chez ces animaux le nerf optique soit plus gros. Mais il existe une proportion entre la paire antérieure des tubercules quadrijumeaux et le nerf optique; 5.° *Willis* et depuis lui, plusieurs anatomistes ont confondu la paire antérieure des tubercules quadrijumeaux des oiseaux et des poissons avec les couches optiques des mammifères : or, le nerf optique venant bien distinctement chez les oiseaux de la paire antérieure des tubercules quadrijumeaux, on pourrait en conclure que chez les mammifères il doit avoir la même origine.

Le procédé auquel j'ai ordinairement recours pour suivre les nerfs optiques jusqu'à leur origine est celui-ci : Je renverse en dehors la partie interne des lobes moyens du cerveau, de manière à ouvrir assez largement les ventricules latéraux à leur partie inférieure, et à mettre à découvert le prolongement antérieur de la protubérance annulaire, et inclinant ensuite successivement la masse encé-

phalique sur chacun de ses bords droit et gauche,
je découvre assez facilement le nerf jusqu'à son
extrémité postérieure.

Sœmmerring a fait représenter (1) l'origine des
nerfs optiques, mise à découvert par un autre procédé. Les membranes du cerveau se trouvent enlevées, ainsi que j'ai recommandé précédemment
de le faire; la base de la masse encéphalique est
tournée en haut; les lobes moyens du cerveau sont
coupés en travers jusqu'à la partie externe des
nerfs optiques, à peu près au niveau de la partie
antérieure de la protubérance annulaire, et la
partie postérieure de ces lobes se trouve ainsi
entièrement séparée du reste de l'organe.

La manière dont se comportent les nerfs optiques, au-devant du *tuber cinereum*, est encore
un sujet de controverse pour les anatomistes (2).
La substance de chacun de ces deux nerfs se mêle-
t-elle entièrement en cet endroit, sans qu'ils s'entrecroisent? quelques-unes de leurs fibres seulement s'entrecroisent-elles? ou bien ces nerfs s'en-
trecroisent-ils complétement? Ces trois opinions
partagent encore les auteurs. La dissection des
nerfs optiques, dans l'état sain et faite sur l'homme,

---

(1) *De basi encephali*, etc., tabul. II—III.
(2) *Sœmmerr. De basi encephali*—*Sœmmerr. De corporis
humani fabric.*, tom. IV, pag. 201. — *Gall* et *Spurzheim*,
Anatom. et Physiolog. du système nerveux, pag. 85.

ne peut rien apprendre à ce sujet; mais des faits nombreux, rapportés par *Sœmmerring*, et par différents anatomistes, prouvent qu'il existe un véritable entrecroisement; *Sœmmerring* fait d'ailleurs observer qu'il n'a point encore pu s'assurer si tout le nerf, ou si seulement une partie de ses fibres forment cette décussation dans l'espèce humaine.

## Du Nerf moteur commun des yeux ou de la troisième paire (Winsl., Sabat., Boy., etc.).

*Synonymes.* Secundum par : *Galien, Vésal., Fallop., Columb.*, etc. = Oculi motorii seu nervi tertii paris : *Willis.* = Tertiæ conjugationis nervi: *Vieussens*, etc. = Nerf oculo-musculaire : *Vicq-d'Azyr.* = Nerf oculo-musculaire commun : *Chauss.*

*Origine.* Ce nerf formé de plusieurs filets, sort d'un enfoncement oblong, situé sur le bord interne des péduncules du cerveau, entre la protubérance annulaire et les corps mamillaires, dans le voisinage d'une tache brunâtre, nommée par Vicq-d'Azyr *locus niger crurum cerebri.*

Les filets divergens qui forment ce nerf, peuvent être suivis chez les sujets dont le cerveau est ferme, jusqu'au dessous de la protubérance annulaire.

## Du Nerf pathétique ou de la quatrième paire (Winsl., Sabat., Vicq-d'Azyr, Boy., Bich., etc.).

*Synonymes.* Gracilior radix tertii paris : *Vésal.*

= Par octavum : *Fallop.* = Nonum par : *Co-lmb.* = Nervi quartæ conjugationis, sive pathe-tici : *Willis*, *Vieusens*, etc. = Nerf oculo-mus-culaire interne : *Chauss.*

*Winslow* donne encore à ce nerf les noms de *trochleateur* et de *musculaire oblique supérieur.*

*Origine.* Les nerfs de la quatrième paire, dont on attribue généralement la découverte à *Achil-lini*, se séparent de l'encéphale, tantôt plus haut, tantôt plus bas, derrière la paire postérieure des tubercules quadrijumeaux, et sur les parties laté-rales de la valvule de *Vieussens.* Le nombre des racines de ces nerfs varie; quelquefois on n'en trouve qu'une, d'autres fois deux, trois, ou même quatre. Le nombre de ces racines n'est pas d'ail-leurs toujours le même des deux côtés. On voit assez fréquemment la racine d'un côté être unie à celle du côté opposé par une bandelette médul-laire transversale, tandis que, chez d'autres sujets, les racines des deux côtés ne naissent pas à la même hauteur. Le nerf pathétique droit a été trouvé assez souvent par *Wrisberg* plus volumi-neux que celui du côté gauche.

MM. *Gall* et *Spurzheim* pensent que l'origine des filets qui forment ce nerf se trouve beaucoup plus bas que le lieu où il se sépare de la masse encéphalique; mais ils n'indiquent point d'une ma-nière précise où doit se rencontrer cette origine.

Le procédé que je crois le plus favorable pour

mettre à découvert cette origine est celui-ci : placez
la masse encéphalique sur sa base ; écartez l'un de
l'autre les lobes postérieurs du cerveau ; fendez la
partie antérieure et supérieure du cervelet sur la
ligne médiane jusqu'à la hauteur de la valvule de
*Vieussens*, et éloignez l'un de l'autre les bords
de cette division, sans déchirer cette valvule.

*Des Nerfs trijumeaux ou de la cinquième paire*
(Winsl., Vicq-d'Azyr, Sabat., Boy., Bich.,
Port., etc., (1).

*Synonymes.* Tertium par : *Vésal.*, *Fallop.*, *Co-*
*lumb.*, *Vidus Vidius*, etc. = Par quintum : *Wil-*
*lis*, *Vieussens*, *Meckel*, *Sœmmer.*, *Scarpa*, etc.
= Tri-facial : *Chauss.*

On trouve aussi le nerf de la cinquième paire
désigné dans quelques auteurs par les noms de
*nervus anonymus; N. trigeminus; N. gustatorius;*
*nerf innominé, gustatif, à trois cordes*, etc.

*Origine.* Suivant la plupart des anatomistes, les
nerfs de la cinquième paire naissent des parties latérales, antérieures et inférieures des pédunculcs
du cervelet, très-près de la protubérance annu-

(1) On consultera utilement, relativement à ce nerf, les
auteurs suivans :

*Sœmmerring, de basi encephali.* — *Meckel, de quinto pare*
*nervorum cerebri.* (Ces deux dissertations se trouvent dans la
collection de *Ludwig*). — *Scarpa, Anatomicæ annotationes*,
*lib. II, cap. IV, V, VI.*

laire. Quelques-uns, et entr'autres *Winslow* et *Sabatier*, disent que les nerfs trijumeaux naissent de ces péduncules ou cuisses de la moelle allongée. et de la partie latérale externe de la protubérance annulaire. Selon *Sœmmerring*, *Wrisberg*, etc. les racines de ce nerf forment deux faisceaux, l'un plus petit, supérieur, interne ; l'autre plus grand, postérieur externe, et ces deux faisceaux se prolongent jusque sous le plancher du troisième ventricule.

MM. *Gall* et *Spurzheim* (1) n'adoptent point l'opinion de *Sœmmerring* : « Si on enlève avec « précaution, disent-ils, la moitié postérieure du « pont, jusqu'au faisceau de ce nerf, l'on peut « aisément suivre son cours entier jusqu'au-dessus « du côté extérieur des corps olivaires. De cette « manière on aperçoit aussi très-distinctement « qu'il est divisé déjà dans l'intérieur du pont en « trois faisceaux principaux, et que ses fibres nais- « sent de la substance grise en différens endroits. »

*Des Nerfs moteurs externes des yeux ou de la sixième paire* ( Winsl., Sabat., Boy., etc.).

*Synonymes.* Radix gracilior quinti paris : *Vésal.* = Quartum par : *Fallop.* = Par octavum : *Gasp. Bauhin.* = Par sextum : *Willis, Vieussens, Sœmmer,* etc. = Oculo-musculaire externe : *Chauss.*

--------

(1) Loc. cit. pag. 77.

Ce nerf a été aussi nommé par divers auteurs *nervus timidus; N. abducens; nerf oculaire ex= terne; N. oculo-musculaire externe; N. abduc= teur de l'œil; N. moteur oculaire externe.*

*Origine.* La plupart des anatomistes font dériver ces nerfs : 1.° du sillon qui sépare la protubérance annulaire de la moëlle allongée ; 2.° de la protubé- rance annulaire ; 3.° des éminences pyramidales. MM. *Gall* et *Spurzheim* (1) pensent que l'origine de ce nerf ne varie point, quoique quelques ana- tomistes aient avancé le contraire, et que dans l'homme, ainsi que dans plusieurs mammifères et entr'autres dans le bœuf, le cerf, le cheval, ce nerf monte le long et à côté des pyramides et se. divise ordinairement derrière le pont en deux faisceaux plus petits qui s'écartent l'un derrière l'autre de la masse commune. Le pont étant plus gros et plus large chez l'homme que chez les ani- maux, il arrive assez souvent que plusieurs fais= ceaux transverses de cette partie se trouvent pla- cés sur le nerf abducteur, et ce nerf paraît alors naître du pont.

*Du Nerf facial ou de la septième paire* (Vicq= d'Azyr (2), Chauss., Bich., Port., Gall.).

*Synonymes. Pars* quinti paris : *Vésal., Co=*

---

(1) Loc. cit. pag. 74.

(2) *Vicq-d'Azyr* et M. *Portal* donnent le rang de huitième paire aux nerfs auditifs ou labyrinthiques.

*lumb.* == Pars durior, vel potius nervus durus quinti paris : *Fallop*. == Ramus durior nervi auditorii sive septimi paris : *Willis*. == Ramus durior septimæ conjugationis : *Vieussens*. == Portion dure de la septième paire : *Winsl*. (1), *Sabat.*, *Boy.*, etc. == Communicans faciei : *Haller.*, *Wrisberg*. == Par septimum sive faciale : *Sœmmer*.

*Origine.* La plupart des anatomistes et entr'autres *Willis*, *Winslow*, *Sabatier*, font naître ces nerfs de la partie latérale et postérieure de la protubérance annulaire, près des péduncules du cervelet. Quelques autres prétendent qu'ils naissent de la protubérance annulaire et des péduncules du cervelet. *Meckel* a vu quelques-uns de leurs faisceaux d'origine venir des corps rétiformes (2). *Wrisberg*, *Sœmmerring*, *Vicq-d'Azyr*, *Bichat*, distinguent deux ordres de fibres d'origine à ce nerf : les unes internes se perdent vers le bord postérieur du pont, et près de leur naissance sont souvent divisées en deux faisceaux distincts ; les autres moins nombreuses naissent plus en-dehors entre les précédentes et le nerf auditif. C'est à ces dernières que *Sœmmering* donne le nom de *fibræ accessoriæ ad facialem seu portio minor facialis*.

Suivant M. *Portal*, le nerf facial est divisé à

_____

(1) *Winslow* a aussi désigné ce nerf sous le nom de *petit symphatique*.

(2) *Mémoires de Berlin*, tom. IX, pag. 70.

son origine en deux ou trois filets, quelquefois en quatre, lesquels sortent latéralement de la queue de la moelle allongée, derrière la protubérance annulaire et les racines du cervelet.

MM. *Gall* et *Spurzheim* (1) conviennent avec *Sœmmerring* que dans l'homme la véritable extrémité centrale du nerf facial n'est pas très-distincte; mais suivant eux, l'anatomie comparée résout tous les doutes à cet égard. « Chez les ani-
« maux, par exemple, le cochon, le mouton, le
« veau, le cheval, le chat, chez qui le pont de
« *Varole* est étroit, tous les filets du nerf facial
« s'écartent en arrière de cette protubérance an-
« nulaire. Il monte sous la forme d'un faisceau
« assez large, entre les corps olivaires et le glosso-
« pharyngien, vers une bande transversale que
« l'on observe chez les mêmes animaux au bord
« inférieur du pont. Il passe au-dessous de cette
« bande, la perce de part en part, afin de s'écarter
« de la masse commune, près du côté interne du
« nerf acoustique. Si dans l'homme, quelques filets
« du facial ou tous semblent naître du pont, cela
« vient de ce que plusieurs filets transversaux de
« ce pont sont placés sur ce nerf. »

---

(1) Loc. cit. pag. 74.

*Du Nerf auditif ou acoustique ou de la huitième paire* (Vicq-d'Azyr, Port. (1), Bich., Gall.).

*Synonymes.* Pars mollior quinti paris : *Vésal.,* *Columb., Fallop.* = Ramus mollior nervi auditorii sive septimi paris : *Willis, Vieussens.* = Portion dure de la septième paire ou du nerf auditif : *Winsl.* et la plupart des anatomistes français. = Nervus auditorius sive acusticus : *Sœmmer.* = Nerf labyrinthique : *Chauss.*

*Origine.* Le nerf auditif placé en dehors du facial près du lieu où celui-ci se sépare de l'encéphale, naît, suivant *Varole,* de la protubérance annulaire. *Willis* et la plupart des modernes, n'ont indiqué qu'avec peu de précision l'origine de ce nerf, quoique *Piccolhomini* eut considéré comme origines de ce nerf des stries blanches que l'on trouve ordinairement sur la paroi inférieure du quatrième ventricule et dont le nombre, la disposition et la grosseur varient dans les divers sujets. *Vicq-d'Azyr, Scarpa, Cruikshanck* et *Sœmmerring,* ont adopté l'opinion de *Piccolhomini.* Cependant *Santorini, Prochaska* ont observé, et *Sœmmerring* lui-même a vu que chez quelques sujets ces lignes blanches ne sont point continues aux nerfs auditifs, et qu'elles se rendent dans les pédunculus

---

(1) Les nerfs auditifs forment, comme je l'ai dit précédemment, la septième paire de *Vicq-d'Azyr* et de M. *Portal.*

du cervelet; quelquefois même elles manquent complétement, d'où l'on peut inférer avec *Pro-chaska*, que ces fibres ne sont point essentielles à l'origine des nerfs dont il s'agit.

Suivant M. *Portal* les nerfs auditifs s'entrecroisent visiblement entre eux dans la moelle allongée. Aucun anatomiste n'a indiqué cette disposition, et même MM. *Gall* et *Spurzheim* assurent avoir cherché en vain à constater son existence.

L'opinion de MM. *Gall* et *Spurzheim*, relativement à l'origine des nerfs auditifs, diffère d'ailleurs beaucoup de celles que je viens de rappeler; voici ce qu'ils disent à ce sujet. « (1) Dans les
« mammifères, quand même ils ont le nerf acous-
« tique beaucoup plus fort que chez l'homme, les
« stries médullaires blanches manquent entière-
« ment, comme les frères *Wenzel* l'ont observé
« ainsi que nous. On peut donc avancer avec assu-
« rance que plusieurs filets du nerf auditif tirent
« naissance de la substance grise, assez abondante
« dans le quatrième ventricule. Cette substance
« grise est plus rare chez l'homme, et forme une
« élévation allongée, le *ruban gris;* dans le mou-
« ton, le cochon, le cheval, le bœuf, cette éléva-
« tion est de la grosseur d'un pois. Elle est par
« conséquent un véritable renflement, lieu de
« naissance ou ganglion du nerf acoustique qui

(1) Loc. cit., pag. 76, pl. III, VI, VII.

« y prend son plus fort accroissement. Ce gan-
« glion est placé précisément au point où le nerf
« acoustique se contourne sur le corps rétiforme
« du cervelet, et sa grosseur est toujours propor-
« tionnée à celle du nerf auditif.

« Chez les animaux, immédiatement derrière le
« pont, il s'étend d'un nerf auditif à l'autre une
« bande large qui passe par dessus tous les autres
« faisceaux nerveux ascendans, à l'exception des
« pyramides. Chez l'homme cette bande est cou-
« verte par la couche postérieure du pont. . . .
« Elle nous semble composée des fibres de com-
« munication des deux nerfs acoustiques, ou en
« former la commissure. »

Pour suivre les filets d'origine de ce nerf, il faut,
après avoir examiné le lieu où il se sépare de l'encéphale, inciser le cervelet et la valvule de *Vieus-*
*sens* d'avant en arrière, et écarter les bords de la
division. On peut ensuite suivre assez facilement
les filets jusque dans la substance grise du quatrième ventricule.

*Du Nerf glosso-pharyngien ou de la neuvième*
*paire* (Vicq-d'Azyr, Bich., Port., Gall, Sabat.,
Boy. (1).

*Synonymes.* Pars sexti paris; *Vésal., Columb.*

---

(1) MM. *Sabatier* et *Boyer* considèrent le glosso-pharyngien
comme une portion de la paire vague.

= Nervus anterior et minor sexti paris : *Fallop.*
= Pars octavi paris : *Willis, Vieussens.* = Par
octavum : *Andersch* (1). = Glosso-pharyngeus :
*Hall., Sœmmer.* etc. = Petite portion ou pre-
mière branche de la huitième paire : *Winsl.* =
Pharyngo-glossien : *Chaus.*

*Origine.* Le nerf glosso-pharyngien sort des
parties latérales de la queue de la moelle allongée, près de la protubérance annulaire, au-dessous du nerf facial, au-dessus du nerf vague, et
derrière le corps olivaire; en cet endroit, il est
composé de plusieurs filamens, tantôt réunis, tantôt séparés les uns des autres. Chez quelques sujets,
quelques fibres d'origine proviennent, suivant
*Girardi* et *Sœmmerring* (2), du quatrième ventricule ou des pédoncules du cervelet. Le glosso-
pharyngien est ordinairement séparé, près de son
origine, du nerf vague par une artère ou par une
veine, quelquefois par une artère et par une veine;
chez d'autres sujets, par une partie du plexus choroïde.

*Des Nerfs vagues ou de la dixième paire* (Vicq-
d'Azyr, Bich., Port. (3).

*Synonymes.* Par sextum : *Galien, Vésal., Co-*

(1) *Fragmentum descriptionis nervorum cardiacorum :* inséré
dans la collection déjà citée de *Ludwig,* tom. II.
(2) *Sœmmerring, De corp. human. fabr.* tom. IV, pag. 261.
(3) La plupart des anatomistes français donnent aussi à ces

*lumb.*, *Fallop.* = Quinta conjugatio : *Carol. Steph.*
= Septimum conjugium : *Piccolhomini*, *Van-*
*Horne*, *Alex. Benedic.* = Sextum par : *Casp.*,
*Bauh.* = Nonus nervus capitis : *Andersch*, *Bid-*
*loo.* = Par octavum sive par vagum : *Willis*,
*Vieussens*, etc. = Moyen sympathique, paire va-
gue ou huitième paire : *Winsl.*, *Sabat.*, *Boyer* etc.
= Nervus vagus : *Sœmmer.* = Pneumo-gastrique :
*Chauss.* = Nerf vocal : *Gall* et *Spurzheim.*

*Origine.* Les nerfs vagues naissent au-dessous
du glosso-pharyngien, au-dessus de l'accessoire
de *Willis*, derrière les corps olivaires et très-près
des corps rétiformes. Le nombre de leurs filets
d'origine varie. Ces filets sont situés les uns au-
dessus des autres, et ne forment ordinairement
qu'une seule rangée ; quelquefois cependant ils en
forment deux, ainsi que *Coopmans*, *Sœmmerring*
et *Bichat* l'ont observé. Ces filets en se réunissant forment des faisceaux dont le nombre est en
raison inverse du volume.

*Vieussens*, *Santorini*, *Girardi*, *Heuermann* et
*Sœmmerring*, disent avoir vu quelquefois des filets
d'origine de ce nerf venir du quatrième ventricule ; *Bichat* ainsi que MM. *Gall* et *Spurzheim*
ne les ont jamais rencontrés.

---

nerfs le nom de *vagues*, et ces nerfs forment, conjointement
avec le glosso-pharyngien, leur huitième paire, parce que
ces auteurs assignent en commun au facial et à l'auditif le
rang de septième.

*Du Nerf spinal ou accessoire de la paire va-gue, onzième paire encéphalique* (Vicq-d'Azyr, Bich.).

Nervus spinalis sive accessorius ad par vagum : *Willis, Vieussens, J. F. Lobstein, Sœmmer,* etc. = Nerfs accessoires de la huitième paire : *Winsl.* = Nerf spinal ou accessoire de *Willis : Sabat., Boy.,* etc. = Nerf spino-cranio-trapézien : *Portal.* = Nerf trachélo-dorsal : *Chauss.* (1).

*Origine.* On découvre ordinairement les premiers filets d'origine du nerf spinal sur la partie latérale postérieure de la moelle épinière au-dessus de la racine postérieure du quatrième nerf cervical. Quelquefois il naît plus bas, au-dessus de la racine postérieure du cinquième, du sixième et même du septième nerf de la même région. Suivant *Bichat*, on voit chez quelques sujets les filets d'origine du spinal se séparer de la moelle entre les deux divisions antérieure et postérieure d'un même nerf du cou.

_____

(1) Ce nerf auquel les anciens n'ont pas donné de nom, leur était cependant connu ; ils le rapportaient à leur sixième paire ; c'est ce dont il est facile de se convaincre en lisant la savante dissertation de *J. F. Lobstein*, intitulée *De nervo spinali ad par vagum accessorio. Argent.* 1760. Cette dissertation a été insérée dans le tom. I du *Thesaurus dissertationum de Sandifort*, ainsi que dans le tome II de la collection de *Ludwig*, avec des notes de ce dernier auteur.

Les deux nerfs spinaux ne naissent pas toujours à la même hauteur ; lorsque cette disposition existe, les racines de celui des deux nerfs qui est le plus court, sont plus volumineuses que celles du nerf du côté opposé.

Le nerf spinal remonte entre le ligament dentelé et les racines postérieures des nerfs cervicaux : il reçoit successivement, dans les intervalles des paires cervicales, de nouveaux filets d'origine qui tantôt sont simples, tantôt ont plusieurs racines qui ne tardent pas à se réunir. On ne voit que très-rarement le nerf spinal communiquer avec le second nerf cervical ; plus souvent il communique, par un ou par plusieurs filets, avec la racine postérieure du nerf sous-occipital. *Huber* (1) MM. *Sabatier* et *Portal* disent que le nerf spinal présente en cet endroit un ganglion. *Asch, Lobstein, Haller, Sœmmerring, Gall* et *Spurzheim* nient son existence. Le nerf spinal parvenu dans le crâne reçoit encore ordinairement plusieurs petites racines qui se réunissent en un filet plus gros, avant de se joindre au tronc commun.

*Préparation.* Pour mettre à découvert les filets d'origine du nerf spinal, sans détruire leurs rapports avec les parties situées dans leur voisinage,

_____

(1) *De medulla spinali. Gœtting.* 1741.

il faut consacrer un sujet presque spécialement à cette préparation et suivre le procédé indiqué par *J. F. Lobstein* dans sa dissertation inaugurale citée précédemment. Ce procédé consiste à ouvrir le crâne suivant la méthode ordinaire, et à en retirer le cerveau proprement dit, ne laissant en place que le cervelet. Il faut ensuite, après avoir enlevé les muscles postérieurs du cou : 1.° couper avec un ciseau les lames des vertèbres cervicales, derrière les apophyses articulaires ainsi que la portion de l'occipital comprise en arrière entre ses condyles ; 2.° inciser les méninges, depuis la tente du cervelet jusqu'à la partie inférieure du cou ; 3.° renverser à droite et à gauche les membranes incisées ; 4.° fendre le cervelet d'avant en arrière, sur la ligne médiane et jusqu'au quatrième ventricule ; 5.° éloigner l'un de l'autre les deux lobes de ce viscère ; 6.° enlever avec précaution les vaisseaux fournis à la moelle de l'épine par l'artère vertébrale, et enfin couper les racines postérieures des nerfs cervicaux.

## Des Nerf hypoglosses ou de la douzième paire (Bich., Port.).

*Synonymes.* Par septimum : *Galien, Vésal., Fallop., Columb.* etc. = Par octavum : *Alex. Benedict., Piccolhomini.* = Pars paris sexti : *Casserius.* = Par decimum : *Th. Barthol., Andersch.* = Par undecimum : *Bidloo.* = Par nonum : *Wil-*

lis, *Vieussens*, *Boehmerr* (1). = Grand hypo-
glosse ou de la neuvième paire : *Winsl.*, *Sabat.*,
*Boy.*, etc. = Nerf lingual ou de la douzième paire:
*Vicq-d'Azyr.* = Nervus hypo-glossus, vulgo nervus lingualis medius sive nonus, quamvis sit nervorum cerebri revera duodecimus : *Sœmmer.* =
L'hyo-glossien : *Chauss.*

*Origine.* La plupart des anatomistes modernes
placent l'origine des nerf hypo-glosses en partie
entre les pyramides et les corps olivaires, et en
partie plus bas. Les filets d'origine de ce nerf sont
très-minces, leur nombre est de dix ou de douze ;
ils sont placés les uns au-dessus des autres au-
devant de l'artère vertébrale. Les filets ne tardent
point à se réunir en un, deux ou trois faisceaux
qui traversent séparément la dure-mère au niveau du trou condylien antérieur.

*Dissection des Nerfs encéphaliques dans le trajet*
*qu'ils parcourent depuis les trous de la base du*
*crâne jusqu'à leur terminaison.*

On dissèque ordinairement les nerfs encéphaliques dans l'ordre suivant : 1.° le pathétique ; 2.° la
première branche du trijumeau ; 3.° l'oculo-moteur commun ; 4.° l'oculo-moteur externe ; 5.° l'optique ; 6.° la portion extérieure du facial ; 7.° le ra-

---

(1) *De nono pare nervorum cerebri.* — Cette dissertation in-
téressante se trouve dans le tom. I, de la collection de *Ludwig.*

meau maxillaire inférieur du trijumeau ; 8.° le
rameau maxillaire supérieur du même nerf; 9.° l'olfactif et les rameaux de la cinquième paire qui pénètrent dans les fosses nasales; 10.° la portion du
facial contenue dans le rocher et en même temps
l'auditif; 11.° le grand hypo-glosse; 12.° le glosso-
pharyngien, le nerf vague ou pneumo-gastrique
et son accessoire.

Il y a de l'avantage sous plusieurs rapports à
suivre cet ordre : on peut disséquer sur un seul
sujet tous les nerfs encéphaliques; on met à découvert en même temps les différens nerfs qui se
distribuent aux organes d'une même fonction ou
au moins aux parties situées dans la même région,
et il résulte de là que l'on peut acquérir prompt-
tement et facilement des connaissances exactes sur
les connexions réciproques de ces nerfs. Cette
méthode de disséquer le système nerveux par
régions, a d'ailleurs été adoptée par plusieurs
anatomistes habiles, tels que *Bang*, *Andersch*,
*J. F. Meckel*, *Wrisberg*, *Klint*, *Haase*, *Scarpa*,
*Walter*, etc. Ces deux ordres de motifs m'ont
paru suffisans pour m'autoriser à suivre, en indiquant les préparations des nerfs, un ordre différent de celui que l'on adopte constamment lorsqu'il ne s'agit que de faire la description de ces
organes.

## Dissection du Nerf pathétique ou oculo-musculaire interne.

La voûte du crâne étant enlevée, ainsi que la paroi osseuse supérieure de l'orbite, il faut inciser le périoste qui revêtait cette paroi et ouvrir d'arrière en avant avec un scalpel delié le canal dans lequel le nerf pathétique est contenu. L'orifice postérieur de ce canal se trouve derrière l'apophyse clinoïde postérieure, plus bas et plus en dehors que l'orifice du canal membraneux occupé par le nerf de la troisième paire. Le canal traversé par le pathétique est situé à la partie externe et supérieure du sinus caverneux, et se porte obliquement en haut, en avant et en dedans. Près de l'orbite, le nerf pathétique se place au côté interne du rameau frontal de la première branche de la cinquième paire, et il s'avance ensuite vers la partie moyenne du muscle grand trochléateur de l'œil, en passant au-dessus de l'extrémité postérieure du muscle élévateur de la paupière supérieure.

## Dissection de la première branche ou branche ophthalmique de la cinquième paire (ramus ophthalmicus quinti paris : Willis).

Cette branche se sépare de la partie antérieure du bord convexe du plexus ou renflement gangliforme que la cinquième paire forme dans la fosse

moyenne et latérale de la base du crâne. Pour découvrir ce plexus et les rameaux qui le forment,
il faut d'abord ouvrir par sa partie supérieure le
canal membraneux dans lequel la cinquième paire
s'engage en passant au-dessus de la partie interne
du bord supérieur du rocher, et enlever ensuite
avec précaution, de dehors en dedans, la portion
de la dure-mère qui revêt la face cérébrale des
grandes ailes du sphénoïde. Les filets d'origine antérieurs du trijumeau ne concourent point à former ce plexus; il suffit de le renverser en dehors
pour s'assurer de cette disposition et de la desti-
nation de ces filets qui s'avancent, avec les postérieurs, vers le trou maxillaire inférieur.

Après avoir mis à découvert le renflement gangliforme du trijumeau, il sera facile de suivre,
dans l'épaisseur de la paroi externe du sinus caverneux, la première branche de ce nerf. Près de
l'orbite ou en y entrant, elle se divise en trois rameaux : deux d'entre eux sont supérieurs, le
troisième est inférieur.

L'un des rameaux supérieurs est le nerf lacrymal (*nervus lacrymalis*). Ce cordon nerveux, peu
volumineux, adhérent fortement à la dure-mère
près de son extrémité postérieure, s'avance le long
du bord supérieur du droit externe de l'œil vers
la glande lacrymale, et après lui avoir fourni plusieurs filets va se distribuer dans la paupière supérieure. Le nerf lacrymal donne, vers le milieu de

son trajet dans l'orbite, un *filet sphéno-maxillaire anastomotique;* un peu plus en avant, le lacrymal fournit encore un ou plusieurs ramuscules anastomotiques nommés *malaires*, parce qu'ils traversent l'os de la pommette.

Pour *disséquer* facilement le *lacrymal* et ses rameaux, il faut faire tirer en avant et en dedans la glande lacrymale et la paupière supérieure, et si l'on éprouvait trop de difficulté à trouver l'extrémité postérieure de ce nerf, on ne commencerait à le disséquer qu'au-devant du lieu où il adhère à la dure-mère. Il faut d'ailleurs nécessairement employer le ciseau et le maillet pour suivre les filets malaires, et opérer avec précaution afin de ne point les rompre.

Le second rameau supérieur est le nerf frontal *(nervus frontalis)*, il est plus volumineux et situé plus en dedans que le précédent, au-dessus du muscle élévateur de la paupière supérieure. Il se divise en *rameau frontal interne* et en *rameau frontal externe*. Celui-ci traverse le trou ou canal sus-orbitarie. Ces nerfs fournissent dans l'orbite quelques filets *anastomotiques;* près de sortir de l'orbite, ils donnent des filets palpébraux; plusieurs de ceux-ci sont encore *anastomotiques*. Sorties de la cavité orbitaire, les branches du frontal vont se distribuer aux muscles et aux tégumens des paupières, du sourcil, du front; quelques-uns de leurs rameaux se portent jusque vers l'occiput.

*La dissection* des divisions nombreuses du rameau frontal de l'ophthalmique ne présente aucune difficulté, quand on a le soin d'étendre avec des érignes les parties dans lesquelles elles se ramifient.

Le rameau inférieur de l'ophthalmique de *Willis* est connu sous le nom de *nerf nasal* (nervus naso-ocularis : *Sœmmer*.) Ce rameau pénètre dans l'orbite en passant entre les deux parties du muscle droit externe, placé en dedans du nerf de la troisième paire. De là il se dirige obliquement en dedans, passe entre le nerf optique et le muscle droit supérieur, et parvenu sous le grand oblique il continue à se porter en avant, passe sous la poulie cartilagineuse de ce muscle, et se termine en fournissant des rameaux nombreux aux paupières, au sac lacrymal, à la partie interne du muscle frontal, au pyramidal, aux tégumens de la racine du nez et du front.

En pénétrant dans l'orbite, le nerf nasal fournit un filet long, grêle, qui côtoye en dehors le nerf optique et va se rendre dans la partie supérieure et postérieure du ganglion ophthalmique. Le nasal donne au-dessus du nerf optique quelques filamens déliés qui se réunissent aux ciliaires. Plus en dedans il fournit le *rameau ethmoïdal* qui pénètre dans le canal orbitaire interne antérieur (1), et un peu

---

(1) J'exposerai la préparation du rameau ethmoïdal avec celles des autres nerfs qui se distribuent dans les fosses nasales.

au-delà il donne un filet anastomotique qui s'a-
vance à la rencontre d'un filet de même nature
du rameau interne du nerf frontal.

*La dissection du nerf nasal* est assez facile quand
on l'exécute de la manière suivante. Ouvrez largement l'orbite en dehors; coupez avec précaution l'aponévrose supérieure de l'extrémité postérieure du muscle abducteur de l'œil; renversez
ce muscle en dehors, et faites tirer en dedans le
droit supérieur et l'élévateur de la paupière supérieure : vous pourrez alors enlever avec facilité le
tissu cellulaire graisseux qui entoure le nerf nasal
dans la première partie de son trajet et suivre, avec
un scalpel délié, le filet qu'il fournit au ganglion
ophthalmique et ses filets ciliaires. Ces parties étant
disséquées, faites tirer le droit supérieur et l'élévateur de la paupière supérieure en dehors, soulevez le grand oblique, et faites tendre en avant
les tégumens de la partie moyenne du front, vous
séparerez sans difficultés le tronc du nasal et ses
nombreux filets du tissu cellulaire dans lequel ils
sont plongés.

Lorsqu'on n'a point intérêt à conserver intacts
le droit supérieur et l'élévateur de la paupière, on
peut couper ces deux muscles en travers près de
leur extrémité antérieure, et les renverser ensuite
en arrière afin de pouvoir disséquer le nasal avec
plus de facilité.

*Dissection de la troisième paire de nerfs.*

Le tronc de ce nerf est situé dans l'épaisseur de la paroi externe du sinus caverneux, avant de pénétrer dans l'orbite. On le disséquera d'arrière en avant et de dehors en dedans dans cette partie de son trajet, en conservant ses rapports avec le nerf de la quatrième paire et la première branche de la cinquième.

Le nerf oculo-musculaire commun, parvenu derrière la fente sphénoïdale, se divise en deux branches, l'une supérieure et l'autre inférieure ; la supérieure est facile à suivre dans le droit supérieur et dans l'élévateur de la paupière supérieure, lorsqu'on a d'abord renversé ces deux muscles en dedans, et qu'on les a ensuite légèrement écartés l'un de l'autre.

La branche inférieure, plus volumineuse, se divise en trois rameaux destinés pour le droit interne, le droit inférieur, le petit oblique. Le rameau destiné pour ce dernier muscle est plus long que les deux précédens, et il fournit un filet gros et court, qui se rend à la partie postérieure et inférieure du ganglion ophthalmique.

*Pour disséquer* facilement la branche inférieure de la troisième paire, et le *ganglion ophthalmique* il importe que l'orbite soit ouvert assez largement en dehors, afin que l'on puisse mettre à découvert, dans toute leur étendue, la face superficielle des muscles inférieurs de l'œil. Il faut aussi que le droit externe soit renversé en dehors. Ces précautions prises, il faut encore faire tirer le globe de l'œil en avant, après quoi il ne reste plus qu'à séparer d'arrière en avant le tissu cellulaire graisseux qui environne les rameaux inférieurs de la troisième paire, le ganglion ophthalmique et les nerfs ciliaires.

On trouve le ganglion ophthalmique au côté externe du nerf optique : à six lignes, à peu près, de distance du fond de l'orbite ; ce ganglion se présente sous la forme d'un corps rougeâtre, lenticulaire. C'est de la partie antérieure de sa circonférence que naissent la plupart des *nerfs ciliaires;* mous, flexueux, rougeâtres, réunis en deux faisceaux, s'avançant vers la partie postérieure du globe de l'œil, traversant obliquement la sclérotique sans fournir de filets à cette membrane, ils se rendent à l'iris. Pour suivre ces nerfs ciliaires, il faut ouvrir l'œil comme je l'ai indiqué en parlant des artères du même nom, mais n'exécuter cette préparation qu'après avoir disséqué le nerf de la sixième paire et le nerf optique.

### Dissection de la sixième paire.

Incisez la paroi externe du sinus caverneux d'arrière en avant, et dans toute la longueur de ce sinus; écartez l'un de l'autre les bords de l'incision, et vous découvrirez le tronc de la sixième paire placé au côté externe de l'artère carotide. Vous découvrirez également deux filets nerveux rougeâtres, qui se dirigent en haut et en avant; ils sont fournis par la partie supérieure du premier ganglion cervical du grand sympathique, et se réunissent au nerf abducteur vers le milieu du sinus caverneux. Vous renverserez ensuite en dehors la partie supérieure de l'extrémité postérieure du muscle droit externe, et vous suivrez dans l'épaisseur de ce muscle les filamens du nerf qui y pénètrent tous du côté de la surface interne.

## Dissection de la deuxième paire.

Séparez avec précaution les unes des autres les aponévroses postérieures d'insertion des muscles droits de l'œil, afin de pouvoir les écarter de la circonférence du nerf et du trou optique. Renversez ces muscles en avant, et enlevez ce qui reste encore de tissu cellulaire graisseux dans le fond de l'orbite. Lorsque vous aurez observé la situation, les rapports, les courbures du nerf optique ainsi que le lieu où il pénètre dans l'œil, incisez d'arrière en avant, et le long de la partie supérieure du nerf, une enveloppe épaisse que lui fournit la dure-mère. Renversez ensuite en dehors et en dedans les bords de cette enveloppe, et pour reconnaître la texture du nerf incisez d'arrière en avant son névrilème. Vous verrez alors assez distinctement cette membrane fournir par sa surface interne plusieurs prolongemens qui divisent la cavité du nerf en canaux plus ou moins larges dans lesquels la pulpe nerveuse est contenue. On peut conserver ces canaux intacts en exprimant la pulpe nerveuse par la pression, ou bien en faisant macérer le nerf optique dans une solution alcaline.

Le procédé que je crois le plus convenable pour reconnaître la manière dont le nerf optique se termine dans l'œil, consiste à fendre cet organe d'arrière en avant, à enlever le corps vitré, et à plonger ensuite la rétine dans de l'eau afin de pouvoir la disséquer ensuite avec plus de facilité.

M. *Ribes*, l'un de mes maîtres, aussi recommandable par sa modestie que par l'étendue de ses connaissances en anatomie et en chirurgie, a fait, pour découvrir le véritable mode de terminaison du nerf optique, des dissections multipliées. Son opinion, fondée sur les résultats de ses recherches, diffère beaucoup de celles que les auteurs ont avancées jusqu'à ce jour. Il ne tardera probablement pas à publier ses observations sur ce point important de l'anatomie.

Si l'on veut examiner les nerfs optiques dans toute leur longueur, sans les couper et sans blesser le cerveau (ce qui peut être utile lorsqu'un de ces nerfs ou tous les deux ont été le siége de quelque maladie), il faut, ainsi que l'ont pratiqué *Varole* et *Sœmmerring*, ouvrir le crâne et l'orbite par leur partie inférieure après avoir enlevé l'os maxillaire inférieur. On peut ensuite extraire en même temps le cerveau, les nerfs optiques et les bulbes des yeux sans leur faire éprouver de lésion.

## Dissection de la portion extérieure du Nerf facial (1).

Il importe beaucoup de disséquer ce nerf de son tronc vers ses rameaux, si l'on veut ne couper aucun de ceux-ci. Pour le mettre à découvert à sa sortie de l'aquéduc de *Fallope*, on peut procéder de différentes manières : j'ai souvent réussi à le trouver promptement, sans léser aucune de ses divisions, en coupant horizontalement l'apophyse mastoïde à sa base, soit avec une petite scie soit avec un ciseau, après avoir préalablement enlevé avec précaution les tégumens qui couvrent cette éminence osseuse; cette apophyse étant séparée de la base du crâne, je la renversais en bas et en dehors, ainsi que l'extrémité supérieure du sterno-mastoïdien, et je disséquais,

(1) Je désigne, sous le nom de *portion extérieure du facial*, toutes les branches que ce nerf fournit en sortant et après être sorti du trou stylo-mastoïdien.

*Nota.* En disséquant les branches cervicales du facial, il est utile de préparer en même temps les branches ascendantes du plexus cervical superficiel.

d'arrière en avant et de dedans en dehors, la glande parotide. Lorsque l'on emploie ce procédé, on peut disséquer avec facilité les rameaux musculaires et anastomotiques profonds que le facial fournit; mais l'on est exposé à couper son rameau auriculaire postérieur, qui est quelquefois placé presqu'immédiatement sur la partie antérieure de l'apophyse mastoïde.

J'ai souvent aussi disséqué le facial en faisant d'abord dans l'épaisseur de la partie postérieure de la parotide, une incision horizontale profonde au niveau du col du condyle de la mâchoire. On rencontre ordinairement dans le fond de cette incision la branche supérieure résultant de la division du facial; et en la disséquant de dehors en dedans et d'avant en arrière, on parvient sans beaucoup de difficultés au tronc du nerf.

Lorsque l'on peut disposer de plusieurs sujets pour disséquer les nerfs, on peut avoir recours à un autre procédé plus avantageux que les précédens, surtout si l'on veut suivre particulièrement les rameaux que le facial donne immédiatement en sortant du trou stylo-mastoïdien, et ceux que sa branche supérieure fournit derrière le condyle de la mâchoire. Ce procédé consiste : 1.º à séparer la tête de la colonne vertébrale, en laissant unis à la tête les muscles du pharynx et ceux qui se fixent à l'os hyoïde, à l'apophyse mastoïde; 2.º à scier la tête d'avant en arrière en faisant passer le trait de scie à une petite distance de la ligne médiane ; 3.° à disséquer ensuite le facial de dedans en dehors et d'arrière en avant. On emploie celle des moitiés de la tête sur laquelle on a conservé intactes les parties qui correspondent à la ligne médiane, pour suivre ceux des filets faciaux et cervicaux du nerf qui s'anastomosent avec des filets correspondans du côté opposé.

Quel que soit le procédé auquel on accorde la préférence, il faut, après avoir mis à découvert le tronc du facial, suivre chacune de ses branches jusqu'à leurs dernières ramifications, en disséquant proprement les muscles, les vaisseaux et les autres nerfs situés dans leur voisinage ; et pour exécuter avec plus de facilité cette préparation, il faut avoir la précaution de faire tendre constamment avec une érigne chacun des filets nerveux que l'on dissèque.

Je vais énumérer, dans l'ordre où elles se présentent, les branches fournies par le facial :

1.° Un rameau auriculaire postérieur (*nervus auris posterior, sive externus profundus, sive occipitalis* : *Sœmmerr.* (1). Ce rameau remonte au-devant de l'apophyse mastoïde et parvenu au niveau de sa base, il se divise en deux filets, l'un antérieur, l'autre postérieur.

_____

(1) Toutes les dénominations latines que je vais rappeler, en parlant des nerfs de la tête, sont tirées de *Sœmmerring.*

2.º Un rameau stylo-hyoïdien (*nervus stylo-hyoïdeus*); il communique avec le grand sympathique;

5.º Un rameau pour le digastrique (*nervus musculi digastrici*). Celui-ci envoie un filet de communication au glosso-pharyngien, et un second filet au nerf laringé, branche du pneumo-gastrique.

Le tronc du facial se divise ensuite en deux et quelquefois en trois branches principales : la branche supérieure ou les branches supérieures sont nommées, par *Bichat*, *temporo-maxillaires*, et fournissent 1.º des rameaux qui s'anastomosent derrière le condyle de la mâchoire avec le maxillaire inférieur.

2.º Plusieurs rameaux temporaux superficiels qui se distribuent à l'oreille, à la parotide, sur la tempe, aux tégumens du front, à ceux de la partie supérieure de la tête (*nervus zygomaticus, sive jugalis primus, sive temporalis posterior.* = *N. temporalis, sive jugalis secundus.* = *N. temporalis prior, sive jugalis tertius*).

3.º Des filets malaires; ceux-ci se distribuent aux parties qui occupent l'espace compris entre la partie supérieure de l'os malaire et la partie inférieure du nez *N. orbitalis superior.* = *N. orbitalis inferior.* = *N. facialis superior.*

4.º Des rameaux buccaux. Ceux-ci se distribuent principalement aux parties situées entre deux lignes horizontales, dont l'une passerait au-dessous du nez et l'autre au niveau de la lèvre inférieure (*N. facialis medius, sive magnus.* = *N. facialis inferior, sive tertius*). .

La branche inférieure du facial est nommée *cervico-faciale* (*nervus inferior, sive descendens*). Elle donne 1.° des rameaux sus-maxillaires (*ramus facialis infernus.* = *Ramus marginis maxillæ inferioris*).

2.° Des rameaux sous-maxillaires (*rami subcutanei colli*).

Les rameaux que je viens d'énumérer fournissent tous des ramifications nombreuses. Plusieurs d'entr'eux s'anastomosent avec des filets provenants du même tronc, ou avec des rameaux des autres nerfs qui se distribuent à la tête et au cou.

*Dissection du rameau maxillaire inférieur du Nerf tri-facial ou de la cinquième paire* (*nervus maxillaris inferior, sive nervus gustatorius*).

La préparation de cette portion du tri-facial est, comme la préparation de la portion extérieure de la septième paire, plus longue que difficile à exécuter. J'y procède ordinairement de la manière suivante :

1.° J'enlève avec précaution les tégumens qui couvrent la partie supérieure de la parotide et la fosse temporale; je trouve près du tronc de l'artère le nerf temporal superficiel, que je suis, de bas en haut, jusqu'à ses dernières ramifications.

2.º J'enlève également, si je n'ai point préparé auparavant la septième paire, les tégumens qui couvrent l'os de la pommette et la face externe du muscle masséter ; je scie l'arcade zygomatique à ses deux extrémités, et je la renverse de haut en bas, et d'avant en arrière avec la partie supérieure du masseter, évitant de couper ou de rompre le nerf masséterin qui passe entre le col du condyle de la mâchoire et la partie postérieure et inférieure du muscle temporal.

3.º Je détache complétement, de haut en bas, ce dernier muscle, de la surface à laquelle il s'insère supérieurement, en évitant de léser les nerfs qui pénètrent entre ses fibres par la surface interne.

4.º Avec un ciseau et un maillet, j'enlève, par fragmens, toute la portion écailleuse du temporal, jusqu'au niveau de la partie antérieure du conduit auditif externe, ainsi que la plus grande partie de la grande aile du sphénoïde qui forme la paroi supérieure de la fosse zygomatique, après avoir préalablement détaché la dure-mère de dehors en dedans, pour mettre à découvert le plexus du trifacial et le trou ovale ou maxillaire inférieur : ce trou doit former le sommet du triangle, représenté par les coupes faites aux os de la base du crâne.

5.° Les fragmens d'os étant enlevés, je dissèque de dedans en dehors, les lambeaux du périoste et le tissu cellulaire qui restent appliqués sur la partie supérieure du muscle ptérygoïden externe, et qui couvrent le tronc du maxillaire inférieur, ainsi que l'origine des rameaux qu'il fournit après être sorti du crâne.

Les rameaux de ce nerf sont les suivans :

A. Les nerfs temporaux profonds, distingués en antérieur et en postérieur ( *N. temporalis profundus interior.* = *N. temporalis profundus exterior*). Ces nerfs, au nombre de deux ou de trois, sont placés sur le muscle ptérygoïdien externe, et se portent de dedans en dehors vers le muscle temporal.

B. Le nerf massétérin, dont j'ai parlé précédemment ( *Nervus massetericus* ). Il naît assez souvent du temporal profond postérieur.

C. Le nerf buccal ( *Nervus buccinatorius* ). Ce nerf, assez volumineux, provenant assez souvent du temporal antérieur, traverse ordinairement la partie supérieure de la base du ptérygoïdien externe, d'autres fois il descend entre le ptérygoïdien externe et l'interne ; il s'engage chez quelques sujets entre les fibres de la partie inférieure du muscle temporal. Chez tous les sujets, il descend obliquement en avant sur la face externe du muscle buccinateur. Pour le disséquer facilement, il faut scier l'os maxillaire inférieur à sa partie moyenne, renverser légèrement d'avant en arrière la branche de cet os, et distendre le muscle buccinateur, en introduisant un tampon de filasse dans la bouche.

D. Le nerf ptérygoïdien (*Nervus musculi pterygoïdei*). Ce rameau délié descend entre le ptérygoïdien interne et le peristaphylin externe, auxquels il se distribue : il est difficile à mettre à découvert dans toute son étendue, à cause de sa situation profonde. On ne le disséquera qu'après avoir préparé les autres rameaux du maxillaire inférieur, pour ne point s'exposer à couper ou à rompre ceux-ci.

E. Le nerf temporal superficiel (*Nervus temporalis superficialis, sive auricularis*). Ce nerf naît par une ou par deux racines derrière le condyle de la mâchoire, se contourne sur la partie postérieure du col de cette éminence articulaire, et vient ensuite, comme je l'ai dit précédemment, se placer près de l'artère temporale : ses filets accompagnent les divisions de cette artère. Le nerf temporal superficiel fournit, en outre, derrière le condyle, deux ou trois rameaux anastomotiques, et ensuite quelques rameaux auriculaires.

Pour mettre à découvert l'origine de ce nerf, sciez le col du condyle de la mâchoire, et tirez en avant et en dehors le condyle avec la portion correspondante du ptérygoïdien externe.

F. Le nerf lingual (*nervus lingualis*). Pour disséquer ce nerf, je scie l'apophyse coronoïde à sa base, et je renverse en bas et en dehors la branche de la mâchoire, sans exercer cependant de traction violente sur le nerf dentaire inférieur.

Je procède alors à la recherche du nerf désigné sous le nom de corde du tympan (*chorda tympani.* = *Rameau tympanique du facial : Chauss.*) et je le trouve presque toujours intact quand j'ai enlevé avec précaution, et par petits fragmens, la partie antérieure de la paroi supérieure de la cavité glénoïde. Le rameau tympanique se réunit au lingual, à peu près à la hauteur de la partie inférieure du col du condyle de la mâchoire. Ce nerf étant disséqué, j'écarte l'une de l'autre les parties latérales du corps de la mâchoire, en les abaissant en même temps ; je saisis ensuite la langue avec une érigne, pour la faire tirer en haut et du côté opposé à celui sur lequel je dissèque ; il ne me reste plus qu'à enlever, avec précaution, la membrane qui revêt la partie inférieure de la langue, et la partie latérale et inférieure de la bouche, pour mettre à découvert tous les filets que le lingual fournit aux muscles de la mâchoire, aux gencives, aux glandes salivaires inférieures, à la langue, et ses rameaux qui s'unissent à ceux de l'hypoglosse.

F. Le nerf dentaire inférieur (*nervus mandibulo-labialis vulgo maxillaris inferior*). Ce nerf volumineux, placé d'abord entre les muscles ptérygoïdiens, descend ensuite entre le grand ptéry-goïdien et la branche de la mâchoire. Près de s'en-gager dans le canal dentaire, il fournit un rameau assez considérable, qui se distribue aux muscles abaisseurs de l'os maxillaire : parvenu dans le canal dentaire, il fournit des rameaux à toutes les dents, et sort ensuite par le trou mentonnier, pour se ramifier dans la lèvre inférieure.

Les coupes que j'ai indiquées pour le nerf lin-gual conviennent aussi pour mettre à découvert la partie supérieure du dentaire, mais pour suivre ce nerf dans le canal de la mâchoire inférieure, il faut enlever, soit avec un ciseau, soit avec un fort scalpel, la paroi antérieure de ce canal et des alvéo-les : cette préparation est facile à exécuter sur les jeunes sujets. Quant aux filets que le dentaire fournit après être sorti du canal maxillaire, on les suit toujours sans peine, soit qu'on veuille les mettre à découvert de dehors en dedans, en en-levant la membrane muqueuse de la lèvre infé-rieure, soit qu'on les dissèque de dedans en de-hors, en mettant à découvert les muscles trian-gulaire et carré, ainsi que l'orbiculaire.

On peut préparer le nerf maxillaire inférieur, en suivant un autre procédé, que je vais indi-quer succinctement. Enlevez d'abord la paroi su-périeure de la fosse zygomatique, et disséquez les nerfs temporaux, le buccal, le massétérin, comme je l'ai indiqué précédemment ; sciez le crâne d'a-

vant en arrière, après avoir séparé la tête de la
partie supérieure de la colonne vertébrale; disséquez les muscles grand ptérygoïdien et péristaphylin externe; séparez le bord inférieur du
premier de ces deux muscles de l'angle de la mâchoire, vous trouverez alors facilement l'origine
de l'auriculaire superficiel, le lingual, le rameau
tympanique, la partie supérieure du dentaire et le
ptérygoïdien.

*Dissection du rameau maxillaire supérieur de
la cinquième paire (nervus maxillaris superior.)*

Il est très-difficile de bien disséquer ce nerf, et
les difficultés que l'on éprouve résultent moins du
grand nombre de rameaux qu'il faut mettre à découvert que de la ténuité de ces rameaux, de la
profondeur à laquelle ils sont situés, de la quantité considérable des petits vaisseaux et de tissu
cellulaire qui les environne. Les procédés que je
pense être les meilleurs pour trouver et suivre
toutes les divisions de ce nerf, sur un seul côté
de la tête, sont les suivans : Enlevez avec précaution les tégumens qui couvrent l'os de la pommette, pour mettre à découvert le *filet malaire*
du rameau nommé orbitaire (*nervi sub-cutanei
malæ*), que le maxillaire supérieur fournit en
sortant du trou grand rond. Ce filet, qui traverse l'os de la pommette s'anastomose avec le

nerf facial, sort du canal de l'os à une ligne ou deux de la partie moyenne de son bord supérieur et antérieur.

2.° Cherchez derrière et sous l'apophyse orbitaire externe du frontal le filet temporal du même rameau; il traverse aussi l'os de la pommette. Ce filet s'anastomose superficiellement avec le nerf facial, profondément avec le nerf temporal antérieur.

3.° Sciez l'arcade zygomatique en avant et en arrière : enlevez les muscles masséter, temporal, et la moitié de la mâchoire inférieure, en conservant cependant le muscle buccinateur et ceux qui, de la partie inférieure et externe de la circonférence de l'orbite, se rendent dans la lèvre supérieure.

4.° Coupez les deux muscles ptérygoïdiens, le plus près possible de leur insertion au sphénoïde.

5.° La voûte du crâne ayant été enlevée, ainsi que la paroi supérieure de l'orbite, séparez complétement l'os de la pommette de l'os maxillaire supérieur, en conservant le rameau orbitaire dont j'ai parlé précédemment, et son anastomose avec le nerf lacrymal. Ce rameau se trouve ordinairement placé le long du bord supérieur de la fente sphéno-orbitaire.

6.° Tirez l'œil en dedans, ou enlevez-le avec ses muscles, et ouvrez ensuite, dans toute son étendue et par sa partie supérieure, la gouttière sous-orbitaire dans laquelle est placée la partie du maxillaire supérieur désignée sous le nom de nerf sous-orbitaire (*nervus infraorbitalis*); mettez ce nerf à découvert d'arrière en avant, en disséquant d'abord soigneusement les muscles sus-maxillaires, l'orbiculaire des paupières, les zygomatiques, les filets buccaux de la septième paire : cela fait, renversez, de haut en bas, le muscle élévateur propre de la lèvre supérieure, qui couvre le nerf sous-orbitaire à sa sortie du canal du même nom, et vous pourrez suivre sans difficulté les filets musculaires et anastomotiques de ce nerf.

7.° Près de sortir du trou sous-orbitaire, et quelquefois un peu plus haut, le nerf sous-orbitaire fournit le nerf ou les nerfs dentaires antérieurs ( *nervi alveolares, sive dentales priores* ). Pour les mettre à découvert, détachez de l'os maxillaire, toutes les parties molles qui couvrent sa partie antérieure, et enlevez ensuite, avec un fort scalpel ou avec un ciseau, la table superficielle de la paroi antérieure du sinus de cet os et toute la partie antérieure du bord alvéolaire : cette préparation réussit rarement sur des sujets dont l'ossification est achevée.

8.° Après avoir étudié la disposition de ces filets, procédez à la recherche des nerfs dentaires postérieurs et supérieurs ( *nervi alveolares. sive dentales posteriores*); ils naissent de la partie inférieure du sous-orbitaire derrière l'orbite. Dégagezles, de haut en bas, du tissu cellulaire graisseux et des branches de l'artère maxillaire interne qui les environnent, et pour les suivre jusqu'aux racines des dents, détruisez, avec le scalpel ou avec le ciseau, la table compacte extérieure de la tubérosité maxillaire. Quelques filets de ces nerfs vont aux gencives; un autre, situé dans l'épaisseur de la paroi externe du sinus, va s'unir aux nerfs dentaires antérieurs; mettez-le à découvert en ouvrant de dehors en dedans le canal qui le contient (1).

Les rameaux que le nerf maxillaire supérieur fournit dans le sommet de la fosse zygomatique se présentent alors. Ils sont ordinairement au nombre de trois; l'un d'eux va gagner la fente orbitaire inférieure; c'est le rameau orbitaire; il ne reste plus pour l'avoir disséqué complétement qu'à enlever le tissu cellulaire qui l'environne depuis cette fente jusqu'au trou maxillaire supérieur. Les deux autres rameaux n'ont pas reçu de noms particuliers. Ils descendent jusqu'au niveau du trou sphéno-palatin et forment, en se réunissant vis-à-vis de ce trou, une espèce de ganglion aplati, triangulaire, nommé sphéno-palatin

_____

(1) Pour bien connaître la disposition des nerfs dentaires supérieurs, il est utile de les disséquer quelquefois de dedans en dehors, après avoir scié le crâne d'avant en arrière, et enlevé les parois interne et supérieure du sinus maxillaire.

(*ganglion spheno-palatinum* : *Meckel*). Ce ganglion manque quelquefois, et dans ce cas les nerfs qu'il fournit ordinairement, proviennent immédiatement des rameaux qui devraient le former.

Pour mettre à découvert le ganglion sphéno-palatin et l'origine des nerfs qui en partent, détachez de dehors en dedans la dure-mère qui tapisse la fosse latérale moyenne de la base du crâne jusque sur les côtés du corps du sphénoïde; coupez avec un ciseau les os du crâne depuis l'apophyse orbitaire externe du frontal jusqu'à la partie antérieure et externe du trou maxillaire supérieur; coupez-les également depuis la partie antérieure de l'orifice du conduit auditif externe jusqu'à l'extrémité interne du bord antérieur du rocher; renversez en dehors le ganglion plexiforme du trifacial afin de diviser, sans léser cet entrelacement nerveux, la grande aile du sphénoïde, entre la partie postérieure du trou maxillaire supérieur et le sommet de la portion pierreuse du temporal. Ces trois coupes étant faites, enlevez la portion d'os comprise entre elles, et dégagez du tissu cellulaire et des vaisseaux nombreux qui les environnent les filets nerveux dont j'ai parlé dans le paragraphe précédent, et qui se rendent dans la partie supérieure du ganglion sphéno-palatin.

Ce ganglion fournit en arrière le nerf vidien ou ptérygoïdien (*N. pterygoïdeus, sive Vidianus*), en bas et en avant le nerf palatin (*N. palatinus*);

en dedans les nerfs postérieurs des narines ou
sphéno-palatins (*nervi nasales priores* et *nervi
nasales posteriores supériores*).

10.° Pour suivre le nerf *Vidien*, ouvrez le canal du même nom par sa partie supérieure externe ; fendez en dehors et dans toute sa longueur
un second canal membraneux dans lequel le nerf
est renfermé. Observez l'origine de quelques filets
très-déliés que le nerf *Vidien* fournit avant de
s'engager dans son canal et pendant qu'il y est
contenu. Ces petits filets sont destinés pour la
membrane du sinus sphénoïdal et pour les portions voisines de la membrane pituitaire. Ils traversent de dehors en dedans la base de l'apophyse
ptérygoïde ; vous ne les suivrez dans leur trajet
qu'en disséquant les autres nerfs des fosses nasales. Le nerf *Vidien* après avoir fourni ces filets
se divise en deux rameaux, l'un supérieur ou
crânien (*R. superficialis, sive petrosus*); l'autre
inférieur ou carotidien (*R. profundus, sive major*); Disséquez d'abord le filet crânien d'avant en
arrière dans l'épaisseur de la substance cartilagineuse qui remplit le trou déchiré antérieur, et
ensuite dans le sillon qui est situé sur la face antérieure du rocher, au devant de l'*hiatus Fallopii*. Vous le suivrez plus tard dans l'épaisseur du
rocher en préparant les autres nerfs renfermés
dans cette partie.

Le filet inférieur est plus facile à mettre à découvert; il suffit pour le trouver d'ouvrir le canal carotidien en dehors et en avant dans toute sa longueur, en se servant pour cela d'un fort scalpel; on voit alors ce filet placé au côté externe de la carotide, ainsi que deux autres filets de la sixième paire, qui, comme lui, vont se rendre dans le ganglion cervical supérieur du grand sympathique (1).

*Dissection du Nerf olfactif, des Nerfs palatins et des rameaux de la cinquième paire qui se distribuent dans les fosses nasales.*

Commencez par scier le crâne d'avant en arrière en laissant la cloison des narines du côté sur lequel vous aurez disséqué le nerf maxillaire supérieur, et occupez-vous immédiatement après de la dissection du nerf olfactif (2). Les filets de ce nerf se distribuent sur la face convèxe des deux

---

(1) La manière de disséquer le nerf palatin et les sphéno-palatins est indiquée dans l'article suivant.

(2) Lorsque l'on veut faire une préparation très-soignée du nerf olfactif, il faut, ainsi que le conseille *Scarpa* (*Anatomic. annotat., lib. II*), choisir un sujet très-jeune, scier le crâne sans l'ébranler, et plonger la tête avec le cerveau dans la liqueur de *Monro*. Le nerf olfactif se soulève dans la gouttière ethmoïdale, ses filets deviennent plus fermes, on les voit bien distinctement à leur sortie du bulbe; on peut les conserver unis au tronc d'où ils naissent lorsqu'on scie la tête d'avant en arrière, et les suivre assez facilement dans les fosses nasales.

cornets supérieurs, le long de la voûte des fosses nasales, sur la cloison. Mettez d'abord à découvert les filets qui se ramifient sur les cornets en détachant, sur la plus petite moitié de la tête, la membrane pituitaire de la couche fibreuse à laquelle elle adhère, vous verrez déjà un grand nombre de filamens nerveux. Séparez ensuite le périoste de la surface convexe des cornets, et ouvrez avec la lame d'un fort scalpel des canaux multipliés qui existent dans l'épaisseur de ces lames osseuses, et qui contiennent les filets externes des nerfs olfactifs. Procédez de la même manière sur la cloison pour trouver les filets externes du même nerf. Quant aux filets moyens, ils sont très-courts, mais on peut cependant s'assurer de leur existence en détachant la membrane pituitaire qui tapisse la lame ethmoïdale.

Après avoir disséqué l'olfactif, mettez à découvert les nerfs palatins sur le même côté de la tête, en détachant de haut en bas la portion de membrane pituitaire qui tapisse la partie postérieure de la paroi externe des fosses nasales. Ouvrez le canal palatin postérieur en brisant avec précaution sa paroi interne, et suivez successivement les rameaux que le palatin fournit au cornet inférieur, à l'amygdale, au voile du palais, à la membrane palatine (1). On peut alors trouver assez facilement

(1) On peut faire une très-belle préparation de la portion

les filets que le vidien envoie dans le sinus sphénoïdal et à la membrane pituitaire. Ce procédé est encore de *Scarpa.* On pourrait utilement y avoir recours pour mettre à découvert l'artère palatine fournie par la maxillaire interne.

Après avoir préparé les nerfs palatins et ces filets du vidien, mettez à découvert le *rameau ethmoïdal de la branche nasale de l'ophthalmique de Willis.* Ce nerf pénètre dans les narrines par la petite fente située sur les côtés de l'apophyse crista-galli et se divise aussitôt en deux filets, l'un externe et l'autre interne; enlevez d'arrière en avant la membrane pituitaire sur la partie antérieure de la cloison et derrière les os propres du nez; disséquez ensuite de haut en bas ces deux filets que vous aurez trouvés sous la pituitaire, et dont les ramifications s'étendent jusqu'aux tégumens qui couvrent la partie inférieure du nez et à la partie inférieure de la cloison.

Il ne reste plus à disséquer dans les fosses nasales que les nerfs qui proviennent de la partie interne du ganglion sphéno-palatin. Vous y pro-

---

des nerfs palatins qui se distribue à la voûte du palais en sciant les os maxillaires supérieurs au niveau de la partie supérieure du plancher des fosses nasales. Il faut ensuite enlever la membrane pituitaire et briser avec ménagement les os qui forment la voûte du palais, sans casser l'arcade alvéolaire, on enlève ensuite les fragmens, et au-dessous d'eux on trouve les nerfs palatins.

céderez de la manière suivante : brisez à petits coups la lame perpendiculaire de l'ethmoïde et le vomer ; enlevez les fragmens de cet os et la portion cartilagineuse de la cloison. Le périoste et la membrane pituitaire qui revêtent la cloison du côté opposé à celui par lequel on l'a brisée, doivent être laissés en place pour voir un nerf assez volumineux qui descend d'arrière en avant collé à ces membranes, et se porte vers la partie antérieure et inférieure des narines. C'est le naso-palatin (*naso-palatinus : Scarpa*). Ce nerf s'engage ensuite dans un petit conduit placé à la partie interne du canal incisif dans l'épaisseur de la suture des os maxillaires, et va se ramifier dans la membrane palatine. Pour le suivre dans ces dernières parties de son trajet, il faut séparer l'un de l'autre les os maxillaires, et disséquer de haut en bas la partie antérieure de la membrane du palais.

Après avoir étudié le nerf naso-palatin, coupez la membrane de la cloison des narines le long de son bord inférieur, et pour trouver les autres branches nerveuses sphéno-palatines, enlevez la membrane pituitaire qui tapisse la partie postérieure du cornet supérieur, du cornet moyen, du méat supérieur et la paroi inférieure du sinus sphénoïdal.

*Dissection des Nerfs contenus dans le rocher.*

Les nerfs contenus dans le rocher, sont l'*acous-*
*tique et une portion du facial;* il est difficile de les
disséquer sur des sujets avancés en âge. La plupart
des anatomistes, et entre autres *Scarpa* et *Sœm-*
*merring* recommandent de les préparer sur des cadavres d'enfans. Si l'on veut disséquer le nerf facial
et l'acoustique sur le même côté de la tête, il faut
d'abord s'occuper du premier de ces nerfs.

### *Dissection du facial* (1).

Enlevez la table de substance compacte qui
couvre la face antérieure du rocher, depuis la
base de cette partie jusqu'à l'orifice de l'*hiatus*
*Fallopii;* ouvrez le conduit auditif interne en haut
et en arrière; détachez du reste de l'os, entre le
fond de ce conduit et la région mastoïdienne, la
lame de substance compacte qui revêt la face postérieure de la même apophyse. Cela fait, ouvrez
avec un fort scalpel l'aquéduc de *Fallope* (*canal*
*spiroïde du temporal: Chauss.*) par la partie supérieure, entre le limaçon et l'extrémité antérieure
des deux canaux demi-circulaires antérieurs; vous
verrez en cet endroit l'anastomose du vidien et
du facial. Un peu plus en dehors, ouvrez large-

_____

(1) La préparation que je vais indiquer m'a été montrée
il y a près de dix ans par M. le docteur *Heurtault*, l'un de
mes coudisciples.

ment, par sa partie supérieure, la caisse du tympan, afin de mettre à découvert les filets que le facial fournit au muscle interne du marteau, au muscle de l'étrier, ainsi que la corde du tympan; achevez d'ouvrir l'aqueduc de *Fallope*, en haut et en arrière, sous la partie moyenne du canal demi-circulaire horizontal, et en arrière et en bas à la partie externe du canal demi-circulaire vertical postérieur. On exécute cette partie de la préparation avec plus de facilité, si l'on veut scier horizontalement la portion écailleuse du temporal au niveau du bord supérieur du rocher; et si l'on n'a pas vu distinctement les petits filets que le facial fournit dans la caisse du tympan, on enlèvera avec précaution la paroi externe de cette cavité.

### Dissection du Nerf acoustique (1).

Pour suivre le nerf acoustique dans les cavités du labyrinthe, il faut aussi enlever, comme je viens de le dire, la substance compacte qui couvre le rocher, et ouvrir le conduit auditif interne en haut et en arrière. C'est dans la partie inférieure du fond de ce conduit que se trouvent les trous par lesquels les branches du nerf entrent dans le

(1) Consultez sur la distribution de ce nerf, *Scarpa : Disquis. anatom. de auditu et olfactu.* Ticini, 1789.

*Sœmmerring : icones organi auditus humani.* Francofurt. ad Moenum, 1806.

limaçon, le vestibule et les canaux demi-circulaires.

Ces branches sont au nombre de deux : l'une est antérieure et remarquable par sa blancheur ; elle pénètre dans le limaçon : pour la mettre à découvert, il faut ouvrir cette cavité dans toute son étendue en haut et en avant.

La seconde branche est située en arrière et en dehors : ses ramifications se distribuent dans le vestibule et les canaux demi-circulaires ; on voit assez distinctement ces ramifications à l'œil nu, mais plus parfaitement encore à l'aide d'une loupe, lorsque l'on a enlevé la paroi supérieure du vestibule, et la portion convexe des parois des trois canaux demi-circulaires.

Comme les filets de l'acoustique sont assez mous, on peut, pour leur donner plus de fermeté, plonger le temporal dans la liqueur de *Monro*, quelques heures avant de les disséquer.

### *Dissection du grand hypoglosse.*

On préparera ce nerf en suivant le procédé que je vais indiquer, du côté où l'on aura laissé l'une des moitiés de l'os maxillaire inférieure.

Mettez à découvert l'extrémité supérieure du sterno mastoïdien, le digastrique, le stylo-hyoïdien, le mylo-hyoïdien, et renversez ce muscle de haut en bas ; disséquez ensuite les muscles qui s'attachent à la partie inférieure de l'os hyoïde.

Sciez en travers l'apophyse mastoïde près de sa base, et renversez-la en bas et en dehors, après avoir séparé de sa partie interne le ventre postérieur du digastrique; coupez avec un ciseau l'apophyse styloïde près de son extrémité supérieure, et tirez-la en bas et en avant avec les muscles qui s'y attachent; coupez les ligamens de l'articulation temporo-maxillaire, et repoussez ensuite en avant la branche de la mâchoire. Ces choses étant faites, vous trouverez facilement le nerf hypoglosse à sa sortie du trou condylien antérieur; vous le verrez, un peu plus bas, se placer au côté externe du nerf vague ou pneumo-gastrique, devant le ganglion cervical supérieur du grand sympathique et les deux carotides, et arrivé sous le tendon du digastrique se diriger en haut et gagner la partie moyenne de la face inférieure de la langue.

L'hypoglosse fournit dans les diverses parties de son trajet, des rameaux anastomotiques et musculaires assez nombreux.

### Dissection du Nerf Glosso-pharyngien, du Nerf Spinal et du Pneumo-gastrique.

Les coupes que l'on a faites pour préparer l'hypoglosse suffisent pour qu'on puisse disséquer sans peine la partie supérieure des trois nerfs dont il s'agit; cependant on enlèvera, si on le juge convenable, la branche de la mâchoire, afin de mettre ces nerfs plus complétement à découvert (1). *On trouve le glosso-pharyngien à sa sortie du trou déchiré postérieur*, au-devant de la partie supérieure de la veine jugulaire interne et derrière le muscle stylo-pharyngien; un peu plus bas il passe devant la carotide interne et s'engage entre le stylo-pharyngien et le stylo-glosse pour gagner la partie postérieure et latérale de la langue. Le glosso-pharyngien fournit : 1.° près de la base du crâne, plusieurs filets anastomotiques; 2.° en passant sur la carotide, un ou deux filets minces qui concourent à la formation des plexus cardiaques et que l'on disséquera le long de cette artère; 3.° des filets tonsillaires; 4.° des filets pharyngiens; 5.° des filets linguaux.

*Pour mettre à découvert le nerf spinal*, renversez en dehors l'extrémité supérieure du muscle sterno-mastoïdien. Tirez en avant et en dedans la veine jugulaire interne; vous trouverez le spinal derrière la partie supérieure de cette veine. Pour le suivre plus bas, il faut écarter les unes des autres les fibres du sterno-mastoïdien entre lesquelles il s'engage; enlever les tégumens qui couvrent la moitié supérieure de ce muscle; met-

(1) Comme le nerf pneumo-gastrique est placé dans la plus grande partie de son trajet, dans le voisinage du grand sympathique, et que les rameaux de ces deux nerfs sont essentiellement destinés pour les mêmes organes, je conseille aux élèves de les disséquer en même temps.

tre à découvert la partie antérieure du trapèze et, renverser d'avant en arrière son bord antérieur.

Le spinal fournit près de la base du crâne un filet accessoire au nerf vague, et dans le reste de son trajet des filets musculaires plus ou moins nombreux, et quelques autres qui s'anastomosent avec les nerfs cervicaux.

*La préparation* du *nerf vague* ou *pneumo-gastrique* est plus longue que celle des deux nerfs précédens. Si on veut le mettre à découvert dans le trou déchiré postérieur, il faut scier les os de la base du crâne le long du bord postérieur du rocher jusqu'à la partie externe de ce trou, et séparer complétement le sommet du rocher de la partie latérale du sphénoïde. Il faut ensuite disséquer le muscle sterno-mastoïdien dans toute son étendue et le renverser en dehors; cela fait, on n'a pas de peine à distinguer le nerf vague du glosso-pharyngien qui lui est antérieur, et du spinal qui est situé derrière lui. On peut aussi remarquer les cloisons membraneuses qui les séparent, leurs anastomoses réciproques et leurs filets de communication avec les cordons nerveux voisins.

Le tronc du pneumo-gastrique et la plupart des branches qu'il fournit le long du cou sont faciles à suivre : le tronc est situé à la partie postérieure externe de l'artère carotide. Les rameaux qu'il donne successivement, de haut en bas, sont les suivans :

1°. Un et souvent deux rameaux pharyngiens (*N. pharyngeus primus. = N. pharyngeus secundus*). Ces rameaux croisent la carotide interne et se rendent dans le plexus pharyngien placé sur la partie latérale postérieure du constricteur moyen. Pour suivre ces nerfs il faut tirer le pharynx en avant et du côté opposé à celui sur lequel on opère.

2.° Le nerf laryngé supérieur (*nervus laryngeus internus*). Ce rameau plus volumineux passe derrière la carotide, et va gagner l'intervalle qui sépare l'os hyoïde du cartilage thyroïde. Soulevez la carotide interne et renversez de haut en bas le muscle thyro-hyoïdien, vous trouverez ce cordon nerveux. Il est important de suivre ses divisions dans le larynx, en les disséquant par la face interne de cette cavité; mais on n'y procédera qu'après avoir étudié le grand sympathique.

3.° Du laryngé supérieur naît un rameau laryngée externe (*N. laryngeus externus*), à peu près au niveau de la partie inférieure de l'apophyse styloïde; ce filet se distribue au constricteur inférieur du pharynx et aux muscles inférieurs du larynx.

4.° Des filets cardiaques (*nervi cardiaci*). Leur nombre varie; on les trouve le long de la carotide.

Lorsque l'on aura disséqué ces filets, il faudra

ouvrir le thorax (1) en enlevant la moitié interne des deux clavicules, la moitié antérieure des côtes et avec elles le sternum, pour mettre à découvert la *portion thoracique du pneumo-gastrique.*

De cette portion naissent de haut en bas les branches suivantes :

1.º Le nerf récurrent ou laryngé inférieur (*N. recurrens*). A droite le recurrent naît sous l'artère sous-clavière ; il se refléchit, d'avant en arrière et de bas en haut sous cette artère et remonte entre la trachée artère et l'œsophage jusqu'au larynx.

Le nerf récurrent gauche naît plus bas au niveau de la partie concave de la crosse de l'aorte. Il se refléchit comme le précédent, et remonte comme lui vers le larynx.

Il est facile de disséquer ces nerfs quand on a ouvert la poitrine, comme je l'ai indiqué, surtout si l'on a soin de renverser la trachée artère, de manière à tourner presque en dehors sa surface postérieure, et de faire tirer en dehors l'artère carotide.

Les nerfs récurrens donnent : 1.º des filets *cardiaques* (1). Ces filets naissent de la convexité de

_____

(1) Avant d'ouvrir le thorax disséquez les nerfs qui se distribuent aux tégumens, aux muscles qui recouvrent sa face antérieure ; au moins conservez intact un des deux côtés de la poitrine pour qu'il puisse servir à l'étude de ces nerfs.

(2) J'indiquerai dans un article séparé la manière de dis-

son anse. Ils se portent en bas et en dedans entre la sous-clavière et la trachée artère avec plusieurs autres filets cardiaques et d'autres nerfs ; 2.° des filets *pulmonaires;* 3.° des filets *œsophagiens;* 4.° des filets *trachéens supérieurs,* et ensuite ces nerfs pénètrent dans le larynx. On disséquera d'arrière en avant les filets *laryngés inférieurs* en même temps que ceux du *laryngé supérieur.*

Le pneumo-gastrique ayant fourni le récurrent, s'enfonce en arrière, passe derrière les bronches, se place sur les côtés de l'œsophage jusqu'au diaphragme et donne :

1.° Des *rameaux trachéens inférieurs,* les uns antérieurs, les autres postérieurs.

2.° Le *plexus pulmonaire postérieur.*

3.° Les plexus œsophagiens (*plexus gulœ prior* et *plexus gulœ posterior*).

Pour mettre à découvert le plexus pulmonaire postérieur, renversez le poumon d'arrière en avant; enlevez ensuite la plèvre costale, ainsi que la portion de cette membrane qui forme la partie postérieure du médiastin.

Le pneumo-gastrique parvenu à la partie inférieure de la poitrine pénètre dans l'abdomen, le gauche situé devant l'œsophage, le droit près de

---

séquer en même temps tous les nerfs du cœur, d'après la planche que *Scarpa* a donnée de cette préparation.

la partie postérieure de ce canal. Ces nerfs se distribuent à l'estomac et aux viscères voisins. Le droit fournit en outre un rameau gros et court qui se jette dans le plexus solaire.

Il faut ouvrir largement l'abdomen par une incision crurale, scier les dernières côtes vers leur partie postérieure, renverser le foie à droite et en haut; enlever avec précaution le feuillet antérieur de l'épiploon gastro - hépatique, ainsi que le feuillet antérieur de l'épiploon gastro-splénique, et enfin, fendre d'avant en arrière le diaphragme vis-à-vis l'orifice supérieur de l'estomac pour suivre avec facilité les rameaux *gastriques, hépatiques, spléniques, anastomotiques,* que la paire vague fournit dans la cavité abdominale.

FIN DU PREMIER VOLUME.

TABLE.

# TABLE

## DES MATIÈRES.

37

FIN DE LA TABLE.